■ 改訂 ■

HACCP必須技術

殺菌からモニタリングまで

■ 横山理雄・里見弘治・矢野俊博　編

Food Safety

HACCP Support Technology

■ 幸 書 房

【編者紹介】

横山理雄（よこやま　みちお）—農学博士—

1957 年　京都大学農学部 卒業
1960—93 年　呉羽化学工業(株)にて食品包装の研究に従事し，同社食品研究所長を務める.
1993 年　同社退社，石川県農業短期大学 食品科学科 教授
1998 年　停年退官，石川県農業短期大学（現石川県立大学）名誉教授
同　年　神奈川大学理学部 生物科学科 非常勤講師
2006 年　同大学非常勤講師退職
現　在　食品産業戦略研究所長，包装科学研究所統括研究員
厚生労働省：総合衛生管理製造過程承認制度の評価委員
HACCP 実践研究会 顧問，北陸 HACCP システム研究会 顧問
著　書　「レトルト食品の基礎と応用」（幸書房，共著）「新版食品包装講座」（日報，共著）「食品の殺菌」（幸書房，共著）「新殺菌工学実用ハンドブック」（サイエンスフォーラム，編著）「食品の無菌化包装システム」（サイエンスフォーラム，編著）「食品の無菌包装」（幸書房，共著）「包装の事典」（朝倉書店，編著）他多数

里見弘治（さとみ　こうじ）—農学博士—

1961 年　京都大学農学部 卒業
1961—96 年　呉羽化学工業(株)にて食品包装の研究に従事．同社食品研究所長を務める.
1996—97 年　日東アリマン(株)役員付開発部長
1997—2001 年　(社)日本農林規格協会，福井県立大学 非常勤講師
著　書　「HACCP ってなに？」（日本農林規格協会）「殺菌・除菌実用便覧」（サイエンスフォーラム，共著）「包装技術便覧」（日本包装技術協会，共著）「新食品加工技術」（サイエンスフォーラム，共著），他

矢野俊博（やの　としひろ）—農学博士—

1969 年　京都大学農学部 文部技官
1978 年　立命館大学理工学部 卒業
1993 年　石川県農業短期大学 食品科学科 助教授
1996 年　同　教授
2005 年　石川県立大学 生物資源環境学部 食品科学科 教授
（現在に至る）
現　在　北陸 HACCP システム研究会 会長
著　書　「食品の腐敗変敗防止対策ハンドブック」（サイエンスフォーラム，共著）「食品への予測微生物学の適応」（サイエンスフォーラム，共著）「医薬品における製造環境の設計，維持，管理とバリデーション」（技術情報協会，共著），「食品の無菌包装」（幸書房，共著），「管理栄養士のための大量調理施設の衛生管理」（幸書房，共著），他

発刊にあたって

わが国で初めてHACCPに関する図書が刊行されたのは1992年のことである．この本は，NASAが開発したHACCPの解説と食品の危害，微生物制御を中心にまとめられた啓蒙の書である．

その後，1995年には食品衛生法が改正され，HACCPシステムを導入した総合衛生管理製造過程の承認制度が発足した．

これまでに，乳・乳製品，食肉・食肉製品，容器包装詰加圧加熱殺菌食品(レトルト食品)，魚肉ねり製品の4つの分野に導入されている．

最近，腸管出血性大腸菌O157，サルモネラや腸炎ビブリオによる食中毒が多発し，食品の安全性，健全性に関心が持たれ，それらの対策の1つとしてHACCPによる食品衛生管理が大きくクローズアップされてきている．

このような状況を背景に，多くの食品工場ではHACCPを導入し，安全・衛生管理システムを構築してきている．そうした中で現場の技術者から聞こえてくるのが，「もっと具体的で実践的なHACCPの本がないか」という声である．

本書は，そういった要望に少しでも応えることが出来ればと，現在，HACCPに取り組んでいる第一線の研究者，技術者が集まり企画したものである．

本書では，HACCPを導入するための基礎技術と，応用技術に分け，関連する内外の文献を集め，解説に当たっては，文の平明さはもちろんのこと図表や写真を多くし，初心者にも十分に理解できるように配慮した．

基礎技術(1～4章)では，食中毒菌を含めた微生物とその制御技術，食品の品質劣化と保存技術，包装による食品保存，食品添加物による食品保存を取り上げ，HACCPで一番重要な食品の安全性と品質保持技術について，その基礎を解説した．

応用技術(5～10章)では，より実践的なHACCP対応の技術として，殺菌からモニタリングまでを解説した．具体的には，食品工場における洗浄・殺菌では，洗浄・殺菌剤の選択，使い方，機械器具と食品の殺菌事例を示した．食品工場の清浄区域とバイオクリーンルームでは，そのレイアウトと動線計画，維持，管理などについて詳述した．HACCP 対応のはかりと異物検査機については，はかりの洗浄作業，金属検出機，X 線異物検査機の種類や構造，使用上の注意などを述べた．HACCP 対応の無菌充填包装機については，ペットボトルの充填ラインのフローに沿って，HACCP への対応について述べた．HACCP 対応のモニタリング装置については，各種の温度計，温度記録装置，温度-時間管理について解説した．

最後に HACCP の検証として，日常の衛生管理に必要な微生物の測定方法と測定装置について，衛生指標菌，食中毒起因菌などを対象に解説した．

付録として，1998 年に制定された HACCP 支援法の概略を収載した．本法は HACCP を実施する上で必要な，ハード面の整備に行政による資金的な援助を行おうというものである．また，食品衛生法「総合衛生管理製造過程」を収載した．併せてご活用願いたい．

HACCP 関連業務に従事する技術者，研究者の方々のお役に立つことができれば，編集者として望外の喜びである．

最後に，貴重な資料，図表や写真，文献を快く提供して下さった業界，学会や行政の方々に深く感謝致すとともに，本書の出版に骨折って戴いた幸書房の桑野社長，夏野さんにお礼申し上げます．

1999 年 4 月

横山理雄，里見弘治，矢野俊博

改訂にあたって

世界各国で，食品衛生管理の方法として，HACCP 方式を採用している国が増えてきている．わが国でも，乳・乳製品，食肉・食肉加工品，レトルト食品，魚肉ねり製品と清涼飲料水の 5 食品分野に導入され，食中毒菌汚染や異物，昆虫，化学物質の混入を防いでいる．その他，HACCP 手法支援法や地方自治体での HACCP 方式の導入も軌道に乗ってきている．

1999 年，HACCP を研究している技術者や研究者が集まり，『HACCP 必須技術』として本書の初版を出版した．この本は，食品工場へ HACCP を導入するための基礎技術と応用技術について，国内外の文献や写真，図表を多く入れ，平易な文章で書かれていたので，多くの読者に参考になったと思われる．

ここ数年，ノロウイルスを始めとした食中毒の発生，海外からの輸入食品での農薬混入，包装食品の表示違反など，予知できぬ事故が起きている．

このような時期，時代に合った食品衛生手法を取り入れた改訂版を出すことに決め，執筆者の皆様にお願いして，『改訂 HACCP 必須技術』を出版することにした．この本は，章の構成，執筆者は初版と同じであるが，概説では，世界各国の HACCP の現状，わが国の HACCP 手法支援法と都道府県での HACCP 推進事業の現状を述べ，包装機械の 3 A 規格や EHEDG 規格を追加した．さらに，残留農薬のポジティブリスト制度，アレルギー食品も加えた．

1 章では，微生物の特性，ノロウイルスとカンピロバクター，酸性次亜塩素酸水，消費(賞味)期限の設定の項目を付け加えた．2 章では，超高圧処理(殺菌)装置，放射線殺菌装置，過熱水蒸気加熱装置を追加した．3 章では，新しい包装材料・容器のアクリル酸系樹脂コートフィルム，酸素吸収性包材とポリマー系ナノコンポジット包材を追加した．4 章では，2005 年に指定添加物として認可されたナタマイシン，海外で多く使用されているナイシンを付け加えた．8 章では，無菌充塡包装システムが配置されているバイオクリーンルームの除染工程を付け加えた．

初版では，付録としてHACCP手法支援法の概要と骨子が掲載されていたが，HACCP手法支援法も定着・運用されてきたので，本書では，安全な食品や原材料の調達と消費，食品表示を巡る諸問題の章に取り換えた．

今回，改訂の機会を得て，初版に見られた誤りや分かりにくい記述を改め，上記のように新しい項目を付け加えた．この本が初版と同様にHACCP関連業務に従事する技術者，研究者の方々のお役に立つことができれば，編集者として望外の喜びである．併せて読者の皆様方のご意見やご批判を頂ければ幸いである．

2008年7月

横山理雄，里見弘治，矢野俊博

【執筆者紹介（執筆順）】

横山　理雄　石川県農業短期大学（石川県立大学）名誉教授，食品産業戦略研究所 所長

矢野　俊博　石川県立大学　生物資源環境学部　食品科学科　教授

里見　弘治　元（株）クレハ

藤上　朝生　奥野製薬工業(株)総合技術研究所　食品研究部　次長

古田　太郎　サラヤ(株)商品開発本部研究開発担当　取締役

宮腰　隆志　(株)日立プラントテクノロジー空調システム事業本部技術本部　部長

見方　義孝　大和製衡(株)顧問

西田穰一郎　元 澁谷工業(株)

田端　修蔵　澁谷工業(株)プラントエンジニアリング部　部長

田村　敏行　三洋電機(株)コマーシャルカンパニー 冷熱技術開発センター 要素技術開発部　部長

古賀　久敬　(株)アルプ　代表取締役社長

河村　常作　(株)アルプ　検査部　部長

一色　賢司　北海道大学大学院　水産科学研究院　安全管理生命科学分野　教授

目　　次

概　説

食品の安全とHACCPを支える技術

1995年(平成7年)にPL法(製造物責任法)が施行され，食品業界では食品中への異物混入や微生物汚染の防止が重要な課題となり，各種の対策が立てられ，かつ実行されている．また，食中毒菌などによる食品事故の被害が出ているため，食品微生物の殺菌と食品包装による病原菌や食中毒菌の発育阻止対策が講じられている．それを実施するための方策の1つとして，HACCP(危害分析・重要管理点)方式による食品工場の自主衛生管理が普及してきている．

ここでは，食品の安全とHACCPを支える技術というテーマで，食品の安全対策やHACCPによる食品衛生管理などについて述べる．

1.　食品の安全を脅かす要因

食品に対する危害には，生物学的危害，化学的危害，物理的危害の3種類がある．表1に生物学的な危害原因物質の代表例[1)]を示した．この表から分かるように，ボツリヌス菌，病原性大腸菌，サルモネラ属菌や黄色ブドウ球

表1　生物学的な危害原因物質の代表例[1)]

細　菌	
芽胞形成菌	ボツリヌス菌，ウエルシュ菌，セレウス菌
芽胞非形成菌	*Brucella abortus*, *Brucella suit*, *Campylobacter jejuni*/*coli*, 病原性大腸菌, *Listeria monocytogenes*, サルモネラ属菌，シゲラ属菌，黄色ブドウ球菌，A型連鎖球菌，ビブリオ属菌（*V. cholerae*, 腸炎ビブリオ，*V. vulnificus*），*Yersinia enterocolitica*
ウイルス	AおよびE型肝炎ウイルス，ノロウイルス，ロタウイルス
寄生虫(原虫を含む)	アニサキス，回虫，クリプトスポリジウム，広節裂頭条虫，赤痢アメーバ，ランブル鞭毛虫，シュードテラノーバ，有鉤条虫，旋毛虫

表2　化学的な危害原因物質の分類と代表例[1)]

天然に存在する化学物質（自然毒）
カビ毒（アフラトキシン）
スコンブロトキシン（ヒスタミン）
シガテラ毒
キノコ毒
貝　毒
麻痺性貝毒（PSP）
下痢性貝毒（DSP）
神経性貝毒（NSP）
記憶喪失性貝毒（ASP）
植物毒
ピロリジジンアルカロイド
植物性血球凝集素
意図的に添加される化学物質
食品添加物
非意図的に添加または付随的に混入する化学物質
農畜水産業で使用される化学物質
（殺虫剤，殺菌剤，除草剤，肥料，抗生物質，成長ホルモン）
有毒な元素および化合物（鉛，亜鉛，ヒ素，シアン化合物）
ポリ塩化ビフェニル
工場用化学物質（潤滑油，洗浄剤，殺菌剤，塗装）

表3　物理的な危害原因物質と混入源[1)]

物　質	混　入　源
ガラス	瓶，つぼ，照明装置，温度計，計器のカバー
木	果物・野菜・穀物，パレット，箱，建造物
石	果物・野菜・穀物，建造物
金　属	機械，農場，散弾，ワイヤー，ホチキス針，建造物，従事者
プラスチック	農場，製造場所，包装資材，パレット，従事者

菌などの食中毒細菌のほかに，ウイルス，寄生虫なども含まれる．

化学的な危害原因物質[1)]として，表2に示すように，カビ毒(アフラトキシン)をはじめとする天然の化学物質，食品添加物など意図的に添加される化学物質および殺虫剤，農薬，抗生物質など非意図的に混入する化学物質がある．

物理的な危害原因物質[1)]は異物といわれているものであり，表3に示すように，ガラス，木，石，金属やプラスチックなどがある．物理的危害は生物学的危害や化学的危害と異なり，個人または少数の消費者を対象とした傷害(歯の損傷，のどにつかえたことによる窒息など)として発生することが多い.

2. 食品の安全対策

輸入食品原材料や生鮮食品，加工食品には多くの危害原因物質が混入している．この危害原因物質を除去するために，どのような対策が立てられているのであろうか.

表4に食品の安全対策を示したが，食中毒菌，腐敗菌，カビ，酵母，ウイルスなどを排除するためには，洗浄・殺菌，加熱殺菌，包装や冷蔵などの方法がある．また，カビ毒や化学物質による危害については，くん蒸殺菌を行ったり，化学分析・毒性試験などにより選別を行うことで安全を図っている．ガラス，金属，毛髪などの異物は，洗浄や金属検出機により除去されている．食中毒菌，腐敗菌による危害を防ぐ手段としては，特にHACCP方式が効果があり，食品工場でこの衛生管理方式が採用されている.

表4 食品の安全対策

危害の種類	危害原因物質	安全対策	対象物
生物学的危害	食中毒菌，腐敗菌，カビ，酵母，ウイルス，寄生虫，原虫，昆虫	洗浄・殺菌	食品原材料，機械設備，容器，食品工場（床，壁）など
		加熱殺菌	加工食品，機械設備
		包装	生鮮食品と加工食品（保存性向上と2次汚染防止）
		冷蔵	生鮮食品と加工食品（微生物の発育阻止）
化学的危害	カビ毒，キノコ毒，貝毒，抗生物質やホルモン，食品添加物	くん蒸殺菌	輸入食品原材料
		化学分析，毒性試験などの測定	輸入魚介類，輸入食肉，輸入食品原材料，生鮮食品と加工食品
物理的危害	ガラス，木，石，金属，プラスチック，毛髪	洗浄・殺菌	食品原材料，機械設備，容器など
		金属検知，画像処理，X線検知	生鮮食品と加工食品

3. わが国のHACCP導入の現状

3.1 食品衛生管理システムの国際基準となったHACCP

HACCP[2)]は，1960年代にアメリカの宇宙開発計画(アポロ計画)の一環として，宇宙食の微生物学的安全確保のために開発された新しい食品衛生管理システムである．

宇宙食の開発に，HACCPシステムが導入された理由は，従来は出来上がった製品を開封し，微生物検査や化学分析をしていたが，宇宙食は高価であるので，原材料から最終製品まで，個々の工程で管理基準を設定し微生物制御などを行い，製品の検査を行わないようにするためであった．

HACCP方式は，アメリカ国内において，缶詰食品の衛生管理方式として取り入れられ，世界各国へと広がっていった．各国におけるHACCPの導入状況[2)]は次のとおりである．

アメリカ：HACCPが一番普及している国である．1997年7月から食肉および食肉製品，1997年12月から水産食品，2002年1月から果実および野菜ジュースの衛生管理にそれぞれHACCPが法的に取り入れられた．

EU（欧州連合）：1996年に施行されたEU指令が，2006年のEU新規則によって改正され，水産食品，乳・乳製品，食肉製品など動物性食品を中心にHACCPによる衛生管理が強く求められている．

カナダ・オーストラリア・ニュージーランド：食肉，水産物などを中心にHACCP方式が法的に導入されてきた．

東南アジア諸国などその他の国々：輸出食品を中心にHACCPによる衛生管理が一般的になってきている．

日本：1996年に，「総合衛生管理製造過程」の承認制度を発足させ，現在，特定の食品分野でこの法律が適用されている．

3.2 HACCPを導入した総合衛生管理製造過程の承認制度[3)]

HACCP方式とは，Hazard Analysis Critical Control Point (Inspection) Systemの略称で，危害分析・重要管理点監視方式と訳されている．すなわち，HACCP方式は，危害分析(HA)と重要管理点監視(CCP)の2つの部分からなっている．食品の原材料の生産から始まり，製品の製造・加工，包装・保存，流通を経て最終消費者の手に渡るまでの各段階で発生する恐れのある生物学的危害，化学的危害および物理的危害について調査・分析し，その評価を行い，危害を防除するための監視を行うことにより，食品の安全性，健全性および品質を確認するための計画的な監視方式である．

HACCP 方式は，理論的かつ日常平易に行える科学的管理監視方式であると国際的に評価されており，世界各国では，食品衛生管理手法として使われている．

わが国では，1996 年 5 月，食品衛生法を改正して「総合衛生管理製造過程」による食品製造の承認制度を発足させた．この制度は，HACCP システムを適用した特定の食品の製造または加工の方法およびその衛生管理の方法について，営業者の申請に基づき厚生労働省が個別に承認するものである．現在，乳・乳製品，食肉・食肉製品，容器包装詰加圧加熱殺菌食品(レトルト食品)，魚肉ねり製品と清涼飲料水の 5 食品分野について，この承認制度が導入[4]されている．

厚生労働省は，食品事故が多発したことにより，総合衛生管理製造過程の承認制度の見直しと再構築を行った．その 1 つは，外部の専門家を入れた評価委員会を設けて，承認申請書について 2 次審査を行うことであり，2 つめは，食品工場での食品微生物教育を徹底化することで，食品の安全・衛生技術の向上を求めている．当然，食品包装と微生物制御の幅広い教育が必要になってくる．

最近，総合衛生管理製造過程の承認申請が増えてきている．特に，清涼飲料水と医療・介護食用のレトルト食品が急増している．

3.3 HACCP 手法支援法の現状[4]

「総合衛生管理製造過程」承認制度の 5 分野以外の食品でも HACCP による食品衛生管理を行っている．これら食品分野では，HACCP 手法支援法によって工場を新設・改良する動きがある．

1998 年(平成 10 年) 7 月，厚生省(厚生労働省)と農林水産省による「食品の製造過程の管理の高度化に関する臨時措置法(略称：HACCP 手法支援法)」が施行された．HACCP手法支援法により，その後HACCP手法に対応した施設，設備の整備が進み，安全性，品質にすぐれた食品が消費者に提供されるようになった．

HACCP手法支援法の施行状況[5]は，平成20年2月29日時点において，指定認定機関21団体，高度化計画認定259件である．この法律は5年間の時限法であるが，平成15年度以降も継続されている．このHACCP手法支援法による資金により，HACCP対応工場の新設や改良工事が行われてきた．また，HACCP対応食品製造機械と包装機の設置，洗浄・殺菌装置の導入が行われ，併せて，モニタリング・微生物測定装置なども導入されている．

3.4 都道府県におけるHACCP推進事業[6]

厚生労働省は，各都道府県に対して，食品の自主衛生管理の充実強化やHACCPシステムを導入するよう指導している．東京都と他の自治体のHACCP推進事業は次のように行われている．

東京都：2003年8月から，「東京都食品衛生自主管理認証制度」を創設した．この制度では，(1) 飲食店や食品の製造などの食品営業施設で，営業者が自ら定めた衛生管理の方法を認証する．(2) 日ごろ行っている衛生管理への取り組みについて，一定の努力をすることですべての食品営業施設で認証を取得することができる．(3) 認証の審査および認証は，東京都が指定した第三者機関(指定審査事業者)が行う．(4) 認証基準の作成や認証施設の公表は東京都が行う．現在のところ[7]，豆腐製造施設，集団給食施設，弁当，そうざい調理・製造施設，飲食店営業(すし，そば)，菓子製造施設，食品販売施設及び大量調理施設(ホテル，結婚式場等)が対象であり，対象業種を，今後，段階的に拡大していく予定である．

北海道：食品の製造・加工施設を対象にHACCP手法を取り入れた自主衛生管理の取り組みを段階的に評価する事業「HACCPに基づく衛生管理導入評価事業」を促進してきており，その後，スーパーマーケットなどの食品を調理・加工して販売する施設(バックヤード部門を有する施設)も加えられた．

兵庫県：「兵庫県食品衛生管理プログラム」認定制度を創設した．この制度の認定実施要領では，兵庫県が行う事務ならびに事業者が行う申請手続き等が定められており，食肉センター(と畜場)，大規模食肉処理場および食肉販売店，ならびに水産加工食品施設の区分ごとの個別基準が規定されている．また集団給食施設と弁当調理施設が追加された．

愛知県：「愛知県HACCP導入施設認定要綱」を定め，大規模弁当調理施設を始めとする食品営業者がHACCP手法を利用した衛生管理システムを導入することを推進し，一定水準以上の管理が認められる施設を「HACCP導入施設」として認定する制度を創設した．

その他の実施県：① みやぎ食品衛生自主管理登録・認証制度，② 秋田県高度な衛生管理手法導入事業，③ 栃木県食品自主衛生管理認証制度，④ 福井県食品衛生自主管理プログラム認証制度，⑤ 滋賀県食品自主衛生管理認証制度実施要綱，⑥ 和歌山県食品衛生管理認定制度，⑦ とっとり食の安全認定制度，⑧ 広島県食品自主衛生管理認証制度，⑨ 高知県食品衛生管理認証制度，⑩ 長崎県簡易化されたHACCP導入・評価制度．

4. 食品関連企業のHACCPへの対応

4.1 食品包装材料関連企業

世界各国[8]では，食品に接触する包装材料や包装容器に対して，衛生面から各種の法規制を行っている．わが国では，食品衛生法によって，器具および容器包装の規格，基準が規定されている．海外では，アメリカのFDA規則，ドイツのBGA推薦基準，イギリスのBGA規定などによって食品用プラスチック包装材料の衛生面での規制が行われている．

食品会社で多く使われている軟包装材料の衛生管理については，軟包装衛生協議会[9]では，軟包装材料の製造・加工(フィルム製造・印刷・ラミネートなど)が衛生的に行えるよう，製造工程を主体とする「衛生管理自主基準」を定め，実施している．この基準では，「浮遊粉塵測定」と「微生物測定」に関する管理すべき目標値が記載されている．

食品包装材料メーカーにおいては，包装材料の製造に直接HACCP手法を導入することはしないが，包装材料に加えられる可塑剤，安定剤や印刷インク，接着剤の安全性および製造工程での昆虫，異物混入に注意しなければならない．特にプラスチック包装材料の製造工程[10]では，次の点に注意する必要がある．

(1) 包装材料に異物を混入させない―昆虫や髪の毛の混入やフィルム押出し工程での分解物の混入を防ぐ．(2) 日配食品や無菌化包装食品に使う包装材料は食中毒菌などの付着を防ぐため，クラス 10 000 程度のバイオクリーンルームで製造するか，包装材料を紫外線殺菌装置やエタノールなどで殺菌する．(3) 包装材料はピンホールなどの発生がなく，シール層には確実に密封できる材質を使用する．

4.2　食品製造・包装機械およびその関連装置

世界各国では，食品の安全について，食品製造機械，食品包装機械や秤量機の衛生基準を設けており，食品衛生とくに食品微生物の混入・生育と異物混入に関心がもたれ，HACCP 方式に則した衛生管理基準[11]が作られている．これらについて触れてみよう．

ヨーロッパでは，1989 年に，公的研究機関，大学，食品工業と食品機械製造業の有力企業が参加し，さらにイギリス，ドイツの政府機関も加わり，EHEDG (European Hygienic Equipment Design Group) を設立[12]した．この EHEDG (欧州衛生適合装置設計グループ) は，食品衛生の見地で，食品製造機械，食品包装機械の設計・製作・据付けなどの規格をつくり，業界を指導している．それによると，食品に接触する部分は化学物質の溶出がなく，微生物が付着しない材質を使うことを規定している．また，ボルト，溶接部は他の物質で埋め込みし，軸受などからオイルが食品に入らないようにカバーし，洗浄性・無菌性が持続しやすいことなども規定されている．ヨーロッパに輸出する食品製造機械や包装機械は，この EHEDG 規格に適合しなければならない．

アメリカでは，食品製造機械・包装機械の衛生基準について 3-A 規格がある．この規格[13]は「国際乳，食品および環境衛生学者協会」「米国公衆衛生局」「乳産業委員会」の三者で定められたものであり，International

Association of Milk, Foods and Environmental Sanitaion 3-A Sanitary Standards と呼ばれている.

この規格では，包装機械の食品に接触する面は，ステンレスかステンレスと同等の耐食性があり，無害でかつ非アスベスト性の金属からできていること，加熱殺菌装置の食品に接触する表面および非金属部分は，飽和蒸気あるいは熱水を用いて，最低 106 kPa の圧力で最低 250°F(121°C)の温度により滅菌可能なことなどが規定されており，プラスチック材料，サニタリーバルブ，ネジなどの材質も細かく規定されている.

わが国では，日本包装機械工業会の包装・荷造機械検査センター[14]で，包装機械メーカーから依頼された包装機械の安全・衛生について，所定の検査を行い，その検査結果を外部の学識経験者，専門家と技術士よりなる審査委員会で審査して，安全性および衛生性にすぐれた機械を認定している.

このセンターで作った衛生基準[12]では，包装機械に使用する材質について，被包装物，包装材料の内面等を汚染するおそれのある箇所に使用する材質は，洗浄性に優れ，無害，非吸収性，耐食性，耐薬品性のものとすると規定している．また，構造面では，被包装物との接触部の清掃，洗浄，殺菌，消毒などが容易に行える構造，または容易に取り外し，分解のできる構造であることも規定されている.

食品製造機械・包装機械での衛生管理は，次の点を重視する必要がある．(1) ミキサーや食品混合機の軸受の油・潤滑油が食品中に混入しない．(2) カッターなどの刃物が破損して金属片などが食品に入らない．(3) コンベアーの裏側に食品屑を残さない，作業終了後必ず洗浄・除去すること．(4) 食品に接触する面にはステンレスを使用して，洗浄・殺菌の後，熱湯処理をすること.

5. HACCP での化学的危害原因物質

5.1 残留農薬に対するポジティブリスト制度

海外から食品や食品原材料の輸入が増えてきている．HACCP による衛生管理方式では，食品中の残留農薬，抗生物質や食品添加物などの化学的危害物質が問題になっている.

厚生労働省[15]は，平成 17 年 11 月 29 日付官報(告示 497，498，499 号)で，食品中に残留する農薬，飼料添加物，動物用医薬品について，ポジティブリスト制度の導入を決定した．この法律は，平成 18 年 5 月 29 日から施行されている.

食品中に残留する農薬等[16]については，今までは「ネガティブリスト」による規制が行われており，原則全て自由であり，残留してはならないものだけをリストアップしており，海外で使用された新規農薬の残留した食品の輸入差し止めができなかった．今回の「ポジティブリスト」制度は原則全て禁止であり，使えるものだけをリストアップした制度である.

規制の対象となる食品や製品は，農産物，畜水産物，加工食品を含む全ての食品，医薬品，食品添加物，ペットフードである.

食品に残留する農薬等とは，農薬，飼料添加物および動物医薬品のことであり，以下の 3 点は対象外になっている．(1) 国際的に安全性が認められたもの(現在はアスタキサンチンのみ)，(2) 特定農薬(食酢，重曹，天然農薬など)，(3) 自然界に存在するものと同じもの(アミノ酸，ミネラルなど).

このポジティブリスト制度で対象になるのは，販売目的で食品を製造，輸入，加工，使用，調理，保存，販売する人達である.

このポジティブリスト制度[17]では，「人の健康を損なう恐れのない量として厚生労働大臣が薬事・食品衛生審議会の意見を聴いて定める量」を一定量(一律基準)と言っている．一律基準値は 0.01 ppm と厳しく，一定量を超えて農薬等が残留する食品の流通は禁止される．また，食品成分に係わる規格(残留基準)が定められている農薬等は 799 種類であり，現行の食品衛生法での農薬取締法に基づく基準，国際基準，欧米の基準等を踏まえた暫定的な基準に併せて登録等と同時に残留基準が設定された農薬等を含めた数字である．この制度では，残留基準を超えて農薬等が残留する食品の流通は禁止される.

5.2 アレルギー物質を含む食品

アメリカやヨーロッパに輸出する魚介類では，貝毒，スコンブロトキシン(ヒスタミン)などの化学的危害原因物質が問題になっている．また，国内外とも食品中に含まれるアレルギー物質によって健康危害が多発している．食物の摂取による「アレルギー」とはどのようなものであるのか．食物の摂取により生体に障害を引き起こす反応のうち，食物抗原に対する免疫学的反応によるものを食物アレルギーと呼んでいる．

厚生労働省[18]では，食品衛生法の一部を改正して，アレルギー物質を含む食品に関する表示について省令(平成 13 年厚生労働省令第 23 号)を公布している．その省令では，食物アレルギーを引き起こすことが明らかになった食品のうち，特に発症数，重篤度から勘案して表示する必要性の高い小麦，そば，卵，乳および落花生の 5 品目を特定原材料として表示しなければならない．また，大豆，あわび，牛肉，豚肉，やまいもなど 20 品目の原材料も可能な限り表示することが推奨されている．

6. HACCP を支える技術と機械装置

世界各国において，HACCP 手法は食品衛生の規範として定着しつつあり，国際ルールとして歩みだした．現在 HACCP は第 2 段階にきており，食品の原材料から製造・加工，流通まで，その安全を守るために各種の技術が使われ，多くの機械装置と計測装置が投入されている．それらには次のようなものがある．

6.1 HACCP を支える技術

食品工場で安全な食品を作り，食卓に届けられるまでには，微生物制御技術，包装技術，保存技術など数え切れないほどの技術が使われている．以下に，これらの技術について述べる．

1) 微生物制御技術

食品原材料を始め食品製造工程，包装工程，流通過程で，食中毒菌や腐敗・変敗微生物の付着と 2 次汚染が起こる可能性がある．そのため，まず第一に，細菌，カビ，酵母などの微生物の性質，挙動，食中毒や腐敗を起こすメカニズムを知る必要がある．次に，食中毒菌，腐敗・変敗微生物の殺菌と発育阻止対策を立てなければならない．

微生物制御方法には，加熱殺菌，冷殺菌，pH コントロール，有機酸添加などの静菌および限外ろ過(UF)膜による除菌がある．微生物制御技術としては，原料に付着している微生物をできるだけ少なくし，食品製造工程では2次汚染と微生物の増殖を防ぎ，食品添加物や有機酸を加え，包装後の加熱殺菌を行った後，冷却装置などによる急速冷却を行う技術を確立する必要がある．

2) 包 装 技 術

包装材料には，金属缶，瓶，紙器，プラスチック包装材料などがあり，食品によりそれぞれ異なった包装技術が使われる傾向にある．腐敗しやすいタンパク質食品は，酸素や水蒸気を透過しにくいバリヤー性包装材料が使われ，包装後，加熱殺菌やレトルト殺菌されている．牛乳や酒などは，食品自体を殺菌したり除菌した後，過酸化水素(H_2O_2)などで殺菌した容器に無菌充填包装されている．野菜や果物など呼吸をしている食品では，炭酸ガスやエチレンガスが透過する材料も使われている．

また包装技法には，真空包装，ガス置換包装，レトルト殺菌包装，脱酸素剤封入包装，無菌充填包装および無菌化包装があり，包装技法に合った包装機械と包装技術が使われている．例えば，スライスハムの包装では，微生物の付着を少なくし，保存性を上げるためには，バイオクリーンルーム内で真空包装かガス置換包装が行われており，微生物を制御する無菌化包装技術が駆使されている．

3) 保 存 技 術

生鮮食品と加工食品の保存性は，それぞれの食品に合った包装材料で真空包装や無菌包装などの包装技法を用い，各種の微生物制御技術を使うことによって決まる．また，一般の加熱食品では，低温保蔵と流通技術によって保存性が左右される．

食品の品質劣化は，微生物以外に光や酸素による化学的変化，吸湿や放湿による物理的変化によっても生じる．そのため，光遮断性あるいは紫外線防止包装材料，防湿性包装材料で包装する必要があり，そのうえ微生物制御技術も使わなくてはならない．

6.2 HACCPを支える機械装置

HACCP手法支援法がスタートしたことにより，食品衛生を主体とした食品工場の改築や建設，機械設備の導入，モニタリング装置と微生物測定装置の設置などが以下のように行われている．

1) 食品工場の改築と建設

洗浄・殺菌のしやすさ，包装室の製造ラインにおけるHEPAフィルター(高性能エアフィルター)の設置，清浄区域と汚染区域の分離，外部からの昆虫や微生物の侵入防止，床面のドライ化，空中浮遊菌対策など．

2) 食品製造機械

食中毒菌，腐敗菌などの2次汚染を防ぐと同時に，金属片，石などの異物混入を防ぐ．また，食品中への機械オイルなどの混入を防ぐ．

3) 殺菌装置，冷却装置

HACCPでは，特に食品の殺菌や冷却が重要なポイントになっている．食品を均一に殺菌，冷却できるシステムと，それら装置の洗浄・殺菌がしやすい構造とし，また異物混入防止対策もとられている．特にUHT(超高温短時間)殺菌装置などでは，パイプ内部にバイオフィルムが付着しない構造とする．

4) 秤量装置と包装機械

秤量装置では，食品残渣による微生物汚染がなく，洗浄・殺菌ができて，時には熱湯処理可能な材質にする．包装機械では，食品に接触する部分のステンレス化と，洗浄・殺菌が容易な材質，構造とする．

5) モニタリング装置

安全な食品を製造するためのモニタリング装置，粘度計，pH計，温度計，弾力計などの各種計測装置と記録装置．

6) 洗浄・殺菌システム

食品原材料や機械装置，容器，工場床面などの洗浄・殺菌により，微生物を排除し異物の混入を防ぐために各種の技術を組み合わせる．また，迅速さと確実性が要求される．

7) 殺菌剤，保存料，有機酸添加

食品中に生育する微生物の殺菌と静菌のために化学薬剤と天然抗菌剤を使

用する．ワサビ抽出物などの天然保存料による保存性の延長技術も使う．

8) 微生物測定装置

食品原材料や加熱工程を経た食品などの微生物測定および食品製造機械，容器などに付着している微生物の測定．洗浄・殺菌と同様に，微生物測定の迅速さと確実さがHACCPを成功させるポイントになる．

文　献

1) 藤原真一郎：危害の原因となる物質，“HACCP実務講座”，p. 4，サイエンスフォーラム(1998)
2) 丸山　勉編：“食品の安全を創るHACCP”，2刷，p. 10，日本食品衛生協会(2005)
3) 河端俊治：日本水産学会誌，**60**，449(1994)
4) 横山理雄：HACCPの現状とHACCP導入手順，第17期HACCP実務者養成講座テキスト，p. 1，HACCP実践研究会(2007)
5) 農林水産省ホームページ：HACCP手法支援法の施行状況(2008.3.4)
6) 丸山　勉編：“改訂 HACCPプラン作成ガイド”，p. 10，日本食品衛生協会(2005)
7) 平　公崇：今求められている食品衛生自主管理とは，第13回フォローアップ研修会，HACCP実践研究会，東京(2006.11.10)
8) 芝崎　勲，横山理雄：食品包装材料の衛生，“新版 食品包装講座”，4刷，p. 234，日報(2007)
9) 下山田正博：日本包装学会誌，**16** (4)，227(2007)
10) 横山理雄(食品産業戦略研究所編)：PL時代の食品・包装業界の対応策，“PL時代の食品・包装ビジネス”，p. 36，サイエンスフォーラム(1993)
11) 横山理雄：*PACKPIA*，**48** (1)，14(2004)
12) 日本包装機械工業会編：包装・荷造機械の衛生基準—1999，p. 1(1999)
13) 田端修蔵他：“食品・医薬品包装ハンドブック”，p. 412，幸書房(2000)
14) 日本包装機械工業会編：包装・荷造機械検査センター資料，p. 2(2003)
15) 技術資料，厚生労働省医薬食品局食品安全部発表資料より編集(2005)
16) アルプ食の安全研究所編：技術資料・ポジティブリスト制度(2006)
17) 米谷民雄：ポジティブリスト制度施行後の最近の状況，北陸HACCPシステム研究会平成19年度総会記念講演会資料，p. 1(2007)
18) 厚生労働省ホームページ：アレルギー物質を含む食品に関する表示について，平成13年3月21日，食企発第2号，食監発第46号．

(横山理雄)

1.　食中毒菌・食品腐敗菌の制御

1.1　は　じ　め　に

HACCP システムにおいて対象とする危害は，生物的，化学的および物理的危害に分けられるが，最も重篤な危害をもたらすのは生物的危害である．例えば，低脂肪乳による黄色ブドウ球菌のエンテロトキシン食中毒，全国的規模で発生したイカ乾燥品によるサルモネラ食中毒や，多種類の食品によるノロウイルス食中毒などがあげられる．このように生物的危害は微生物やウイルスなどに起因している．微生物は肉眼で見ることは不可能であるが，その種類は極めて多く，食品製造環境をはじめとするあらゆる環境に存在し，増殖している．そのために，食品製造環境では微生物の管理が必要であり，怠ると上記のような食中毒や腐敗が発生する．

ここでは，安全な食品を製造するための，科学的な自主衛生管理システムである HACCP システムの構築に必要な微生物に対する一般的な考え方と，微生物制御方法について解説する．

1.2　微生物の分類と増殖

微生物には，原生動物，藻類，真菌(カビと酵母)，細菌(バクテリア)，ウイルスなどが含まれるが，食品に関わる微生物は，主に真菌，細菌およびウイルスであるので，これらについて解説する．

1.2.1　微 生 物 の 分 類

微生物は分類学上，真核微生物(核膜に囲まれた核を持つ)と原核微生物(核膜がなく DNA が細胞質に存在している)とに分類され，前者にはカビ，

- 微生物
  - 原核微生物
    - グラム陽性菌
      - *Bacillus subtilis*
      - *Clostridium botulinum*
      - *Staphylococcus aureus*
    - グラム陰性菌
      - *Escherichia coli*
      - *Salmonella enteritidis*
      - *Vibrio parahaemolyticus*
  - 真核微生物
    - 酵　母　*Saccharomyces cerevisiae*
    - カ　ビ　*Aspergillus oryzae*

図 1.1　微生物の分類と代表的な微生物例[1)]

酵母が属し，後者には細菌が属している(図 1.1)．細菌はさらに，(1) グラム染色(細胞表層構造の相違)によりグラム陰性とグラム陽性に，(2) 芽胞(細菌の胞子)形成能により芽胞菌と非芽胞菌に，(3) 形状により球菌と桿菌に，(4) 酸素存在下での生育により好気性や嫌気性などに，分類される．微生物制御においては芽胞の形成が問題となる．

1.2.2　微生物の増殖

増殖は分裂(細菌)，出芽(酵母)，菌糸の伸長(カビ)などで起こり，その過程は図 1.2 に示すように，誘導期，対数増殖期，定常期，死滅期に分けられ，対数増殖期には指数関数的に増殖する．細菌の場合，最適条件下では 20 分前後で一度分裂し，1 個の細菌が 2 時間後には 64 個に，8 時間後には約 30

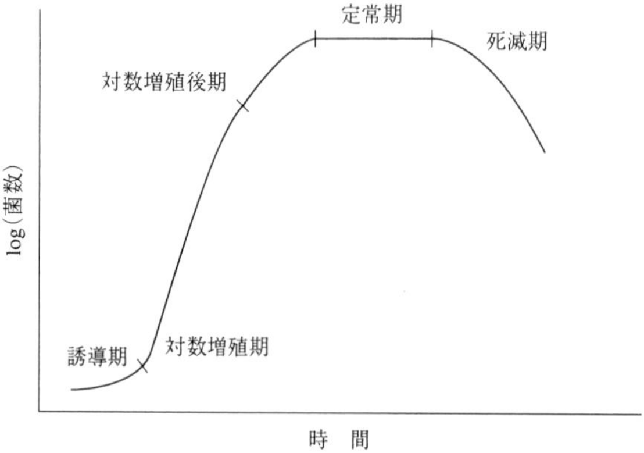

図 1.2　微生物の増殖の一般的な形[1)]

万個に達する．一般的に微生物数が $10^{6\sim7}$/g または/ml を超えると悪臭が発生し，10^8/g または/ml を超えるとネトと呼ばれる微生物の集落(コロニー)が肉眼で観察できる．また，芽胞形成菌やカビは悪条件になると耐熱性を有する胞子(細菌では芽胞)を形成し，条件が整えば発芽，増殖する．

1.2.3　微生物の特性

ここでは，安全な食品を製造するための微生物の特性について示す．

1)　胞子(芽胞)

カビ，酵母，*Bacillus*，*Clostridium* は，その生活環の 1 つとして耐久型細胞である胞子を形成する．胞子は耐熱性(図 1.3)，耐酸性であり，乾燥，放射線などの物理的ストレスや殺菌剤などの化学的ストレスにも強く，微生物制御にとって最も厄介な形態である．

2)　損傷菌およびフラットサワー原因菌

微生物に物理的あるいは化学的ストレスを与えると，培養(検出)条件によっては生育しない損傷菌(非致死的損傷細胞)を生じる．損傷菌の特徴は一時的な栄養要求性の複雑化であり，通常の検出培地では増殖できず，実際に存

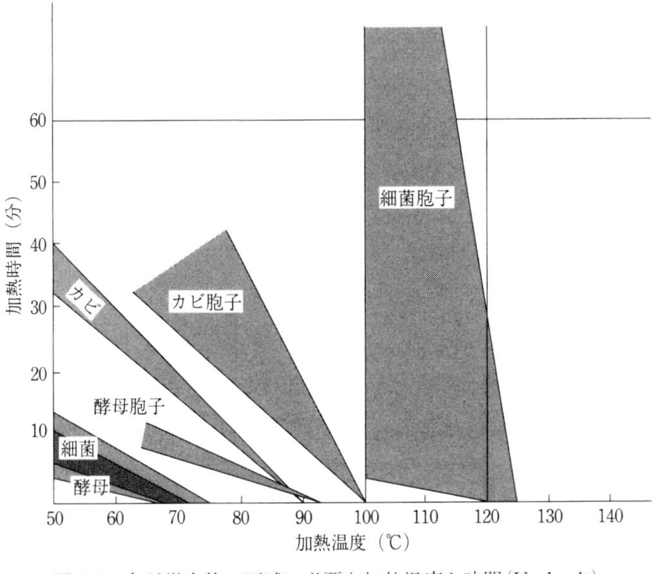

図 1.3　各種微生物の死滅に必要な加熱温度と時間(Umbreit)

在する菌数より少なく測定される場合が生じる[2]. しかし，損傷菌は食品のような栄養成分に富んだ環境では増殖できる．したがって，食品に損傷菌が存在した場合，保存，流通中に増殖する可能性がある．損傷菌による腐敗を防止する具体的な方法は見つかっていないが，栄養に富む培地(トリプトソーヤ培地など)で検出できるので，損傷菌の存在は確認できる．

フラットサワーは缶詰やレトルト食品などで，耐熱性菌[3]が増殖し，内容物が腐敗する現象で，ホットベンダー(55℃)で加温販売されている場合などに発生する．原因は原料などの加熱殺菌不足などであるが，対策にはショ糖脂肪酸エステルの添加が効果的である[4].

1.2.4　微生物の増殖要因[5]

微生物の増殖には，図 1.4 に示すように種々の要因が関与している．食品に関わる微生物を分類する場合には，分類学上の分類よりもこれらの要因による分類(図 1.5)が適切である．なぜならば，図からも理解できるように，この増殖要因を微生物の増殖至適域から遠ざけることが微生物制御の一手段となるからである．

1)　温　　度

微生物の増殖可能温度域は，氷点下(−12℃)から沸点近くに至るまでの広

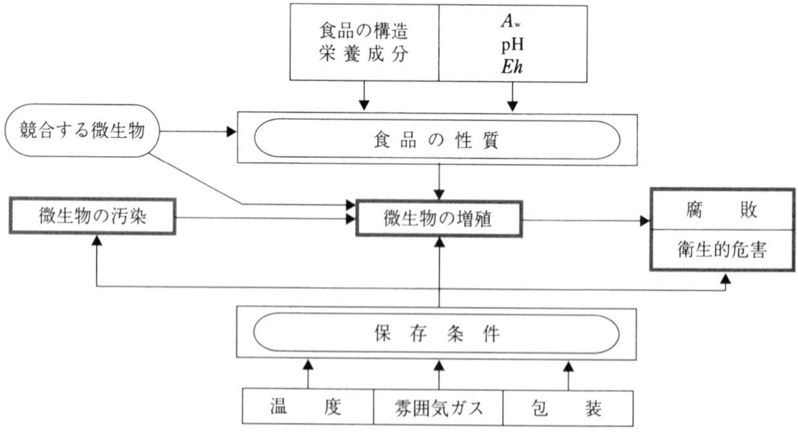

図 1.4　食品における微生物の増殖に影響する因子[6]

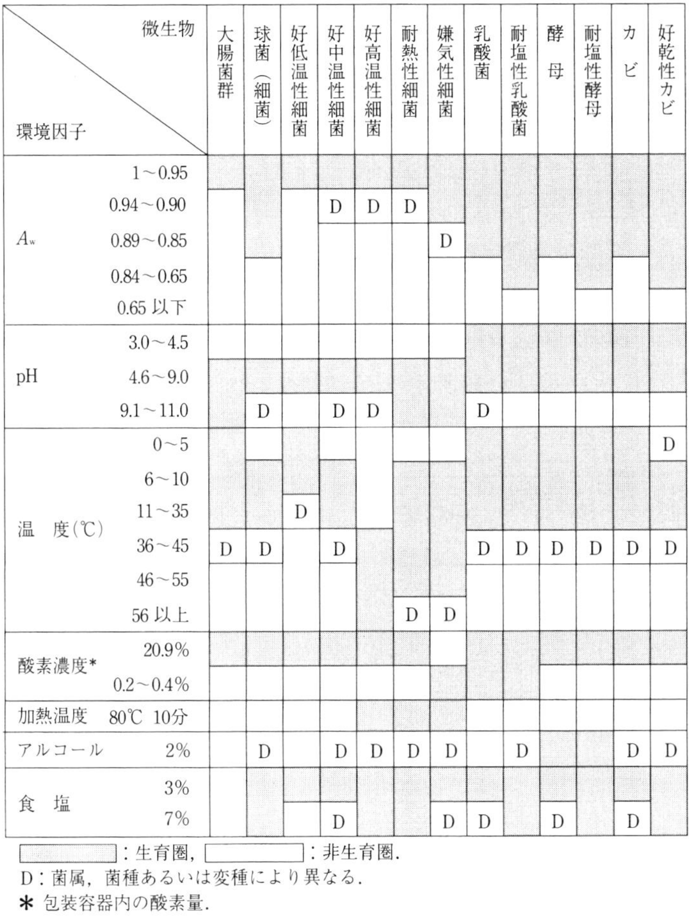
微生物
環境因子
大腸菌群
球菌（細菌）
好低温性細菌
好中温性細菌
好高温性細菌
耐熱性細菌
嫌気性細菌
乳酸菌
耐塩性乳酸菌
酵母
耐塩性酵母
カビ
好乾性カビ
Aw
1～0.95
0.94～0.90
0.89～0.85
0.84～0.65
0.65以下
pH
3.0～4.5
4.6～9.0
9.1～11.0
温度(℃)
0～5
6～10
11～35
36～45
46～55
56以上
酸素濃度*
20.9%
0.2～0.4%
加熱温度 80℃ 10分
アルコール 2%
食塩
3%
7%
：生育圏，：非生育圏．
D：菌属，菌種あるいは変種により異なる．
＊ 包装容器内の酸素量．

図 1.5 微生物制御図[7)]

い範囲に及んでいる．しかし個々の微生物の増殖域は限られ，その範囲によって分類される（表 1.1）．多くの食中毒菌，腐敗微生物は中温性微生物に属するが，食中毒菌 *Listeria monocytogenes*, *Yersinia enterocolitica* は低温でも増殖する．ホットベンダーの普及に伴い問題になっている *Bacillus stearothermophilus* などのフラットサワー原因菌は高温性微生物に属している．

表 1.1 生育温度に基づいた微生物の分類[8)]

		細　菌	カビ，酵母
好冷菌	至適温度が12～15℃で，－10～5℃でも生育可能	*Pseudomonas fluorescens*, *Ps. putrefaciens*, *Alcaligenes metalcaligenes*, *Flavobacterium*	*Cladosporium*, *Sporotrichum*, *Botrytis cinerea*, *Monilia nigra*
低温菌	至適温度が25～30℃で，－5～5℃でも生育可能	*Achromobacter delmarvae*, *Micrococcus cryophilus*, *Sarcina*, *Proteus*	*Penicillium expansum* など，*Candida lipolytica* など，*Rhodotorula minuta* など
中温菌	至適温度が20～45℃	大部分の細菌	大部分のカビ，酵母
高温菌	至適温度が50～70℃	*Bacillus stearothermophilus*, *B. coagulans*, *Clostridium thermosaccharolyticum*	*Byssochlamys*, *Aspergillus fumigatus*, *Absidia corymbifera*

注）カビ，酵母の至適温度は以下のように細菌とは異なる．
高温性（カビ）；35～53℃，中温性（カビ）；25～45℃，中温性（酵母）；20～35℃，低温性（カビ）；5～25℃，低温性（酵母）；10～20℃．

2) 水分活性(A_w)

微生物は増殖に水を必要とする．多くの食品は60～90％の水を含み，微生物にとって最適な環境にある．食品中の水は，食品成分分子と結合している結合水と，食品成分を溶かしている，あるいは浮遊させている自由水との2つの形態をとっているが，微生物が増殖に利用できるのは自由水のみである．このことから微生物の利用できる水の量を表すには，水分(％)よりも下式に示す水分活性値を用いるのが通例である．

$$A_w = P/P_0$$

P_0：一定温度(通常は25℃)で密閉容器に入れた純水の平衡蒸気圧

P ：一定温度(通常は25℃)で密閉容器に入れた食品の平衡蒸気圧

すなわち，食品の蒸気圧と純水の蒸気圧の比が水分活性である．

細菌，酵母，カビが増殖可能な最低水分活性は，それぞれ0.91，0.88，0.80であるが，特殊な微生物ではこれら以下でも増殖可能である(表1.2)．食品の保存方法として乾燥，塩蔵，糖蔵が行われているのは，水分活性を下げるためである．

水分活性はpHとともに容器包装詰加圧加熱殺菌食品(レトルト食品，缶

表 1.2 微生物の生育最低水分活性と食品の水分活性

微生物	生育の最低水分活性	食品	水分活性
普通の細菌	0.90	高水分食品	0.94<
普通の酵母	0.88	(総菜，畜水産製品)	
普通のカビ	0.80	中間水分食品	0.94〜0.85
好塩性細菌	0.75	(漬　物)	
耐乾性カビ	0.65	低水分食品	<0.85
好浸透圧性真菌類	0.60	(つくだ煮，菓子)	

詰など)の殺菌条件設定の制限因子になっている．

3) 水素イオン(pH)

食品の pH は，食品中の電解質の解離により一定の値を示すが，そこに存在する微生物の増殖や代謝に影響を与えている．細菌，酵母，カビの増殖可能な pH 域は，それぞれ pH 4〜9，2〜8，1〜10 であるが，良好な増殖域はいずれも pH 5〜8 である．また，胞子形成，発芽，毒素生成も pH により影響を受ける．例えば，ウエルシュ菌(*Clostridium perfringens*)，ボツリヌス菌(*C. botulinum*)の胞子形成は pH 6.5 以下で阻害を受け，低 pH 域では毒素生成も起こらない[9]．

4) 酸素濃度

微生物の中には，その増殖に酸素を要求するものと，酸素が存在すると増殖できないものが存在し，酸素濃度と増殖の関係により，好気性菌(増殖に酸素を要求する；カビ，産膜酵母，酢酸菌など)，通性嫌気性菌(酸素存在下，非存在下でも増殖；大部分の細菌・酵母)，微好気性(増殖に微量の酸素を要求；*Campylobacter* 属，乳酸菌)，(偏性)嫌気性菌(酸素存在下で増殖不可；*Clostridium* 属，*Bcteroides* 属)に分類される．酸素濃度は酸化還元電位(*Eh*；ボルト，V で表示)で示され，通常，好気性菌および嫌気性菌の増殖する電位(pH 7.0)はそれぞれ+0.3 V 以上，−0.2 V 以下である．なお，大気中に存在する食品では電位が 0.2〜0.4 V であることから嫌気性菌は増殖しないはずであるが，実際には嫌気性菌の増殖が見られる．それは食品中に好気性菌と嫌気性菌が存在した場合，初期の電位が高いときに好気性菌が増殖し，その結果電位が低下し嫌気性菌の増殖が促されるからである．このような共生関係は腐敗現象として種々の食品で見られる．真空包装食品では電位が低いために，嫌気性菌に留意する必要がある．また，ウエルシュ菌は沸騰による脱酸素状態でも増殖が可能である．

5) 浸　透　圧

微生物は細胞膜(半透膜)により環境と接し，増殖に必要な栄養成分などを取り込んでいる．しかし，高濃度の食塩，糖類などが存在する(浸透圧が高い)環境(同時に水分活性が低下する)におかれると，膜平衡が維持できなくなり，細胞内の水分が外部に放出され，微生物が死滅する．しかし，微生物の中には一定の浸透圧がないと増殖できない好浸透圧菌が存在し，浸透圧を与える物質によりその耐浸透圧機構が異なるため2つに分けられる．1つは食塩濃度に耐性示す好(耐)塩性微生物で，耐性を示す塩分濃度により非好塩性菌(2％以下の食塩存在下で増殖(以下，生育可能な塩分濃度)；大部分の細菌)，微好塩菌(2～5％；*Vibrio* 属，*Pseudomonas* 属など)，中好塩菌(5～20％；*Staphylococcus* 属，*Bacillus* 属，*Sarcina* 属など)，高好塩菌(20％以上，*Halobacterium* 属など)に分類される．もう1つは糖類に耐性を示す耐糖性(耐(好)浸透圧性)微生物である．食中毒原因菌である腸炎ビブリオや黄色ブドウ球菌は好塩菌の代表的なものである．塩蔵品の腐敗は中好塩菌や耐塩性酵母(*Saccharomyces rouxii* など)が，糖蔵品は耐糖性酵母(*Torulopsis* 属など)が原因となる．

6) 食品成分

食品は栄養成分を含み，従属栄養微生物(有機化合物をエネルギー源として必要とする微生物でカビ，酵母，大部分の細菌)にとって良好な増殖環境である．しかし，食品を腐敗させる微生物は食品成分の種類や構成比により一定の傾向が見られる(図1.6)．タンパク性食品ではタンパク分解活性の強い *Pseudomonas, Vibrio, Micrococcus, Bacillus, Clostridium* などが，炭水化物性食品では糖質分解活性の強い *Bacillus, Micrococcus*，酵母などが増殖する．また，食品を混合することによって栄養成分が補強され，微生物の増殖速度が速くなる場合がある．

一方，香辛料の精油成分，卵のリゾチームなどのように食品に含まれる物質，乳飲料中の乳酸のように微生物が生産した物質などは，微生物の増殖を抑制する．

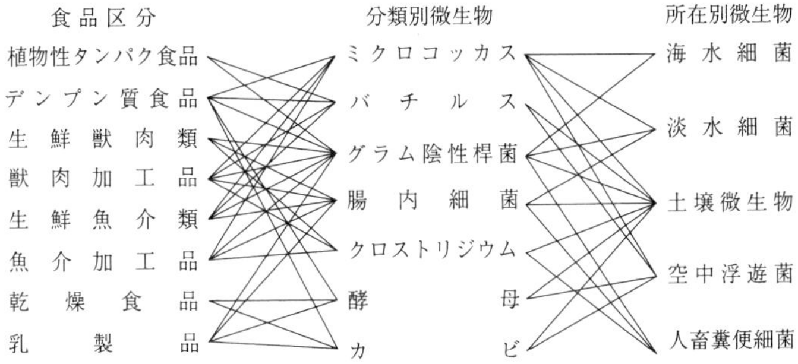

図 1.6 食品のミクロフローラ[10)]

7) 微生物の相互作用

腐敗が進行している環境では，複数の微生物が互いに相互作用(共生，競合など)を受けながら増殖している．共生とは共存する微生物の増殖に有利な影響を与えることであり，これには酸化還元電位，pH などの変化がある．競合とは微生物間に見られる拮抗作用であり，これには糖類などの資化競合がある．

8) 湿　　度

湿度も食品表面上の微生物の増殖に影響を及ぼす．例えば，水分活性の低い食品を高湿度の環境に置くと，食品が空気中の水分を吸収して食品表面の水分活性が上昇し，微生物の増殖が可能となる．逆に，水分活性の高い食品を低湿度の環境に置くと，水分活性が低下し微生物の増殖が抑制される．

9) 雰囲気ガス

食品のほとんどは包装状態で販売され，なかには CA(controlled atmosphere)包装が行われている．真空包装や脱酸素剤封入包装により達せられる脱酸素状態は好気性菌やカビの増殖を抑制するが，通性嫌気性菌や嫌気性菌の増殖を促進するので注意を要する．また，ガス置換包装に用いられる炭酸ガスは食品の水分への溶解による pH の低下および炭酸ガス自体の効果で微生物の増殖を抑制する[11)]．

10) 複合要因

食品腐敗の原因となる微生物の増殖および代謝能に及ぼす影響について示したが，食品中ではこれらの要因が単独で作用することはなく，複雑に絡み合いながら作用している.

1.3 腐敗微生物および食中毒微生物

食品における腐敗微生物の増殖は，食品成分を分解し悪臭や不快な味を生成させるだけでなく，食品の色調や組織に変化を与え，食品としての価値を失わせる．また，食中毒原因菌や経口伝染病原因菌の増殖は，食品の安全性を決定的に失わせる.

1.3.1 腐 敗 微 生 物

腐敗とは食品が微生物によって変質，可食性を失う現象を意味し，狭義には，食品中のタンパク質の分解(主に嫌気的)される過程を意味している．また，変敗とは炭水化物や脂肪が微生物によって分解される過程を意味している．例えば清酒を造るのに必要な麹菌や酵母などの有用菌でも，もちや総菜などで増殖すれば腐敗微生物となるように，全ての微生物が腐敗微生物になる.

食品微生物学では，食品を腐敗させる微生物の由来により，1次汚染微生物(原料由来微生物)と2次汚染微生物(加工・保存・流通などの過程で食品を汚染した微生物)に分けて考えている．これは1次汚染微生物が検出されれば原料チェック，2次汚染微生物が検出されれば加工工程などの衛生管理(一般的衛生管理プログラム)を遵守するといったように対処方法が異なるためである.

1) 大腸菌群(coliforms)と大腸菌(*Escherichia coli*)[12)]

詳しくは10章を参照していただくこととして，これらの特徴をここに示す.

大腸菌群とはグラム陰性の無芽胞桿菌で，乳糖を分解して酸とガスを産生する好気性あるいは通性嫌気性の一群の細菌である．この名称は衛生細菌学で使用される用語であり，細菌分類学でいう大腸菌(*E.coli*)，*Citrobacter, Klebsiella, Enterobacter* などの腸内細菌が含まれている.

大腸菌群中の大腸菌は44.5℃で生育して，乳糖を分解してガスを産生し，インドール産生能(I)，メチルレッド反応(M)，Voges-Proskauer反応(Vi)およびシモンズのクエン酸塩利用能(C)の4つの性状によるIMViC試験のパターンが「＋＋－－」の菌であり，必ずしも細菌分類学上の大腸菌とは一致しない．

糞便系大腸菌群(faecal coliforms)とは44.5℃で増殖，乳糖を分解してガスを産生する大腸菌群であり，その多くは大腸菌である．

2)　クラドスポリウム(*Cladosporium*)

クラドスポリウムは空気中に最も高頻度に検出される褐色系のカビであり，その一部はアレルギー作用を示す．本菌の至適増殖温度は18～28℃にあり，冷蔵庫，湿った窓枠などや，穀物，トマト，モモなどの植物でも増殖する．また，本菌は清涼飲料水やミネラルウオーターの異物原因菌となっているが，工場環境を清潔にすることにより，本菌の混入を防ぐことができる[13]．

1.3.2　食中毒原因菌

食中毒は細菌性，化学性および自然毒性の3種に分けられるが，そのほとんどは細菌性とウイルス性食中毒である．細菌性食中毒はさらに感染型(原因菌の多量摂取が原因)，毒素型(食品中で食中毒原因菌が増殖し，産生した毒素の摂取が原因)および中間型(生体内毒素型；摂取した原因菌が腸管で増殖，産生した毒素が原因)に分けられる．わが国で発生する食中毒で患者数が最も多いのはノロウイルスによるもので，発生件数が多いのはカンピロバクターによるものであり，その他サルモネラ，ウエルシュ菌，黄色ブドウ球菌，腸炎ビブリオによる食中毒が多く発生している．

食中毒の原因の多くは2次汚染(交差汚染)によるもので，一般的衛生管理プログラムを確実に実施することにより防ぐことができる．

原因菌の制御方法などを表1.3に示した．

1)　ノロウイルス

ノロウイルス食中毒は，11月から3月に多発することから，原因は主にカキを含む二枚貝とされてきた．しかし，これらが原因となる頻度は約16％[15]で，最近ではほとんどの食品(加熱済み食品も含む)から発生し，その主な原因は手洗い不足である．すなわち，食中毒菌において健康保菌者がいる

表 1.3 食中毒菌の性質[14)]

菌種	汚染源	発症菌数	許容菌数	コントロール要因 pH Min.	pH Max.	水分活性 Min.	水分活性 毒素産生	熱抵抗性 (*D* 値)
腸炎ビブリオ	海水，魚介類	10^6～10^9/ヒト	＜10^2/g	4.8	11.0	0.94		サルモネラよりやや弱い 47℃：0.8～6.5 分
黄色ブドウ球菌	ヒト，食鳥肉	10^5～10^6/g	＜10^2/g	4.0	9.8	0.86	0.87	60℃：2.1～42.35 分 65.5℃：0.25～2.45 分
サルモネラ	ヒト，動物の糞便 食肉，食鳥肉，卵	1～10^9/ヒト	＜1/25g	4.5	8.0	0.94		60℃：3～19 分 65.5℃：0.3～3.5 分
カンピロバクター	ヒト，動物の糞便 乳，食肉，食鳥肉	5×10^2/ヒト	＜1/25g	5.5	8.0	0.98		50℃：1.95～3.5 分 60℃：1.33 分（ミルク）
病原大腸菌	同上	10^6～10^{10}/ヒト	＜10/g	4.4	9.0	0.45～0.95		60℃：1.67 分 65.5℃：0.14 分
病原大腸菌 (O 157：H 7)	同上	10～100/ヒト	＜1/25g	4.4	9.0	同上		同上
ウエルシュ菌	同上	10^6～10^{11}/ヒト	＜10^2/g	5.0	9.0	0.93～0.95		100℃：100 分以上（芽胞） 一般的には 98.9℃：26～31 分（芽胞）
ボツリヌス菌	土壌，魚介類 容器包装食品	3×10^2/ヒト	＜1/g	4.6	8.5	0.93	0.94	タンパク分解菌；121℃：0.23～0.3分(芽胞) タンパク非分解菌；82.2℃：0.8～6.6 分
セレウス菌	穀物類，香辛料， 調味料，土壌	10^5×10^{11}/ヒト	＜10^2/g	4.9	9.3	0.93～0.95		嘔吐型；85℃：50.1～106 分 下痢型；85℃：32.1～75 分
エルシニア・ エンテロコリティカ	乳，食肉，食鳥肉 カキ，生野菜	3.9×10^7～10^9/ヒト	＜10^2/g	4.6	9.0	0.94		62.8℃：0.24～0.96 分（ミルク）
リステリア	乳，食肉，食鳥肉 魚介類，昆虫類	10^3～10^5/ヒト	＜10/g	4.5	9.5	0.90		60℃：2.61～8.3 分 70℃：0.1～0.2 分

ように，ノロウイルスに対しても不顕性感染(症状がなくてもノロウイルスを排出している人)があり，その人の手指(手洗い不足)によって感染する．対策は素手で食材に触れないことであり，手指洗浄後ゴム手袋をし，その手袋を 200 ppm の次亜塩素酸ナトリウム溶液で殺菌することである．ノロウイルスは 10～100 個の摂取で食中毒の原因となるとともに，酸や熱に対する抵抗性が強く，加熱処理は 85℃，1 分が必要である(ネコカリシウイルスによるデータ)[16]．また，乾燥にも強いために空気を媒体とする感染症として冬場に流行している．

2) カンピロバクター(*Campylobacter*)[17,18]

カンピロバクター食中毒は *C.jejuni* または *C.coli*(発生は非常に少ない)によるもので，主な原因は鶏肉，牛肉，豚肉の生(焼け)の摂取である．カンピロバクターは微好気条件(酸素濃度 3～17%)で増殖し，30℃以下では増殖不可能であることから通常の条件(販売時など)では鶏肉などでは増殖しない．しかし，鶏肉における汚染率はふき取り検査で約 50 %，ストマッカー処理で 100 %であり[19]，最少発症菌数が 500 個と低いために，事件数が最も多くなっている．

3) サルモネラ(*Salmonella*)[17,18]

サルモネラ食中毒は *S.enterica* subsp. *enterica* によるものが多く，一般的には血清型により分類されている(以下，血清型で示す)．Typhimurium 菌による食中毒は肉類を原因として発生するが，発生頻度は近年低下している．これに代わり，(生)卵や液卵に存在している Enteritidis 菌による食中毒が増加している．また，イカ乾燥品により全国規模で発生した Oranienburg 菌による食中毒は，製造施設の衛生管理不備が原因であった．

4) 病原性大腸菌[17,18]

病原性大腸菌(下痢性大腸菌)は，毒素原性大腸菌，腸管凝集性大腸菌，腸管出血性大腸菌(ベロ細胞毒素産生性大腸菌)，腸管侵入性大腸菌および腸管付着性大腸菌に分類され，前三者はそれらが腸管で産生する毒素によるものである．よく知られている腸管出血性大腸菌(血清型 O 26，O 111，O 157 など)による食中毒は，溶血性尿毒症症候群を引き起こし，死に至る場合がある．

表 1.4 食品衛生法などにおける腸炎ビブリオ基準

食 品	成 分 規 格
生食用鮮魚介類	腸炎ビブリオ最確数：100/g 以下
生食用冷凍鮮魚介類	細菌数：100 000/g 以下（冷凍品） 大腸菌群：陰性（冷凍品） 腸炎ビブリオ最確数：100/g 以下
ゆでダコ	細菌数：100 000/g 以下(冷凍品) 大腸菌群：陰性(冷凍品) 腸炎ビブリオ：陰性
ゆでガニ	細菌数：100 000/g 以下（冷凍品） 大腸菌群：陰性（冷凍品） 腸炎ビブリオ：陰性（非加熱食用）
生食用カキ	細菌数：50 000/g 以下 *E.coli* 最確数：230/100 g 以下 腸炎ビブリオ最確数：100/g 以下（むき身）

5) 腸炎ビブリオ(*Vibrio parahaemolyticus*)[17,18]

腸炎ビブリオ食中毒は海産性の魚介類の生食が原因となっている．本菌は好塩性(1～8％の食塩存在下で増殖)であることから海水中で増殖し，海水温が 15℃を超えると，本菌の魚介類への汚染が進み，魚の腸内細菌のほとんどが本菌で占められる．本菌は真水処理で死滅することが知られている．また，食品衛生法により一部の食品に本菌の微生物基準が定められている(表 1.4)．

6) 黄色ブドウ球菌(*Staphylococcus aureus*)[17,18]

黄色ブドウ球菌は毒素型食中毒原因菌であり，耐熱性毒素(エンテロトキシン；staphylococcal enterotoxin, 以下 SET と略記)の産生が食中毒の原因となる．SET は 100℃，40 分の加熱でも失活せず，120℃，20 分でも完全に失活しない(SET は A～E の 5 型に免疫学的に分類されるが B 型が最も耐熱性)．したがって，一旦食品中で増殖すると廃棄する必要がある．本菌は環境中に広く分布し，鼻腔，咽頭，腸管や手指に存在し，40％の人が保菌者である．また，塩分に強い抵抗性を示し，18％食塩存在下でも増殖できる．

7) ウエルシュ菌(*Clostridium perfringens*)[17,18]

ウエルシュ菌は偏性嫌気性の有芽胞桿菌である．しかし，比較的低い酸化還元電位(−125〜+287 mV，嫌気性菌は−200 mV 以下)でも増殖し，空気(酸素)に対しても強い抵抗性を示す．したがって，加熱(沸騰)によって溶存酸素が低下した状態でも増殖が可能で，大量調理されたカレーやシチューなどが原因となる場合が多い．本菌の芽胞は通常 100℃，数分の加熱で死滅するが，一部の菌では 100℃，1〜6 時間の加熱に耐える芽胞があり，この芽胞や 2 次汚染によって食中毒が発生する．

8) ボツリヌス菌(*Clostridium botulinum*)[17,18]

ボツリヌス菌は偏性嫌気性の有芽胞桿菌である．本菌は土壌中に芽胞として分布し，その分布はボツリヌス食中毒の発生と密接に関係している．日本では，北海道・東北に E 型(毒素型による分類で A〜G 型が存在する)，全国的に A 型，F 型が分布している．芽胞は耐熱性を示し，I 群(生化学的性状による分類で I〜IV群が存在する)は 120℃，4 分(容器包装詰加圧加熱殺菌食品の製造基準)，II 群は 80℃，6 分，III，IV群は 100℃，15 分で死滅する．食中毒は I，II 群に属する菌で起こり，日本では E 型がほとんどの食中毒の原因になっている．

本菌は嫌気性であるために大気中では増殖できない．本菌が増殖できる酸化還元電位は+100〜200 mV で，発芽は+200 mV 程度で可能である．

9) クリプトスポリジウム(*Cryptosporidium*)[18]

家畜腸管内に寄生する原虫クリプトスポリジウムは，有性生殖のある時期に感染性を示すオーシストを形成し，この摂取が食中毒の原因となる．本原虫は水系感染が主で，水道水などが原因となることが知られている．その理由として，本原虫は消毒薬に対する抵抗性が高く，通常使用されるような消毒薬では効果がないからである．オーシストは外界において長期にわたり感染性を維持するが，熱や乾燥に弱い．なお，最低発症数は 10 個程度である．

1.4 微生物制御

食品の微生物危害は，食品を栄養源として増殖する微生物の代謝によって発生し，その過程や程度は食品の種類や食品の置かれている環境，あるいは増殖した微生物の種類により異なる．したがって，微生物に対する安全性を

表 1.5　微生物制御法の分類

殺　菌	加熱殺菌	高温殺菌，高周波加熱，赤外線加熱，通電加熱，低温加熱，乾熱殺菌，マイクロ波
	冷 殺 菌	薬剤殺菌：液体殺菌剤，ガス殺菌剤 光殺菌：紫外線，パルス光線 放射線殺菌：γ線，電子線，X線
	そ の 他	超音波，超高圧，電気パルス，電気分解水
除　菌	ろ過，沈降，洗浄，電気的除菌	
遮　断	包装，コーティング，クリーンベンチ，クリーンルーム	
静　菌	低温保持	冷蔵，冷凍
	水分低下	乾燥，濃縮
	酸素除去	真空，脱酸素，ガス置換
	微生物利用	発酵，乳酸菌
	抗菌性物質	アルコール，塩，酸，糖，抗菌性物質

各項目を組み合わせて実施することが多い．放射線殺菌は，日本では，未だ許可されていない．また，殺菌剤，抗菌性物質，包装材料なども，食品衛生法により認可されたものしか使用できない．

保持するための原則は，食品の有する品質を損なうことなく，微生物汚染防止，増殖抑制および殺菌(細菌性食中毒防止三原則と同じ)を行うことであり，そのために用いられるのが微生物制御技術である．

微生物制御方法は，表1.5に示すように，殺菌，静菌(制菌；微生物の増殖抑制)，除菌，遮断に大別できる．これらは単独で利用されることはなく，2つ以上を組み合わせて微生物制御が行われているのが現状である．

ここでは，食品を製造・加工する上で最も重要である熱殺菌と洗浄のみについて示すので，他の事項については文献にあげた成書[1,20,21]および本書の他章を参考にされたい．

1.4.1 加　熱　殺　菌

加熱殺菌とは，食品に存在する微生物の生存可能な温度よりも高温で処理し，迅速に殺菌する方法であり，加熱温度と加熱時間の設定が必要である．そのためには対象とする食品に存在し，危害を及ぼす危険を有する最も高い耐熱性を示す指標菌微生物を定め，その耐熱性を知ることが重要である[22,23]．

微生物の加熱や薬剤による死滅は一般に時間に対して対数的に起こること

が知られている．食品に加熱殺菌を適用する場合，目標とする有害微生物を死滅させるとともに，食品の品質劣化を最小限に止める加熱条件を設定しなければならない．熱殺菌のみでなく熱による食品成分の変化（分解）を数値的に示すために D（decimal reduction time）値（処理温度で供試菌（食品成分）の 90 %を死滅（分解）させるのに要する時間），F 値（供試菌が一定温度で死滅するのに要する加熱時間），Z 値（D 値の 10 倍の変化に相当する加熱時間の変化）などが使われている．例えば，Z 値が 10 の場合（微生物については 10 が適用される場合が多い），120℃，5 分は 110℃，50 分と同等である．また，食品成分（ビタミン B_1 など）の Z 値は微生物の Z 値よりも大きいために，高温殺菌を行うことによって分解を少なくすることができる．

図 1.7 は D 値が 5 分の場合を示している．微生物数が 100 個の場合，微生物はほぼ 10 分の処理で死滅するが，10 000 個の場合，微生物をほぼ死滅させるのに 20 分を要することを示している．言い換えると，食品の原材料や設備機器に多数の微生物が存在した場合，長時間の加熱殺菌が必要である．したがって，殺菌を行う場合，前もって洗浄などにより微生物の全体数を減少させることが重要となる．

病原菌，食中毒原因菌，腐敗細菌は耐熱性が低く，70℃前後の加熱で短時間に死滅するが，*Bacillus* 属，*Clostridium* 属が芽胞を形成し耐熱性が強くなると，短時間で死滅させるには，100℃以上の高温殺菌が必要である．一般に微生物の耐熱性は図 1.3 に示したような温度域を示す．食品を殺菌する場合，一般細菌を対象とする場合には 5 D（D 値の 5 倍），ボツリヌス菌（芽胞）を対象とする場合には 12 D が熱死滅時間として採用されている．

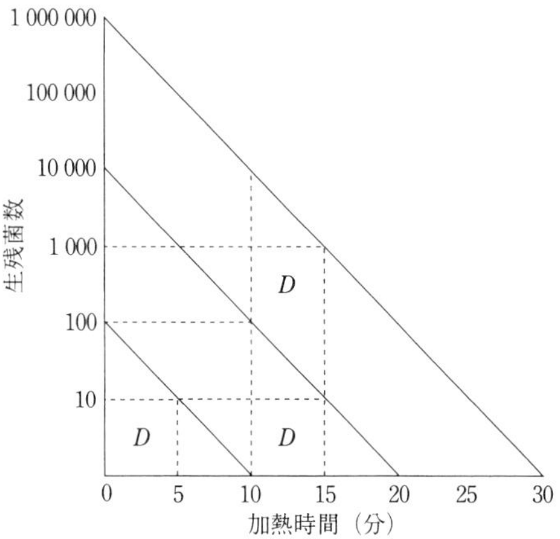

図 1.7 細菌の熱死滅曲線（生存曲線）
D 値を 5 分と仮定している．

低温殺菌（100℃以下）は，微生物の栄養細胞（増殖形態にある細胞)を殺菌するために実施されるもので，芽胞は生残する．また，高温(100℃以上)短時間殺菌においても同様で，これらの殺菌は一般にはシェルフライフの延長を図るために行われる．

一方，容器包装詰加圧加熱殺菌食品(レトルト食品，缶詰など)では，強い耐熱性を有するボツリヌス菌芽胞を死滅させる条件(pH 4.6 以上，水分活性 0.94 以上の食品については中心温度が 120℃で 4 分以上になるように加熱するか，これと同等以上の条件で殺菌する)で殺菌が行われている．

1.4.2 洗　　浄

食品素材，機械器具，作業員の手指に存在している生物的，化学的，物理的危害を減少，除去するために行われるのが洗浄である．洗浄は微生物に対して，絶対数の減少，栄養源となるとともに殺菌(熱ならびに薬剤)に対して保護効果を示す食品成分の除去，バイオフィルムの除去などに効果を発揮する．洗浄にあたっては，食品成分の種類，対象物，頻度，汚れの状態などを考慮し，洗浄剤や洗浄方法を選択しなければならない．

1)　バイオフィルム[24,25]

バイオフィルムとは，様々な物質表面に形成される微生物を含む付着物である．すなわち，微生物が物質の表面に付着すると，環境から身を守ったり，必要な栄養源を確保するために多種多様の物質(多糖など)を生成し，細胞外にマトリックス(バイオフィルム)を形成する．バイオフィルムは除菌剤，抗菌剤，殺菌剤に対するバリヤーとして働いている．このためにバイオフィルム中の微生物は，通常の栄養増殖期とは代謝活性が異なる安定増殖期にあり，バイオフィルム(単一微生物が付着した場合も同様)を形成することによって，耐熱性や薬剤耐性が増強されることになる(図 1.8，図 1.9)．したがって，バイオフィルムを形成させないように，洗浄・殺菌を行うことが肝要である．バイオフィルムが形成された場合は，形成している食品残渣などの有機物を除去するためには，それらに適した洗浄剤で洗浄した後，殺菌剤などを使用する必要がある(図 1.10)．

このバイオフィルムが加工工程に存在し，何らかの作用で食品に入ると，そこで微生物が増殖し，食品に危害をもたらす．それゆえバイオフィルムが

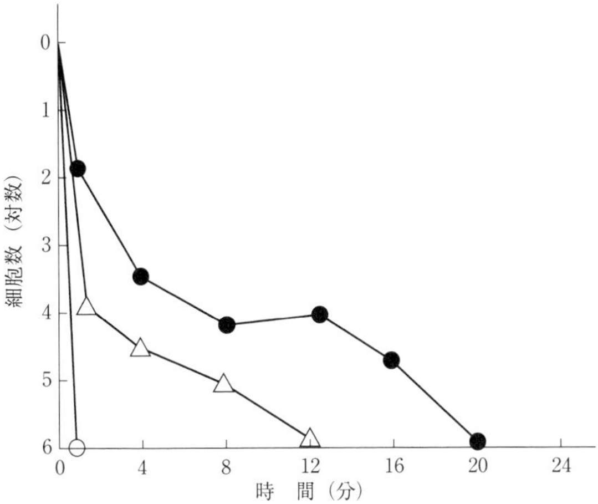

図 1.8 *Listeria monocytogenes* の塩化ベンザルコニウム耐性[26)]
浮遊細胞(○)，付着マイクロコロニー(●)，付着単一細胞(△)を塩化ベンザルコニウム(400 ppm)で処理.

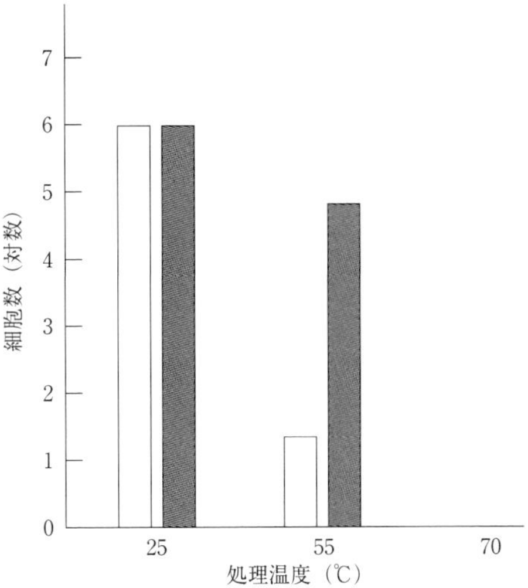

図 1.9 *Listeria monocytogenes* の浮遊細胞および付着マイクロコロニー(バイオフィルム)の熱抵抗性[26)]
70℃では浮遊細胞，バイオフィルム細胞ともに死滅する.
□：浮遊細胞，■：バイオフィルム細胞.

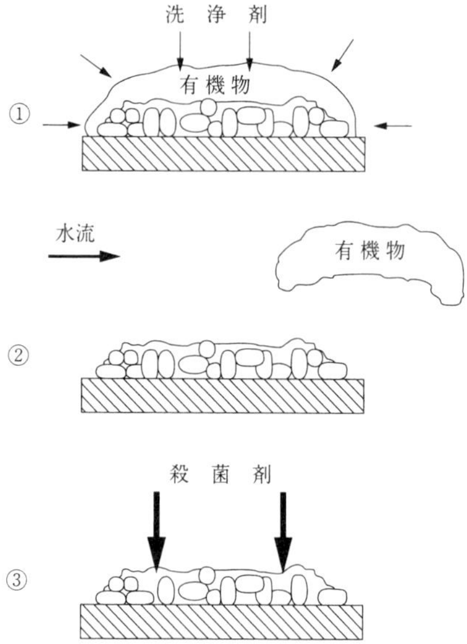

図 1.10　洗浄・殺菌によるバイオフィルムの殺菌[24)]

形成しにくい装置，配管などを使用するとともに，洗浄・殺菌に留意しなければならない．

バイオフィルムを形成しやすい菌として，*Alcaligenes, Bacillus, Enterobacter, Flavobacterium, Pseudomonas* および *Staphylococcus* などがあるが，他の微生物も形成する．

1.4.3　酸性次亜塩素酸水[27)]

以前より，次亜塩素酸ナトリウムは食品添加物として認められ，食品工場における殺菌剤として広く利用されているが，これと同等あるいはそれ以上の殺菌効果を有するとして，利用され始めたのが酸性次亜塩素酸水である．この酸性次亜塩素酸水は製造装置や電気分解条件により，種々のものがある(表 1.6)．しかし，現在，食品添加物に指定されているのは，強酸性次亜塩素酸水(強酸性電解水)と微酸性次亜塩素酸水(微酸性電解水)である(表 1.6)．

1)　殺菌効果と殺菌機序

次亜塩素酸は pH の影響を受け，図 1.11 に示すように各 pH において存在する分子種が異なる．すなわち，アルカリ性では主に次亜塩素酸イオン(OCl^-)型で，中性および酸性では主に次亜塩素酸分子(HOCl)型で存在している．次亜塩素酸系殺菌剤で殺菌作用を示す主な分子種は HOCl で，OCl^- では HOCl の 1/80 程度である．実際には，有効塩素濃度 40 ppm の強酸性次亜塩素酸水は 1 000 ppm の次亜塩素酸ナトリウムに匹敵する殺菌力を示す．

強あるいは微酸性次亜塩素酸水は，食中毒菌を含む多くの細菌に対して即効的に殺菌効果を示す(表 1.7)．また，ノロウイルスを含む広範なウイルスに対しても不活化効果を示す[29,30)]．

表 1.6 電解水のいろいろ[27)]

電 解 水	電解槽・生成極*	被電解液	pH	有効塩素(ppm)	効果／認可状況
強酸性電解水	二室型 陽極	食塩水(<0.1 %)	2.2～2.7	20～60	殺菌／手洗い・内視鏡消毒・食品添加物 有機物防去，抗菌・抗ノロウイルス
強アルカリ性電解水	二室型 陰極	食塩水(<0.1 %)	11～11.5	—	
弱酸性電解水**	二室型	食塩水(<0.1 %)	2.7～5	10～60	殺菌／食品添加物(審議中)
微酸性電解水	一室型	塩酸水(2～6%)	5～6.5	10～30	殺菌／食品添加物
		塩酸(3 %)／食塩水(5 %)		50～80	殺菌／食品添加物(審議中)
電解次亜水	一室型	食塩水(<0.1 %)	>7.5	50～200	殺菌／食品添加物
アルカリイオン水	二室型・陰極	水道水	8～10	—	胃腸症状改善／家庭用医療機器

* 二室型電解槽は陽極と陰極が隔膜で仕切られているが，一室型電解槽は隔膜で仕切られていない．
** 弱酸性電解水は陽極と陰極の生成水を混合して作製する．

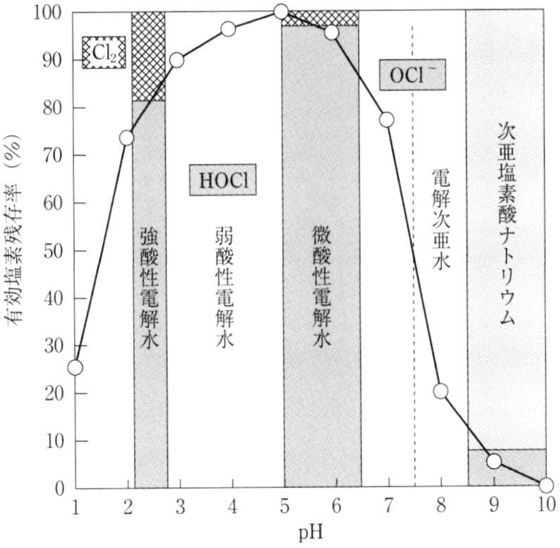

図 1.11 酸性電解水における次亜塩素酸の存在比率[27)]

次亜塩素酸の殺菌メカニズムは，次亜塩素酸そのものではなく，次亜塩素酸から派生する OH ラジカル，Cl ラジカルの作用によるものである．これらは反応性が極めて強く，微生物の細胞内に入り，その強い酸化作用により，

表 1.7　強酸性次亜塩素酸水と次亜塩素酸ナトリウムの殺菌効果[28)]

1　岩　沢[a)]	滅菌時間			滅菌時間	
〈細　菌〉	A	B	〈抗酸菌〉	A	B
Staphylococcus aureus	<5秒	<5秒	*Mycobacterium tuberculosis*	<2.5分	<30分
S. epidermidis	〃	〃	*M. nonchromonicum*	〃	〃
Streptococcus pyogenes	〃	〃	*M. fortuitum*	〃	<2.5
S. pneumoniae	〃	〃	*M. avium*	<1	>30
Achromobacter sp.	〃	〃	*M. scrofulaceum*	〃	〃
Acinetobacter sp.	〃	〃	*M. xenopi*	〃	〃
Alcaligenes sp.	〃	〃			
Escherichia coli	〃	〃	〈真　菌〉		
Enterobacter cloacae	〃	〃	*Candida albicans*	<15秒	<15秒
Enterococcus faecalis	〃	〃	*Cryptococcus neoformans*	<60	<5
Flavobacterium sp.	〃	〃	*Trichosporon*	<15	〃
Haemophilus influenzae	〃	〃	*Aspergillus terreus*	〃	〃
Klebsiella pneumoniae	〃	〃	*Trichophyton rubrum*	<60	<15
Moraxella catarrhalis	〃	〃			
Proteus mirabilis	〃	〃	〈ウイルス〉	不活化時間	
Pseudomonas aeruginosa	〃	〃	Cox.：A7, A9, A16	<5秒	<5秒
P. cepacia	〃	〃	B1, B2, B3, B4, B5	〃	〃
Salmonella typhi	〃	〃	Echo：7, 11	〃	〃
Serratia marcescens	〃	〃	Entero：71	〃	〃
Xanthomonas maltophilia	〃	〃	HSV：HF, UW	〃	〃
Yersinia pseudotuberculosis	〃	〃	Inf.：A/PR/8, A/Tokyo/2/75	〃	〃
Bacillus cereus	<5分	<5分			

2　堀　田[b)]		滅菌時間
〈細　菌〉	*Bacillus subtilis* PC 1219	3分
	Escherichia coli K 12	10秒
	E. coli O 157：H 7	〃
	Staphylococcus aureus (MRSA)	〃
〈放線菌〉	*Streptomyces griseus*	〃
〈ウイルス〉	HIV	<1分(不活化時間)

3　鈴　木[c)]		滅菌時間
〈食中毒菌〉	*Escherichia coli*	<1分
	Staphylococcus aureus	〃
	Salmonella sp.	〃
	Vibrio parahaemolyticus	〃

a)　岩沢：臨床検査, **37**, 918(1993)より抜粋. A＝強酸性水, B＝0.1%次亜塩素酸ナトリウム.
b)　堀田：第43回日本化学療法学会東日本支部総会発表より.
c)　鈴木：ウォーター研究会会報, No.3, pp.1-15(1996)より抜粋.

脂質，(酵素)タンパク質や核酸を酸化あるいは破壊し，細胞膜を損傷させることなどにより，生理活性が失われ微生物が死滅するとされている．このために，耐性菌の出現は確率論的に極めて低い．

一方，次亜塩素酸系殺菌剤は有機物と反応することによって，有効塩素が減少するために，有効塩素量の少ない強(微)酸性次亜塩素酸水などは流下式で使用する必要がある．さらに，次亜塩素酸系殺菌剤を食品に使用した場合には，飲用適の水で十分な除去が必要である(厚生労働省平成14年食発第0610003号)．

一方，強アルカリ性電解水(強酸性次亜塩素酸水を参照)は洗浄剤と同様に洗浄効果を有していることから，バイオフィルムを形成している有機物などの除去に使用できる．また，強酸性次亜塩素酸水ほどではないがノロウイルス(ネコカリシウイルス)の不活性作用も明らかにされている[31]．

2) 強酸性次亜塩素酸水

強酸性次亜塩素酸水は，図1.12に示すように，陽極と陰極の間に隔膜が存在する有隔膜二室型電解槽中で食塩水(0.2％以下のNaCl)を電気分解することによって陽極側に製造される有効塩素濃度が20〜60 ppmの溶液である．一方，陰極側には強アルカリ性電解水が生成する．

3) 微酸性次亜塩素酸水

微酸性次亜塩素酸水は，図1.13に示すような無隔膜一室型電解槽を用いて希塩酸水(2〜6％HCl)を電気分解することによって製造される．生成した電解水は強酸性であるが，水道水で希釈(3 000倍)され，pH 5〜6.5，有

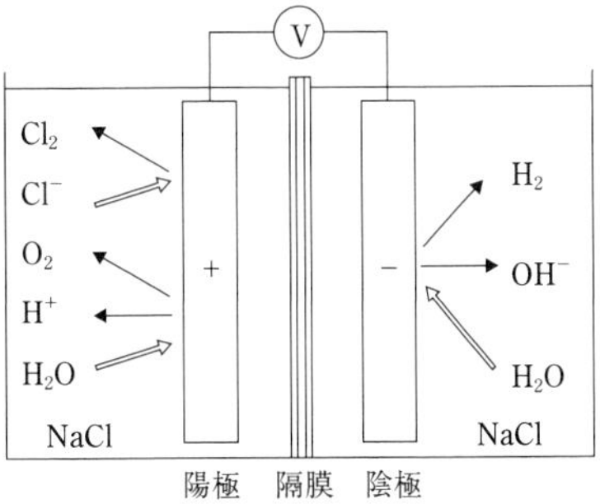

【陽極】 $H_2O \longrightarrow 1/2\,O_2 + 2H^+$

$2Cl^- \rightleftarrows Cl_2 + 2e^-$

$Cl_2(aq) + H_2O \longrightarrow HCl + HOCl$

【陰極】 $H_2O + 2e^- \longrightarrow 1/2\,H_2 + OH^-$

	原料水	陽極	陰極
pH	6.8	2.6	11.6
ORP(V)	0.3	1.15	−0.9
DO(ppm)	7	20.8	1.3
Cl_2(ppm)	0.5	〜40	0.1

図1.12 有隔膜二室型電解槽と食塩水の電解による次亜塩素酸の生成[27]

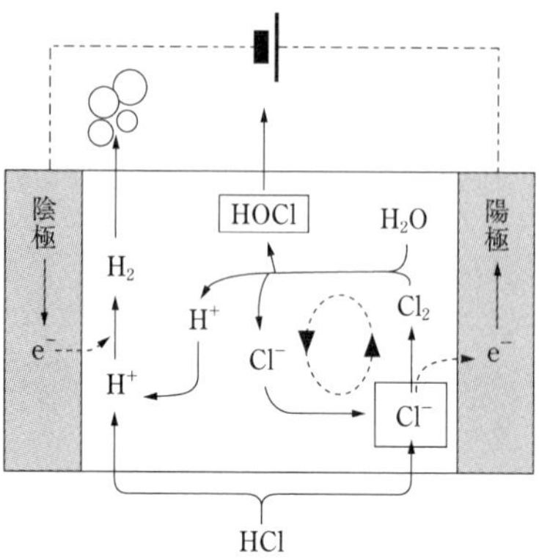

図 1.13 一室型電解槽と塩酸の電解による次亜塩素酸の生成[32)]

効塩素濃度 10～30 ppm の溶液として供給されるようになっている．一方，食塩水(5%)と塩酸(3%)の混合物を電気分解する方法も開発されている(食品添加物として認可申請中)．

4) 弱酸性次亜塩素酸水および電解次亜水

弱酸性次亜塩素酸水は図 1.12 によって製造される強酸性次亜塩素酸水と強アルカリ性電解水を混合して製造される．弱酸性を示すことから殺菌作用は強い(食品添加物として認可申請中)．

また，電解次亜水は，食塩水を無隔膜一室型電解槽で電気分解することによって造られる両極の反応生成物を混合して使用するもので，微～弱アルカリ性を示し，有効塩素濃度は 50～200 ppm である．

1.5 消費(賞味)期限の設定

消費(賞味)期限の設定に関しては，製造業者が科学的，合理的根拠をもって適正に設定しなければならない[33)]．そのためには，個々の食品の特性に十分に配慮した上で，食品の安全性や品質などを的確に評価するための客観的な項目に基づき，期限を設定する必要がある．客観的項目とは，理化学試験(粘度，濁度，比重，過酸化物価，酸価，pH，酸度，糖度，栄養成分など)，微生物試験(一般生菌数，大腸菌群数，大腸菌数，低温細菌の有無，芽胞形成菌の有無など)，官能試験(味覚，嗅覚など)などにおいて数値化することができる項目である．これらの数値において，微生物や過酸化物価・酸価(即席めん類)は食品衛生法で基準が定められているので参考になる．また，食品の特性に応じて設定された期限に対して 1 未満の係数(安全係数；通常は 0.7～0.8 を採用)を掛けて，客観的な項目において得られた期限よりも短い期間を設定することが基本である．

1年以上にわたり品質が保持される食品に関しては，保持試験を行うことは現実的でないことから，設定する期限内で品質が保持されていることを確認すること(例えば，過酷試験など)により，その範囲内であれば合理的な根拠(例えば，過酷試験結果)をもって期限を設定することが可能である．また，特性が類似している食品に関しても類似食品の試験・検査結果などを参考に，期限を設定することが可能である．

期限設定の設定根拠に関する資料などは整備・保管し，消費者などから求められたときは情報提供するように努めるべきである．

個々の食品については，財団法人食品産業センター(http://www.shokusan.or.jp/index.php?mo=topics&ac=TopicsDetail&topics_id=92)を参考にしていただきたい．

1.6 おわりに

微生物危害防止対策は，細菌性食中毒防止三原則に示されているように，微生物の生残，増殖，付着を防止することである．そのためには製造する食品に最適な微生物制御法を組み合わせて採用し，それを遵守することである．安全性の高い食品を製造するためにHACCP(総合衛生管理製造過程)や地方自治体によるHACCP，あるいはこの考え方を導入し，各種の食品が製造されるようになってきている．また，HACCPに対応できる設備機器，モニタリング機器，分析機器，分析キットなどが開発されるとともに，微生物測定も簡便化・迅速化してきている．しかし，食品事故が後を絶たないのが現状である．その原因は，HACCPそのものや，機器類の管理を行っている人である．企業の社会的責任が重要になってきている今日，人の衛生管理，人による衛生管理が重要であることはもちろん，倫理感を持ってコンプライアンスに基づき製造することの教育が必要である．

文　献

1)　高野光男，横山理雄：“食品の殺菌”，幸書房(1998)
2)　上條茂徳：防菌防黴，**35**，35(2007)

3) 遠田昌人(山本茂貴監修):“現場必携 微生物殺菌実用データ集”, p.59, サイエンスフォーラム(2005)
4) 鍛冶 孝:同書, p. 341.
5) 清水 潮:“食品微生物の科学”, 幸書房(2001)
6) 里見弘治:食品と科学, **36** (10), 85(1994)
7) 井上富士夫:防菌防黴, **22**, 439(1994)
8) 好井久雄, 金子安之, 山口和夫:“食品微生物学”, p. 84, 技報堂(1976)
9) 伊藤 武, 植村 興(総合食品安全事典編集委員会編):“食中毒性微生物”, p. 147, 産調出版(1997)
10) 村尾澤夫, 藤井ミチ子, 荒井基夫:“くらしと微生物”, p. 86, 培風館(1993)
11) 芝崎 勲, 横山理雄:“新版 食品包装講座”, 日報(2007)
12) 厚生労働省監修:“食品衛生検査指針”, 日本食品衛生協会(2004)
13) 宇田川俊一編:“食品のカビ汚染と危害”, 幸書房(2004)
14) 小沼博隆(熊谷 進監修):“HACCP 管理実用マニュアル”, p. 41, サイエンスフォーラム(1998)
15) 白土(堀越)東子:生物の科学 遺伝, 別冊 No.19, p. 34, エヌ・ティー・エス(2006)
16) 丸山 務監修, 西尾 治, 中村明子, 古田太郎: “ノロウイルス現場対策”, 幸書房(2006)
17) 総合食品安全辞典編集委員会編:“食中毒性微生物”, 産調出版(1997)
18) 日本食品衛生協会:“食中毒予防必携”, 第 2 版, 日本食品衛生協会(2007)
19) 小野一晃:鶏の研究, **82** (5) , 45(2007)
20) 山本茂貴監修:“微生物殺菌実用データ集”, サイエンスフォーラム(2005)
21) 食品腐敗変敗防止研究会編:“食品変敗防止ハンドブック”, サイエンスフォーラム(2006)
22) 芝崎 勲:“改訂新版 新・食品殺菌工学”, p. 5, 光琳(1998)
23) 高野光男, 土戸哲明:“熱殺菌のテクノロジー”, サイエンスフォーラム(1997)
24) 森崎久雄, 大島広行, 磯部賢治編: “バイオフィルム—その生成メカニズムと防止のサイエンス”, サイエンスフォーラム(1998)
25) 土戸哲明:防菌防黴, **28**, 623(2000)
26) Frank, J. F. and Koffi, A.: *J. Food Protect.*, **53**, 550(1990)
27) 堀田国元:食品衛生研究, **57** (8), 9(2007)
28) 堀田国元:“有害微生物管理技術”, 第 1 巻, p. 751, フジテクノシステム(2001)
29) 川崎 晋, 川崎友美, 林 志直, 吉田恭一郎, 五十部誠一郎, 一色賢司: 防菌防黴, **31**, 529(2003)

30)　片寄政彦，吉田恭一郎，紙谷喜則：同誌，**35**，359(2007)
31)　(財)機能水研究振興財団：平成18年第2回機能水研修会資料「ノロウイルス感染症を学ぶ―基礎／対策と電解水―」(2007)
32)　土井豊彦：防菌防黴，**30**，813(2002)
33)　厚生労働省，農林水産省：食品期限表示の設定のためのガイドライン(2005)

(矢野俊博)

2.　食品の品質劣化と保存技術

2.1　は　じ　め　に

生鮮食品や加工食品では，流通時の輸送，保管中に品質が劣化して，腐敗，変色が生じたり，吸湿，乾燥などが進み，商品価値を失ってしまう．このような食品の品質劣化を防ぐために，食品の包装と微生物制御のための保存技術が駆使されており，多くの保存技法が使われている．

ここでは，食品の品質劣化と保存技術というテーマのもとに，食品の品質劣化，保存技術，保存対策と鮮度保持，HACCP で重視される微生物殺菌などについて触れることにする．

2.2　食品の品質劣化[1)]

食品は微生物，乾燥，酸素や光などによって品質が劣化するが，これらの現象について以下に述べる．

2.2.1　微生物による品質劣化

食品原料中のタンパク質，炭水化物や脂肪は，細菌，カビ，酵母などが発育することにより，分解して高分子物質から低分子物質に変化したり，ガスや色素を出したりする．図 2.1 に細菌の産生する酵素によってタンパク質が

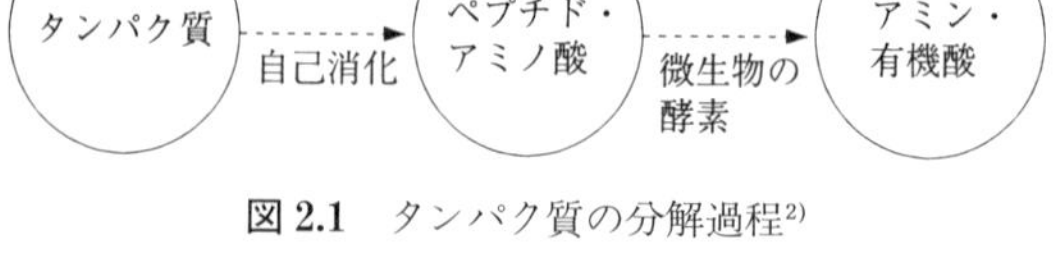

図 2.1　タンパク質の分解過程[2)]

脱炭酸反応(アミンと二酸化炭素の生成)

アミノ酸からカルボキシル基(-COOH)の -COO がとられ，アミンと炭酸ガスができる反応

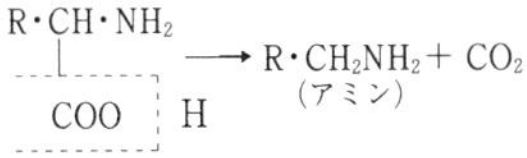

〔例〕 ヒスチジン → ヒスタミン＋ CO_2
アルギニン → アグマチン＋ CO_2
リ ジ ン → カダベリン＋ CO_2

脱アミノ反応(アンモニアの生成)

アミノ酸からアミノ基(-HH₂)がとられてアンモニアを生ずる反応

① 加水分解による場合

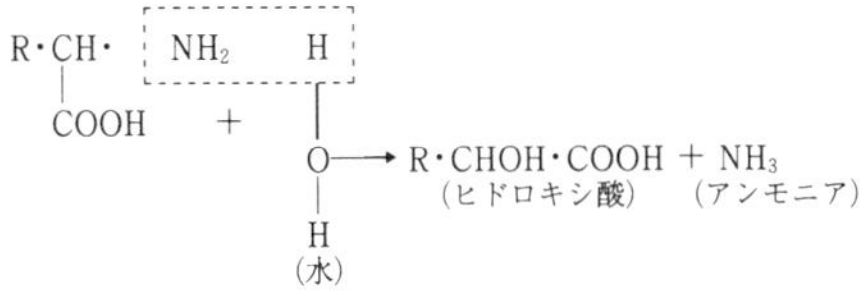

〔例〕 アルギニン＋ H_2O → シトルリン＋ NH_3

② 還元による場合

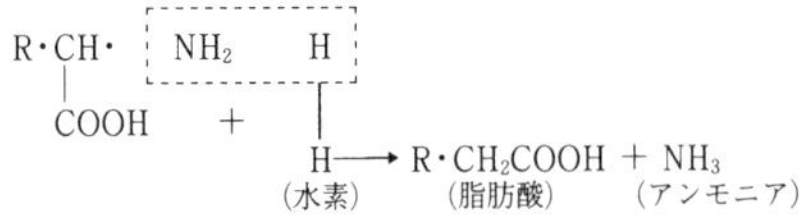

〔例〕 グリシン＋ H_2 → 酢酸＋ NH_3

③ 不飽和酸ができる場合

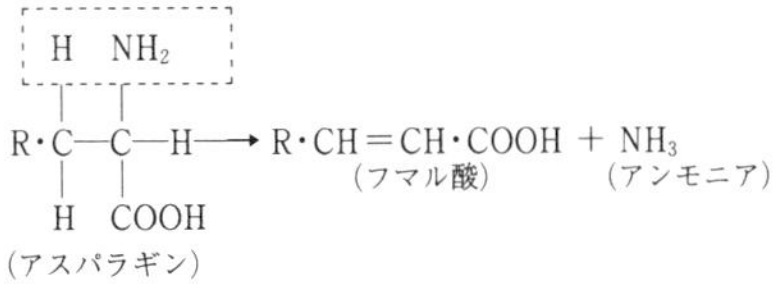

図 2.2 食品腐敗時のガス発生メカニズム[2)]

分解する過程[2)]を示した．まずタンパク質の自己消化によってペプチドやアミノ酸になり，次に微生物酵素の働きによりアミンや有機酸にまで分解される．

包装されている食品の中でも，肉や魚などの生鮮食品では，低温で増殖する低温細菌が発育して，粘液が発生し，アンモニア臭などを出しながら腐敗していく．図 2.2 に食品が腐敗するとき異臭の原因となるガスの産生メカニズム[2)]について示した．この図から，脱炭酸してアミン類と二酸化炭素を生成する脱炭酸反応(decarboxylation)と，アミノ酸からアミノ基がとられ

てアンモニアが生成する脱アミノ反応(deamination)のあることがわかる.

加工食品は，包装前に熱が加えられたり，包装後80℃以上で加熱されているので，食品中に生存している微生物は，芽胞を形成する耐熱性細菌が主体となっている.

みそやチーズ，漬物など，微生物の発育によってうま味を出す食品がある．このような食品を発酵食品と呼んでいる．微生物によって食品の品質が変化するという点では，腐敗と発酵を区別することはできない．一般には，食品が微生物の作用を受けて変質し，ヒトがそれを食べられないと感じれば，それが腐敗であり，食べられると感じたときは発酵であると定義されている[3].

包装食品では，流通・販売過程で，包装材料にピンホールがあったり，破れがあったりした場合，微生物によって2次汚染を受け，食品が腐敗したりカビが生えたりする.

2.2.2　物理的変化による品質劣化

乾燥食品や粉末食品[4]は，空気中の水分を吸湿して固化したり，潮解したりする．また，洋菓子や一般の加工食品では，食品中の水分がとんで乾燥して固くなったり，形が崩れて商品価値がなくなることがある．吸湿により食品は次のように変化する.

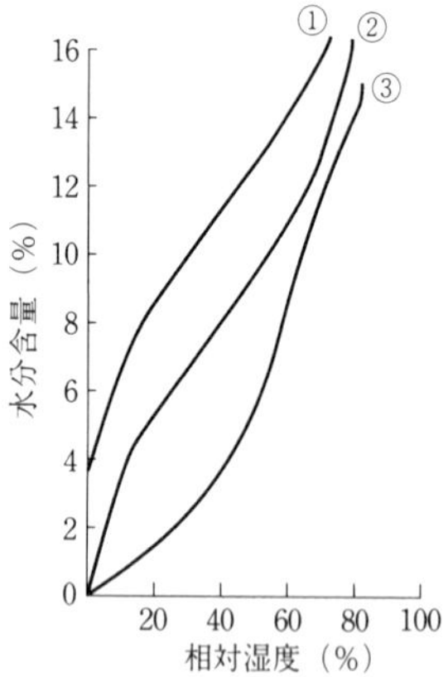

図 2.3　高分子物質の吸湿平衡図[5]
① 生デンプン
② カゼイン
③ ポリビニルアルコール

食塩，グルコースなどのように水に溶ける物質は，相対湿度がある一定の値に達するまで全く吸湿しないか，あるいはごく僅かの吸湿しか示さない．相対湿度がこの値を越すとそれらは急激に吸湿し始め，全部溶解する.

タンパク質を含んだ粉乳，乾燥肉，魚粉などの食品や，炭水化物が主体である粉末ジュース，粉末スープなどの食品がこのグループに属する．図2.3に，これら食品の吸湿平衡図[5]を示した．デンプンやミルクカゼインなどは，相対湿度が高くなるにつれて食品の水分含有量も増え，シグモイド状(逆S字形)の曲線になる．

包装食品では，生鮮食品も加工食品も固有の水分含有率があり，その水分含有率より少なくなっても増大しても，吸湿による固化や放湿による乾燥，テクスチャーの変化が起きる．

表 2.1 各種食品の飽和吸湿量(20℃・90％RH)と限界吸湿量[6)]

食品	吸湿量(％)	限界水分(％)
クラッカー	43	5.00
脱脂粉乳	30	3.50
粉乳	30	2.25
粉末スープ	60	4.00
粉末オニオン	35	4.00
粉末ジュース	60	—
粉末ココア	45	3.00
乾燥肉	72	2.25
ショ糖	85	—
乾燥野菜（トマト）	20	—
乾燥果物（リンゴ）	70	—

粉末食品は，どれくらいの水分を吸湿させたら品質劣化を起こすのであろうか．表2.1に各種食品の20℃，90％RHにおける飽和吸湿量と品質劣化する限界吸湿量[6)]を示した．クラッカーでは水分量が5％を越えると食品の物性に変化が起き，粉末スープでは4％を越えると固化，潮解などの現象が起きる．また，粉末ココアでは3％，乾燥肉では2.25％を越えると固化(caking)，褐変化，ビタミンCの分解などの変化が起きる．

2.2.3 化学的変化による品質劣化

食品は直射日光や蛍光灯の下に放置した場合，紫外線や可視光線によってビタミン類が破壊されたり，食品が持っている色素が酸化したり，破壊されたりする．また，空気中の酸素によって色素や脂質の酸化が起きる．

食品の色素の変化については，生鮮魚，生鮮肉や食肉加工品などは，貯蔵中にミオグロビンが変化する．図2.4に血色素ミオグロビンの変化[4)]を示した．生鮮肉を空気中に放置すると，赤紫色のミオグロビンが空気中の酸素と結合してオキシミオグロビン(MbO_2)となり，肉色素は鮮紅色となる．それをさらに放置するとメトミオグロビン(Met-Mb)を経て，スルフミオグロビン(sulfmyoglobin)，コレミオグロビン(cholemyoglobin)からポルフィリンが遊離し，緑色や黄色に変化する．また，植物性色素[7)]にはクロロフィル，カロテノイド，アントシアンなどがある．これら色素は，光，酸素によって変退色し，熱や金属イオンによっても変色する．

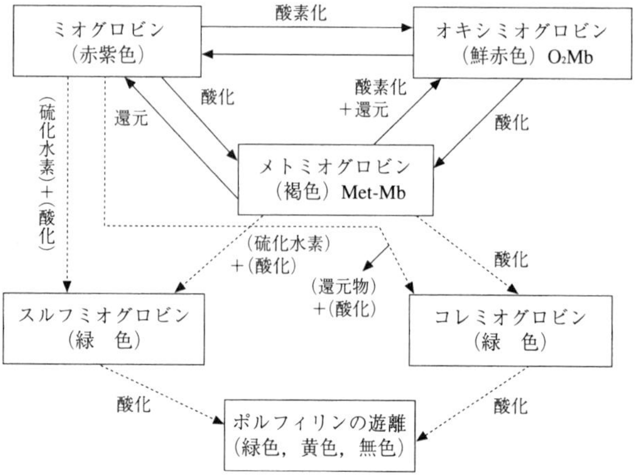

図 2.4　ミオグロビンの変化[4)]

リンゴやバナナなどの果実は，褐変したり黒くなったりする．果実の褐変には，ポリフェノールオキシダーゼなどの酵素[7)]によるものと，アミノ-カルボニル反応によるものとがある．

油脂を含んだ食品は，製造中や流通，保管中に光，酸素，熱によって酸化，変敗する．油脂酸化のメカニズムには，加熱による熱酸化，空気中の酸素による自動酸化およびリポキシダーゼなどによる酵素酸化がある．

2.3　食品の保存技術

2.3.1　食品の保存性とは

食品の保存性[8)]は，真空包装などの包装技法と微生物制御技術によって決まるといわれている．したがって食品保存は，包装材料，包装システム，包装技法，微生物制御と密接な関係を持っている．

包装材料では包材のバリヤー性，耐熱性，光遮断性などが，包装システムでは包装機械の種類と包装の自動化，無人化包装などが重視されている．また，包装技法では真空包装，ガス置換包装，無菌充填包装，無菌化包装の他に，脱酸素剤封入包装，鮮度保持包装などの新しい包装技法が採用されている．

食品を長期間保存するためには，微生物制御方法が大きな役割を果たしている．微生物制御方法には，包装後の加熱殺菌，レトルト殺菌や紫外線，マイクロ波，赤外線などによる物理的殺菌がある．それ以外に，pH 調整，塩分や糖分の添加，化学薬剤の添加などによって微生物の発育を阻止している．さらに食品の流通，販売において，新しい情報通信が導入されたり宅配便などの流通方式が採用されてきており，従来の食品保存方法のほかに，チルドなどの低温流通で微生物の発育を阻止する方法も採られている．

2.3.2　食品包装技法

食品を保存するために各種の包装技法が使われている．表 2.2 に食品会社で使用されている食品包装技法[9]を示した．

真空包装は，容器中の空気を脱気し，密封する方式であり，真空包装後に再加熱するものが多い．ロースハムなどの加工食品，カニ足風かまぼこなどの水産加工品，乳製品，総菜，漬物などが真空包装されている．

ガス置換包装はヨーロッパで盛んに行われており，日本でも多くの食品で取り入れられている．この包装技法は容器中の空気を脱気してから，窒素(N_2)，炭酸ガス(CO_2)，酸素(O_2)などのガスと置換して密封包装する方式である．例えば生鮮牛肉は，O_2 80 %+CO_2 20 %の混合ガスで置換包装され

表 2.2　食品会社で使用されている食品包装技法[9]

包装技法	特　徴	対象食品
真空包装	容器中の空気を脱気して密封，一般に再加熱する．	乳製品，食肉加工品，水産加工品，総菜，漬物
ガス置換包装	容器中の空気を脱気して，N_2，CO_2，O_2 ガスと置換後密封する．	削り節，スライスハム，スライスソーセージ，生肉，生鮮魚，スナック菓子，お茶
レトルト殺菌包装	バリヤー性容器に食品を入れ，脱気，密封後 120℃，4 分以上の殺菌．	カレー，米飯，食肉加工品，魚肉ねり製品，油揚げ，豆腐
脱酸素剤封入包装	バリヤー性容器に食品とともに脱酸素剤を入れ，完全密封する．	菓子，もち，食肉加工品，乳製品
無菌充填包装	食品を高温短時間殺菌し，冷却後，殺菌済み容器に無菌的に充填する．	ロングライフミルク，果汁飲料，酒，豆腐，豆乳
無菌化包装	食品を無菌化し，バイオクリーンルーム内で無菌的に包装する．	スライスハム，スライスチーズ，無菌化米飯，魚肉ねり製品

ている．また，海外へ輸出されるハマチは，フィレーの状態でバリヤー性包材に入れ，N_2 80％＋CO_2 20％の混合ガスで置換包装し，低温で流通，販売が行われている．

レトルト殺菌包装は，バリヤー性の容器に食品を入れ，脱気，密封の後，120℃，4分以上，高温高圧で殺菌するものである．このような食品には，カレー，米飯，食肉加工品，魚肉ねり製品，総菜などがあり，30℃で2か月以上保存できる．

脱酸素剤封入包装は，バリヤー性容器に食品を入れ，完全密封するものであり，容器中の酸素を脱酸素剤が吸着して脱気状態になるので，食品を長期間保存することができる．この包装技法は，スナック菓子，米飯，食肉加工品など多くの食品で使われている．

無菌化包装は，食品を殺菌したり，食品表面を洗浄・殺菌したものをバイオクリーンルーム(無菌室)内で，殺菌された包装容器に無菌的に充填包装するものである．無菌化包装食品には，スライスハム，スライスチーズ，無菌化米飯や魚肉ねり製品などがある．

2.3.3　食品の微生物制御

食品の腐敗・変敗防止には，pH コントロール，有機酸添加など静菌作用を利用するものと，加熱，化学合成殺菌剤などの殺菌作用を利用するものの2つの方法が採られている．ここでは，微生物の殺菌について述べる．

微生物の殺菌方法[10)]

食品の殺菌について，「乳及び乳製品の成分規格等に関する省令(乳等省令)」や「食品，添加物の規格基準」では，有害微生物を短時間に殺滅する働きを総括して「殺菌」といっている．缶詰やレトルト食品では，耐熱性芽胞形成細菌で食中毒菌でもあるボツリヌスA型菌芽胞の完全殺滅を目標にした加圧・加熱殺菌を行っている．

表2.3に微生物の殺菌方法[1)]をまとめて示した．殺菌方法には，加熱殺菌(heat sterilization)と冷殺菌(cold sterilization)の二通りがある．加熱殺菌法には，蒸気，過熱蒸気，火炎，通電によるものや，マイクロ波，赤外線，遠赤外線などによるものがある．食品の無菌充填包装(aseptic packaging)

表 2.3　微生物の殺菌方法[1)]

殺菌方法		殺菌の種類
加熱殺菌		低温殺菌（蒸気，火炎，熱湯） 高温殺菌（過熱蒸気，煮沸） 高周波，マイクロ波，赤外線，遠赤外線
冷殺菌	紫外線殺菌	紫外線
	放射線殺菌	γ線，X線，電子線
	化学的殺菌	化学合成殺菌剤，静菌剤，天然抗菌剤 ガス殺菌，オゾン殺菌

では，特に過熱蒸気を使用したHTST（高温短時間）殺菌装置，UHT（超高温短時間）殺菌装置が使われている．

一方，発熱を伴わない冷殺菌法には，紫外線殺菌，放射線殺菌および化学的殺菌がある．化学的殺菌剤として化学合成殺菌剤，静菌剤，天然抗菌剤があり，ガスやオゾンなども用いられる．

これらの殺菌方法の殺菌作用機構はそれぞれ異なっている．加熱殺菌では微生物の細胞膜，DNAや酵素が加熱によって変性するといわれている．また微生物に放射線を照射した場合，微生物のDNAの切断や破壊が起こるとされている．殺菌剤では，微生物は細胞膜の破壊，DNAの変性，遺伝子伝達系の阻害などによって死滅する．

2.4　食品の保存対策と鮮度保持

2.4.1　食品保存対策の実状

生鮮食品や加工食品などの包装食品では，どのような保存対策が採られているのであろうか．表2.4に食品保存対策の実状[11)]を示した．表からもわかるように，生肉についてはストレッチ包装が主体であるが，コンシューマーパックではバリヤー性の高い包装材料を使い，脱酸素剤を封入したり，ガス置換包装をしている．業務用生肉は，チルドビーフのようにバリヤー性の高い共押出し多層フィルムで真空包装されているものが多いが，スライス生肉のガス置換包装に力を入れているスーパーなどもある．

加工食品では，漬物，総菜，水産加工品や食肉加工品などは，バリヤー性

表 2.4　食品保存対策の実状[11)]

食品区分	食品名	包装材料	品質保全対策
生肉	コンシューマー用生肉	トレーとプラスチックフィルム	包材のバリヤー性，ガス置換包装，脱酸素剤封入
	業務用生肉	共押出し多層フィルム	包材のバリヤー性，真空包装，ガス置換包装
生鮮魚	切り身	トレーとプラスチックフィルム	スキンパック，ガス置換包装
食肉加工品	スライスハム	プラスチックフィルム	包材のバリヤー性，ガス置換包装，真空包装，無菌化包装
	ロースハム（1本もの）	プラスチックフィルム	包材のバリヤー性，真空包装，加熱(ボイル)
乳製品	ロングライフミルク	紙器	包材のバリヤー性，無菌充填包装
	ドライミルク	金属缶	包材のバリヤー性，吸湿剤封入
粉末食品	ふりかけ	プラスチックフィルム	包材のバリヤー性，吸湿剤封入
嗜好製品	コーヒー	ガラス瓶，金属缶，プラスチックフィルム	包材の遮光性，バリヤー性，ガス置換包装
	日本茶	金属缶，プラスチックフィルム	包材の遮光性，バリヤー性，ガス置換包装
レトルト食品	調理加工食品	アルミ箔プラスチックラミネートフィルム	包材のバリヤー性，レトルト殺菌
	魚肉ソーセージ	プラスチックフィルム	包材のバリヤー性，レトルト殺菌
菓子	カステラ	プラスチックフィルム	ガス置換包装，脱酸素剤封入
	油菓子	プラスチックフィルム	包材のバリヤー性，ガス置換包装

の高い包装材料で真空包装された後，85～90℃の温度でボイル殺菌されているものが多い．また，レトルトパウチ詰食品や魚肉ソーセージなどは，バリヤー性包材で包装された後，120℃，4分以上レトルト殺菌されている．

粉末食品のドライミルク，ふりかけ，コーヒーなどは吸湿による変敗が起きるので，透湿度の低い金属缶，ガラス瓶，プラスチック容器に入れ，吸湿剤，脱酸素剤や窒素ガスが封入されたりしている．

ロングライフミルク(LL牛乳，写真2.1)やデザート食品などは，バリヤ一性の高い包装容器に無菌充填包装され，低温で流通，販売されている．

このように見てくると，包装食品の保存対策として，包装材料では酸素と水蒸気が透過しにくく，紫外線や可視光線を遮断するものが使われている．微生物制御面では，包装後にボイル加熱やレトルト殺菌を行い，包装技法では，真空包装，ガス置換包装，脱酸素剤封入包装などが行われている．

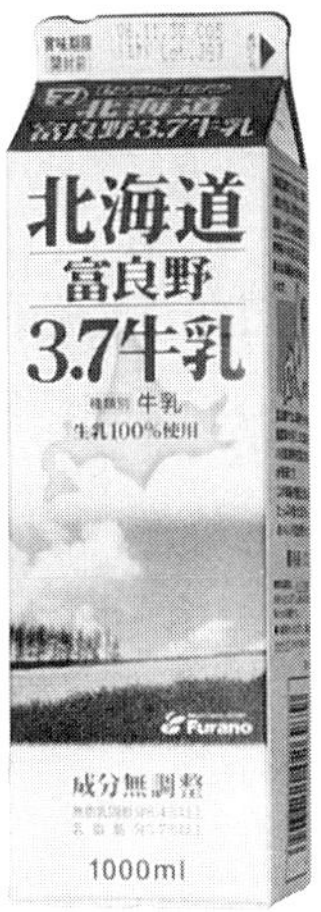

写真 2.1　わが国で市販されている LL 牛乳

2.4.2　食品の鮮度保持

環境保護が重視される時代に入り，プラスチック包材や容器は，より薄く減容になるフィルム類が多く使われるようになってきた．また，このようなフィルムを使用した鮮度保持包装が増えてきている．食生活の向上につれ，消費者は食品の鮮度を問題にするようになり，野菜，肉，魚を購入するとき，これら生鮮食品と加工食品の鮮度や色を重視して選ぶようになってきた．その鮮度を保持するために生まれたのが鮮度保持包装である．

鮮度保持包装を定義[12)]すれば，一般に生鮮食品や加工食品を，機能性バリヤー性包材を用い，内部に脱酸素剤，鮮度保持剤を入れたりガス置換を行って包装し，低温で流通，販売させる包装技法であるということができる．

野菜については，エチレン吸着剤添加包材による包装と CA(controlled atmosphere)包装などが，肉と魚については，バリヤー性包材による脱酸素剤封入包装とガス置換包装が行われている．また，加工食品については，天然抗菌剤添加や pH 調整した後，真空包装，ガス置換包装や無菌化包装[13)]などが行われている．

青果物，生鮮肉，生鮮魚の鮮度保持のため，用途によってそれぞれ異なる鮮度保持材料が使われている．表 2.5 に生鮮食品に使用されている鮮度保持材料[13)]を示した．表からわかるように，生鮮食品の鮮度を保持するために，水分吸着剤，保冷剤，鮮度保持剤が包装容器内部に封入されたり，防菌・防臭剤などが包材に混入されたりしている．

表 2.5　生鮮食品に使用されている鮮度保持材料[13)]

材料名		目的	特徴
包装材料	青果物	ガス吸着，防曇性，CA 効果	SiO_2 混入包材，エチレンガス吸着剤封入
	生鮮肉	バリヤー性，防曇性	ガス置換，脱酸素剤封入
	生鮮魚	外観向上，ガス逸散防止	スキン密着性，ガス置換
段ボール	青果物	カビ防止，CA 効果，ガス吸着	抗菌フィルム，バリヤー性フィルムとガス吸着剤封入
	生鮮肉・魚	耐水性向上，水分蒸発防止	バリヤー性包材，保冷剤封入
水分吸着材料		微生物の発育阻止，食感改良	水分吸着材料とバリヤー性包材の併用
保冷剤		低温維持	保冷容器
鮮度保持剤		ガス吸着，アルコール発生	バリヤー性包材，鮮度保持剤封入
防菌・防臭剤		微生物の発育阻止，悪臭の吸着	包材への防菌・防臭剤の混入

青果物の包装材料には二酸化ケイ素(SiO_2)セラミックスが混入されており，これが青果物の発生するエチレンガスを吸着して鮮度を保持する機能を持っている．また，生鮮肉や魚ではバリヤー性包材が使われ，スキンパック，ガス置換包装や脱酸素剤封入包装技法が取り入れられ，低温技術との併用で長時間鮮度が保持されている．

2.5　HACCP で重視される微生物殺菌

2.5.1　食品分野での微生物殺菌[14)]

食品分野では，食品原材料，使用水から製造・加工，包装工程に至るまで各種の微生物殺菌が行われている．微生物殺菌は調理加工だけでなく保存性向上の点でも最も重要な作業である．

表 2.6 に食品業界で使われている主な殺菌方法[15)]を示した．海外から輸入される穀物や果物などはメチルブロマイド(臭化メチル)などでくん蒸殺菌されているが，世界的にみてこの薬剤は禁止される傾向にある．国内原料は次亜塩素酸ナトリウムなどで洗浄・殺菌される．また一般の食品は，調理加工か保存を目的として各種の殺菌処理が行われている．

食品業界では，加工食品の保存性を上げるために，特に包装後再加熱している場合が多い．また，食品原材料，製造室および包装室の空気，使用水の

表 2.6　食品業界で使われている主な殺菌方法[15)]

殺菌処理名	対象微生物	殺　菌　方　法	対　象　物
くん蒸殺菌	細菌，カビ，酵母，虫	メチルブロマイドによる殺菌・殺虫	果物，穀物
洗浄・殺菌	食中毒菌，細菌，カビ，酵母	洗剤にて洗浄，水洗後，化学合成殺菌剤にて殺菌	機械，器具，床，枝肉，食品原料
調理加工を目的とした殺菌	細菌，カビ，酵母	マイクロ波，加熱，高圧法，赤外線	調理食品，農産加工品，食肉加工品，水産加工品，乳製品
保存性を目的とした殺菌	細菌，カビ，酵母	加熱，マイクロ波，赤外線，紫外線，化学合成殺菌剤，ガス殺菌（オゾン，エチレンオキシド）	レトルト食品，食肉加工品，農産加工品，水産加工品，アルコール飲料，菓子，水

微生物殺菌が重要な仕事になっている．

食品の原材料である植物や動物，また水，土，空気は各種の微生物に汚染されている．原材料に混入する細菌[15)]には，*Pseudomonas, Achromobacter, Flavobacterium, Escherichia, Micrococcus, Streptococcus, Bacillus, Clostridium* などがある．また，カビでは *Mucor, Penicillium, Aspergillus, Fusarium* などが見られる．これら微生物を制御する方法として，冷凍，冷蔵，塩蔵などによる原料貯蔵法と，加熱，紫外線照射，エタノール噴霧などによる微生物殺菌方法が採られている．

2.5.2　食品の無菌処理と無菌化技術

食品の無菌化包装が進むにつれて，食品工場・環境の洗浄・殺菌が重要な仕事になってきている．無菌化包装を行わない食品でも，腸管出血性大腸菌 O 157：H 7 の混入と発育を阻止するために，包装後にレトルト殺菌する無菌化技術が取り入れられている．

食中毒菌，食品腐敗菌による事故を防ぐため，どのような対策をとるべきなのであろうか．食品業界では，食品原材料から製品の流通まで HACCP 方式を採用することであり，食品の無菌処理を徹底させることである．

表 2.7 に食品業界で使われている無菌処理方法と無菌化技術[14)]について示した．無菌処理には，大きく分けて加熱処理，非加熱処理，膜処理，化学薬

表 2.7　食品業界で使われている無菌処理方法と無菌化技術[14)]

無菌処理名	装置と薬剤		無菌処理方法と無菌化技術	対象物
加熱処理	超高温短時間殺菌装置(UHT)		直接加熱と間接加熱方式があり，インジェクション方式では食品に135～150℃の蒸気を吹き込み殺菌する．	牛乳，果汁飲料，酒，豆腐，ケチャップ
	通電加熱殺菌装置		食品に通電加熱し，120～140℃で微生物を殺菌する．	カレールウ，ビーフシチュー
	マイクロ波殺菌装置		包装された食品をリテーナに詰め127℃で加熱．	米飯とカレー，ビーフシチュー
	レトルト殺菌装置		包装された食品を加圧下110～130℃で加熱(熱水，蒸気)	缶詰，瓶詰，レトルト食品
非加熱処理	紫外線殺菌装置		食品，空気，水の殺菌に60W～1kWのUV殺菌装置を使用．	一般食品，飲料水
	放射線殺菌装置	γ線照射装置	コバルト60のγ線を食品に照射して微生物殺菌．	包材，香辛料，肉，野菜
		電子線照射装置	電子に高電圧をかけ，高エネルギーで微生物殺菌．	包材，香辛料，果物
膜処理	高性能エアフィルター(HEPAフィルター)		バイオクリーンルーム内に設置，空気を無菌化する．	無菌室，冷却装置
	精密ろ過(MF)膜		プレフィルターとメンブランフィルターで液状食品を無菌化する．	清酒，ワイン，ビール
化学薬剤処理	工場・環境殺菌剤		次亜塩素酸ナトリウムなどの薬液殺菌剤で無菌化．	工場，容器，機械設備
	食品保存料		安息香酸，ソルビン酸などで食品微生物の発育を阻止．	食肉加工品，一般食品
	ガス系殺菌剤		オゾン，メチルブロマイド，エチレンオキシドなどを食品や環境の無菌化に使用．	包材，工場設備，一般食品

剤処理がある．これらについて説明する．

1)　加熱処理

加熱処理用殺菌装置には，超高温短時間(ultra high temperature)殺菌装置があり，一般にUHT殺菌装置と呼ばれている．この装置は，135～150℃，2～6秒間の殺菌で，牛乳，果実飲料，ケチャップなどに生育している微生物を完全に死滅させることができる．UHT殺菌装置には，流動性食品用，固液混合食品用，粉末食品・香辛料用があり，直接加熱方式と間接加熱方式の2タイプがある．

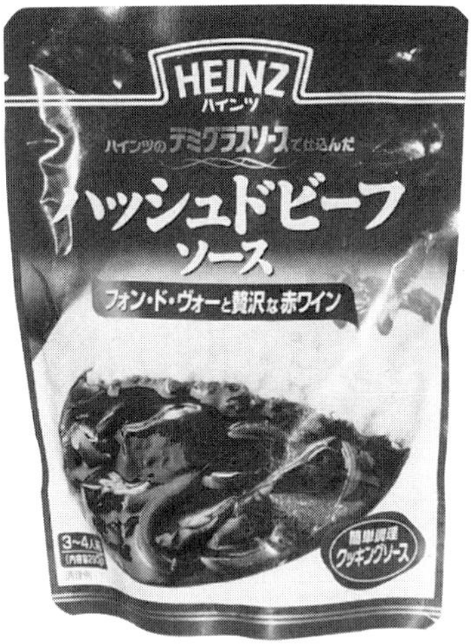

写真 2.2 レトルト殺菌されたハッシュドビーフソース

通電加熱殺菌装置[16]は，パイプの中を流れる固形食品と液状食品の混合物に電圧をかけ，電流を流すことにより瞬間的に発熱させ，微生物を完全に死滅させる殺菌装置である．

マイクロ波殺菌装置[17]にはバッチ式と連続式の2タイプがあるが，無菌処理を行う場合は連続式の加圧型コンベアー式が使われている．この装置は従来の加熱とマイクロ波加熱の併用であり，食品を自動成形された容器に充填シールした後，水による加圧予備加熱(80℃)を行い，その後，加圧下に127℃でマイクロ波加熱を行って冷却・乾燥する一連のシステムである．

レトルト殺菌装置[18]にもバッチ式と連続式とがあり，バッチ式は加熱媒体から熱水式と水蒸気式に分けられる．熱水式の場合，熱効率を良くするために回転式にしているものと，フィルムの破袋，製品の曲がりを防ぐために静置式にしているものがある．レトルト食品とは，気密性の容器に詰められ，シールまたはパックされ，細菌胞子(芽胞)の死滅する温度である100℃以上の湿熱加熱，一般に120℃，4分以上の高温・高圧下で殺菌した食品をいう場合が多い．写真2.2にはアルミ箔スタンディングパウチに詰められたハッシュドビーフソースを示した．

加熱処理による無菌化技術では，原料や食品に生育している初発菌数を少なくすることと，レトルト殺菌などでは包装容器内部の残存空気を少なくし，容器口部の密封を完全にすることが重要である．

2) 非加熱処理

非加熱処理用の殺菌装置には，紫外線殺菌装置と放射線殺菌装置がある．

紫外線殺菌装置[19]は，食品の無菌充填包装や食品表面の殺菌に使われている．また，この装置は包装材料に付着している微生物の殺菌や，医薬品・食品工場などの空気，水の殺菌にも使われている．紫外線の殺菌力相対値が高い波長は250～260 nm（ナノメートル，10^{-9}m）付近である．紫外線殺菌では，胞子をつくらない細菌は少ない線量でも死滅するが，胞子を形成する細菌や，酵母，カビを死滅させるには大量の線量が必要である．

食品の照射に使われる放射線[20]には，γ（ガンマ）線，X線および電子線がある．これらは熱によらないで微生物を殺菌することができる．放射線は照射による熱の発生がなく，風味を変えることなく殺虫，殺菌処理することができ，また放射線は包材を透過するので，包装後でも微生物の殺菌が可能である．

3)　膜　処　理

膜処理のうち，HEPAフィルター（高性能エアフィルター）[21]はバイオクリーンルームなどで使われ，空気を除菌，無菌化することができる．精密ろ過（MF）膜は，酒，ビールの無菌充填包装に使用されている．

4)　化学薬剤処理

化学薬剤処理は，食品の無菌化包装では機械・器具の洗浄・殺菌や包装材料の無菌化工程で行われている．食品保存料は食品に添加して微生物制御に使われているが，無菌にする効力はない．またガス系殺菌剤は，輸入果実の殺虫・殺菌，機械・器具や包装材料の殺菌に用いられている．

2.6　食中毒菌を死滅させる紫外線殺菌装置

2.6.1　紫外線殺菌装置と殺菌機構

1)　紫外線殺菌装置

紫外線殺菌装置は，空気殺菌，表面殺菌，水殺菌に使われており，出力は通常タイプは30 Wであり，水殺菌では60 Wである．市販されている紫外線殺菌ランプSGL-1000（ランプ出力65 W，殺菌線出力18 W）では，殺菌力の強い波長253.7 nmのエネルギー量は放射エネルギー量の89 %を占めるといわれている．

ブラウン・ボベリ社（BBC）の高性能紫外線殺菌装置[22]は，出力1 kW，紫外線強度200 mW･s/cm²であり，食品の無菌充填包装機に組み込まれている．液状食品の紫外線殺菌例[19)]を以下に示す．

シロップでは，貯蔵タンク内部において，管電力65 W，1 mの層流型流水紫外線殺菌装置*1（殺菌線量210 μW），48時間の運転で1 ml当り 2.5×10^4 あった酵母が完全に死滅することが確認された．また，液状食品の貯蔵タンク内には大型の撹拌型流水紫外線殺菌装置*2が設置されているが，出力80 Wの紫外線ランプを使用した場合，*Bacillus subtilis* を99.99 %死滅させるのに，半径2 m のタンクで10分，半径3 mのタンクで20分かかるといわれている．

2)　微生物殺菌のメカニズム

紫外線の殺菌機構[19)]については，現在まだはっきりとは解明されていない．紫外線照射によって微生物細胞内の核タンパク質が変化するという説と，DNA鎖構造の変化，すなわちチミンダイマー（thymine dimer）の生成によって死滅するという説[23)]がある．紫外線は微生物の核酸成分であるチミンに優先的に強く吸収されるものと考えられる．

殺菌力相対値の高い250～260 nm付近の遠紫外線は，波長300～400 nmの近紫外線の1 000～10 000倍の効果があるといわれている．紫外線の殺菌作用には，波長，照射強度および照射時間が関係している．細菌に紫外線を照射した場合の生存数は，有効照射強度と照射時間の積に対して指数関数的に減少する．

2.6.2　紫外線の各種微生物に対する殺菌効果

各種の微生物を90および100 %死滅させるのに必要な紫外線照射線量[24)]について，胞子をつくらない *Proteus vulgaris*（変形菌），*Escherichia coli*（大腸菌）は比較的少ない線量で死滅するが，胞子を形成する *Bacillus subtilis*（枯草菌）は100 %死滅させるのに，栄養細胞で11 000 μW·s/cm²，胞子では22 000 μW·s/cm²の殺菌線量が必要である．病原菌である *Shigella*

＊1　ステンレスタンクと保護管，殺菌ランプより成り，シロップはタンクと保護管の間を流れる間に殺菌される．

＊2　殺菌ランプが2～3本あり，タンクと保護管の間に撹拌板が設けられ，殺菌効果は層流型より高い．

dysenteriae(志賀赤痢菌)は4 200 μW·s/cm²，*Staphylococcus aureus*(黄色ブドウ球菌)は6 600 μW·s/cm²で完全に死滅する．

酵母については，*Saccharomyces ellipsoideus*(ブドウ酒酵母)は100 %死滅させるのに13 200 μW·s/cm²，*Saccharomyces cerevisiae*(パン酵母)では8 800 μW·s/cm²の線量を必要とする．

カビについては，食品全般に生育する*Aspergillus niger*(クロコウジカビ)を100 %死滅させるためには330 000 μW·s/cm²と大量の殺菌線量を要し，紫外線照射のみでカビ胞子を死滅させることは難しく，アルコール噴霧などを併用する必要がある．

2.6.3 紫外線と各種殺菌法の併用効果

エタノールと紫外線殺菌の併用試験[25]では，70 %エタノールに浸漬してから200 mW·s/cm²の線量を照射すると，包材に付着した*B. subtilis*の胞子は，照射1秒で10^6が10^1に，3秒では10^6が10^0近くまで減少した．

有機酸と紫外線の併用による殺菌試験[26]では，*B. subtilis*胞子に対する*D*値(生菌数を1/10にするのに要する殺菌時間)が，20 mW·s/cm²の紫外線照射のみの場合2.2秒であったものが，0.01M酢酸の存在下では0.2～0.3秒に減少した．一方，*Asp.niger*に対しては各種有機酸との併用効果は見られなかった．

加熱処理との併用では，*B. subtilis*胞子懸濁液[26]を90℃，1分間加熱後，紫外線を3.6 mW·s/cm²照射したときの*D*値が2.1秒であるのに対して，紫外線照射単独の*D*値は33秒であった．過酸化水素(H_2O_2)存在下における加熱処理併用の紫外線照射試験[27]では，*B. subtilis* SA 22の紫外線照射のみの生存率は1.44 %であったが，紫外線＋H_2O_2＋加熱処理(85℃，60秒)では0.0004 %の生存率で，ほとんど死滅した状態であった．

2.6.4 食品と包材に対する紫外線殺菌

羊腸詰ポークウインナー表面に120 mW·s/cm²の紫外線を照射したものを無菌ポリエチレン袋に入れ，10℃で保存試験[28]を行った．対照区(無照射)では保存14日目に生菌数が試料1 g当り10^6に達したが，照射区は保存20

日後に 10^6/g 台になった．

笹かまぼこの表面に 120 mW·s/cm^{2}の紫外線を照射[29]した後，真空包装した製品の生菌数は，15℃，20 日保存後も 10^2/g 台と少なく，対照に比べて細菌の増殖が阻止された．

包装材料表面に付着している微生物[30]は，カビでは *Aspergillus niger, Asp. flavus* の 2 種，細菌では *B. subtilis, Pseudomonas aeruginosa* などが報告されている．高性能な紫外線殺菌装置による微生物殺菌[31]として，出力 1 kW の紫外線殺菌装置を用い，36 cm^{2}の包材表面にカビ，細菌胞子，酵母をそれぞれ 10^5 塗布したものに，10.5 cm の距離から 30 mW·s/cm^{2}の照射効力で照射した場合，*B. subtilis, B. stearothermophilus* の胞子は，1 秒間の照射で 10^5→ 10^1に急速に減少することがわかった．

2.7 新しい微生物殺菌装置

食品工場では，食品の安全・安心のため新たに開発された各種殺菌装置を用いて，食中毒菌などの微生物制御を行っている．これらについて説明しよう．

2.7.1 超高圧処理（殺菌）装置[32]

セラミックなどの粉末材料の圧縮成形加工機を改良して，食品の加圧処理装置が組み立てられている．超高圧処理装置[33]には，ピストン加圧方式とポンプ加圧方式の 2 種類がある．図 2.5 に超高圧処理装置の構造[34]を示した．この装置は，高圧容器は円筒形で，上部に開閉できるふたがあり，下部には段付きピストン

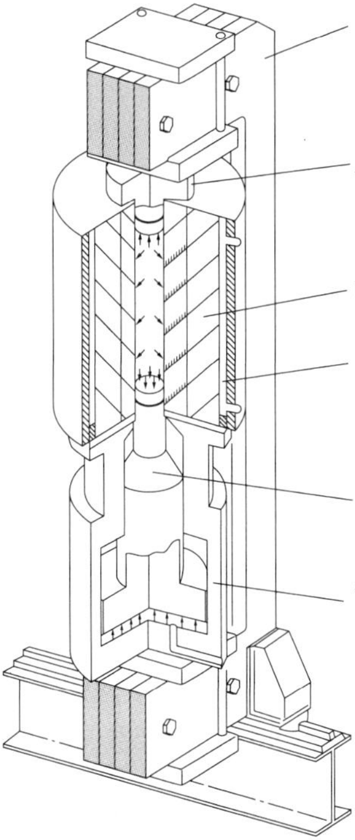

図 2.5 超高圧処理装置の構造[34]

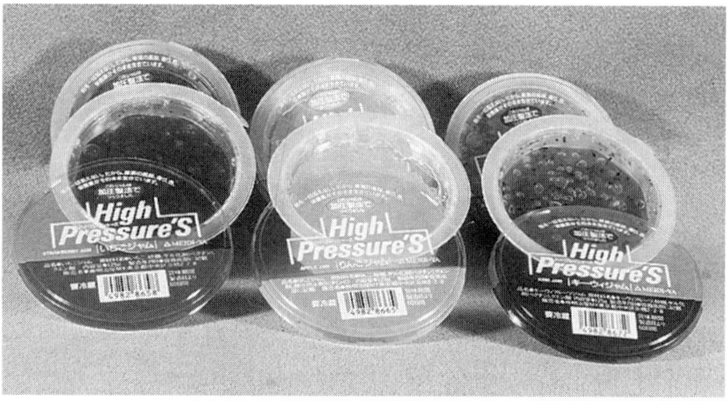

写真 2.3　超高圧処理による果実ジャム

が設けられ低圧シリンダーで上下に駆動される．高圧容器の内側が処理室で，この中に水を満たし，食品を入れ，低圧シリンダーの力でピストンを処理室に押し込むと，水は圧縮されて高い圧力となり，食品が加圧処理される．食品産業用の生産機として現在稼働している装置には，ポンプ加圧方式によるバッチ処理装置[33]があり，写真 2.3 のような果実ジャムが生産されている．最近，連続式超高圧処理装置が開発され，無菌包装米飯の生産機として使われている．

加圧処理の微生物殺菌のメカニズム[33]は，*Saccharomyces cerevisiae* では，核膜が 300 MPa で崩壊し，また，この圧力で菌体から各種のイオンやアミノ酸，核酸が漏出する．このように高圧は微生物の細胞膜や細胞壁の構造に影響を及ぼすといわれている．

微生物殺菌における加圧圧力と加圧時間との関係[33]は，細菌 *Pseudomonas fluorescens, Aerobacter aerogenes* を 20～25℃の条件で加圧処理すると，200～300 MPa の場合は 60 分，340～400 MPa では 10 分，580～680 MPa では 5 分で死滅する．また，酵母 *Sacch. cerevisiae* は，200～240 MPa で 60 分，370～400 MPa で 10 分，570 MPa では 5 分で死滅し，加圧圧力が高いほど死滅時間が短くなることが報告されている．

2.7.2　放射線殺菌装置[35]

食品の照射に使われる放射線には，γ 線，X 線および電子線がある．これらは熱によらないで微生物を殺菌する作用をもっているので，冷殺菌と呼ばれている．

1) 放射線殺菌のメカニズム

γ線は限定された波長の電磁波[36]より成っており，その波長は1種ないし2種で，放射性同位元素(放射能物質)の核崩壊によって生じる．最も一般的に使用されるのはコバルト60がニッケル60に変化する時に出てくるγ線である．

電子線は電子に高電圧をかけて加速し，高いエネルギーを持たせたものであり，人工的に得ることのできる放射線の1種である．

微生物に対する放射線の殺菌作用は，電離作用により生成し，化学反応を起こしやすい遊離基が，細胞の生存に必要な生体機能に変化を与え致死効果を示すものと考えられる．

2) 放射線照射装置[37]

放射線照射装置には，コバルト60γ線照射装置と電子線照射装置がある．

(1) γ線照射装置[38]

コバルト60γ線照射装置は，作業員の安全を考え，コンクリート壁で仕切られている．なお，この装置でコバルト60を使用しないときは，水深5～6mの線源貯蔵プールで貯蔵される．

γ線照射装置は，全体で5億～10億円の投資が必要であるが，他法に比べ食品の栄養成分の損失が少なく，食品を梱包したまま大量に照射できるメリットがある．世界各国において，医療用具，理化学器具，実験用無菌動物飼料や食品包装材料が，γ線照射されている．

食品工場でのHACCPの導入やISOの認証取得が進むにつれ，食品の無菌包装に取り組む会社が増えてきている．食品包装材料のバッグ・イン・ボックス[39]は，積層ポリエチレン容器を段ボール箱に100～150袋折りたたんで収納したまま，15kGyのγ線を照射して殺菌される．その他，ロール状包装材料，パウチ，マーガリン容器やガラス瓶のキャップもγ線照射殺菌されている．

(2) 電子線照射装置[38]

電子線照射装置は，電子加速器とコンベアー装置から成り立っている．電

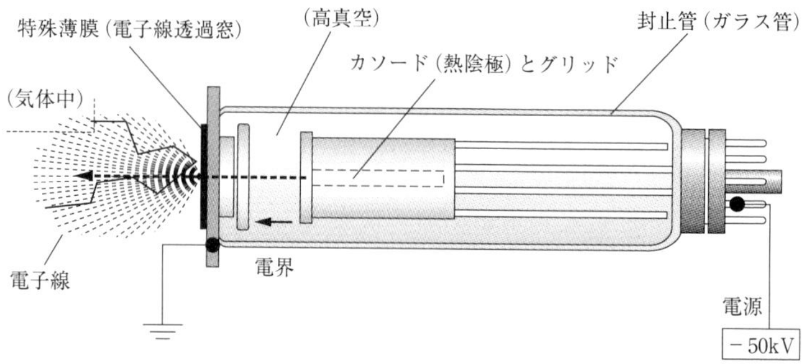

図 2.6　超小型電子線照射装置 Min-EB の構造図[40)]

子線は γ 線に比べて 1 000～10 000 倍も放射線発生量が多く，短時間に大量に処理できる．処理コストも γ 線の 1/2～1/10 といわれ，粉末食品や穀類のように無包装の状態で大量処理するのに適しており，1 台の加速器で年間 50 万～100 万トンの処理が可能である．この装置は，γ 線照射装置に比べ，少量の包装材料の処理にも対応でき，処理時間は数秒～数分と短く，電源を切れば一切安全という利点があるが，放射線透過性に劣るという欠点がある．

最近，樹脂の改質，包装材料の表面殺菌に超小型電子線照射装置が使われている．この装置[40)]は，低加速電圧 25～60 kV であり，Min-EB と呼ばれている．図 2.6 に，超小型電子線照射装置 Min-EB の構造図[40)]を示した．この電子線発生装置は，特殊真空ガラス管内に電子発生部を配し，高真空で封じた構造である．熱カソードで発生した電子は，透過窓との間の電位差（加速電圧）によって加速され，光速近くにまで加速された電子は窓を透過し，大気中に放出される．

3)　放射線の微生物に対する殺菌効果

食品への照射効果の線量測定にグレイ（Gy）の単位が使われており，1Gy は 1 ジュール（J）のエネルギーが被照射物質 1 kg 中に吸収される量とされている．また，kGy（10^3Gy），MGy（10^6Gy）も使われている．

現在，世界各国で香辛料，乾燥野菜，タマネギ，バレイショ，鳥肉などに放射線処理を行っており，それらの処理は線量によって次の 3 タイプに分けられる．

（1）　低線量照射（1 kGy まで）：発芽防止と殺虫および害虫不妊化

(2)　中線量照射(1～10 kGy)：貯蔵期間延長，食中毒防止と殺菌

(3)　高線量照射(10～50 kGy)：完全殺菌

各種の一般細菌および真菌類の 0.067 M リン酸緩衝液中，好気的条件での γ 線感受性について試験[36]が行われている．食品中の無胞子細菌は 1～7 kGy，食中毒細菌は 2～5 kGy，有胞子細菌は 5～50 kGy で殺菌できる．*Aspergillus oryzae, Penicillium islandicum* などのカビは，1～5 kGy で殺菌可能と報告されている．

4)　食品と包装材料での殺菌

香辛料，乾燥野菜と配合飼料の殺菌に，5～10 kGy の放射線が照射されている．黒コショウに対する実験[36]では，1 g 当り 10^8 の細菌数が 10 kGy の放射線処理で 10^2 に減少し，10^4 のカビが 2 kGy の処理で 10^1 に減少したと報告されている．

図 2.7 に，電子線照射での多層掛けフィルム処理方法[41]について示した．この方法では，一度に所定の殺菌線量を照射しないで，分割して照射し，処理速度を向上させるメリットがある．

電子線照射による軟包装材料の殺菌試験結果も報告[42]されている．徳岡ら[43]は，電子線による包装材料の殺菌試験を行った．この試験では，300～500 keV の電子線照射装置を用い，シート上に *B. pumilus* と *B. subtilis* の胞子を 1 cm² 当り 10～10^5 塗布し，ONy/Al/MDPE の積層フィルム 1～4 枚でカバーして，300 keV および 400 keV で 20 kGy の電子線を照射した．この試験では，400 keV で照射すると包装材料 4 枚を透過して完全な殺菌ができること，300 keV では 2 枚までしか殺菌されないことがわかった．

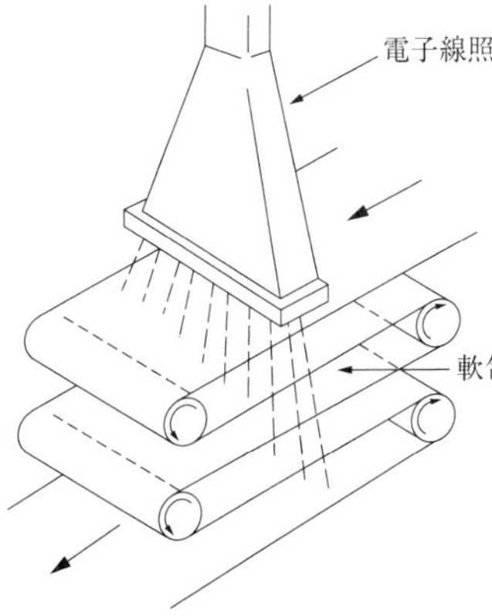

図 2.7　電子線照射での多層掛けフィルム処理方法[41]

茶飲料や果実・野菜ジュースの無菌充填包装システムでは，PET ボトル内表面の殺菌に過酢酸系殺菌剤

を使っているものが多い．最近，PET ボトルに電子線を照射して，ボトルに付着している微生物を殺菌するシステムが開発された．そのシステムでは[44]，PET ボトルの上方から電子線 0.9 MeV を照射して，無菌ボトルを作ることができる．また，キャップについても殺菌試験を行い，6*D* の殺菌価を得ることができ，1 台の電子線照射装置でまかなえることが確認されている．

また，無菌充填包装機メーカー[45]では，EB(電子線照射)殺菌方式の無菌充填包装システムを開発・上市した．このシステムは，薬剤を使用せずに独自構造によりボトルの表裏面を電子線照射で殺菌する装置で，薬剤による殺菌に比べると残留リスクがなくランニングコストも大幅に低減できるメリットがある．

2.7.3 過熱水蒸気加熱装置

加熱水蒸気[46]は，飽和水蒸気と呼ばれるものであり，蒸発または沸騰によって発生し，大気圧の場合 100℃で発生する蒸気である．この飽和水蒸気を 2 次加熱することで得られる過熱水蒸気を用いた処理法が食品分野で使われている．この過熱水蒸気は，120～800℃までの温度帯で利用され，食品の調理加工，殺菌，乾燥，減容積化，抽出などで使われている．

医療・高齢者用の魚や肉は，軟らかく調理加工されているものが好まれる．

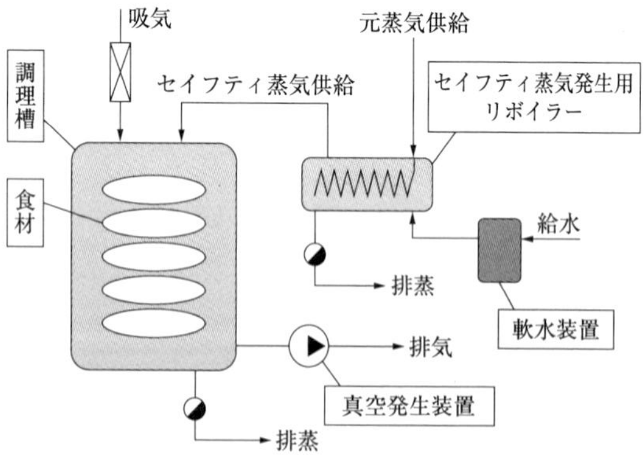

図 2.8 飽和蒸気調理機のフロー図[47]

それら食品の調理加工に飽和蒸気調理機[47]が使われている．図 2.8 に飽和蒸気調理機のフロー図[47]を示した．この調理機は，食材を入れる調理槽，真空発生装置，リボイラーの 3 部から成り立っている．この装置では，魚の高温調理，肉の高温調理と低温調理，野菜の軟らか調理と蒸し調理などができる．

粉末香辛料，穀類に生育する微生物を殺菌することは困難とされていた．最近，インダクション加熱(IH)と過熱水蒸気を併用した粉粒体連続熱処理機[48]が開発，実用化されている．この装置は，IH による外熱加熱と，過熱水蒸気による内熱加熱方式(120～350℃)を併用したロータリー型の「ハイブリッドキルン」であり，粉粒体や穀類などの加熱，殺菌，乾燥などに使われている．

文　献

1) 横山理雄：食衛誌，**39** (3)，270(1998)
2) 春田三佐夫(河端俊治他編)：“実務食品衛生”，p. 140，中央法規出版(1987)
3) 清水　潮，横山理雄：“改訂 レトルト食品の基礎と応用”，p. 41，幸書房(2005)
4) 芝崎　勲，横山理雄：“新版 食品包装講座”，4 刷，p. 311，日報(2007)
5) 横山理雄(横山理雄，石谷孝佑編)：“食品と包装”，p. 145，医歯薬出版(1982)
6) Salwin, H.：*Food Technol.*, **13**, 24(1959)
7) 石谷孝佑(横山理雄，石谷孝佑編)：“食品と包装”，p. 118，医歯薬出版(1982)
8) 横山理雄，河口克己：“食品包装での殺菌の科学”，p. 154，日本包装学会(2004)
9) 横山理雄：石川県農業短期大学報告書，**27**，141(1997)
10) 横山理雄(林　力丸，横山理雄監修)：“食品の微生物制御とその利用技術”，p. 28，缶詰技術研究会(1994)
11) 横山理雄：食品衛生研究，**39**，39(1989)
12) 横山理雄(石川雅紀，山口尹通編)：“リサイクル社会の食品包装設計”，p. 63，幸書房(1996)
13) 横山理雄：マテリアルライフ，**10** (4)，173(1998)
14) 横山理雄：*SUT BULLETIN*, **15** (11)，17(1998)
15) 高野光男，横山理雄：“食品の殺菌—その科学と技術—”，3 刷，p. 5，幸

書房(2003)
16) 横山理雄(高野光男，横山理雄編)："新殺菌工学実用ハンドブック"，p.275，サイエンスフォーラム(1991)
17) 技術情報，*Food Engineering Int'l.*，**10** (10)，46(1985)
18) 山口尹通(芝崎 勲監修)："殺菌・除菌応用ハンドブック"，p. 43，サイエンスフォーラム(1985)
19) 横山理雄(芝崎 勲監修)：同書，p. 124.
20) 横山理雄(好井久雄他編)："食品微生物学ハンドブック"，p. 537，技報堂(1995)
21) 高野光男，横山理雄："食品の殺菌—その科学と技術—"，3刷，p. 189，幸書房(2003)
22) 横山理雄：食品と容器，**33** (11)，615(1992)
23) 芝崎 勲："新・殺菌工学"，p. 344，光琳(1983)
24) Ultraviolet radiation, TANA technical report, p. 7, Native Halamed-He ind(1982)
25) 薄田 亙(河端俊治他編)："最新食品微生物制御システムデータ集"，p. 428，サイエンスフォーラム(1983)
26) 広瀬和彦他：日食工誌，**36** (2)，91(1989)
27) Bayliss, C. E. and Waites, W. M.：*J. Appl. Bact.*, **47**, 263(1979)
28) 広瀬和彦他：日食工誌，**29** (9)，518(1982)
29) 里見弘治(芝崎 勲監修)："殺菌・除菌応用ハンドブック"，p. 330，サイエンスフォーラム(1982)
30) 横山理雄：防菌防黴，**10** (3)，129(1982)
31) Cerny, G.：*Verpackungs Rundschau*, **27**, 27(1976)
32) 高野光男，横山理雄："食品の殺菌—その科学と技術—"，3刷，p. 151，幸書房(2003)
33) 林 力丸："食品の微生物制御とその利用技術"，p. 106，缶詰技術研究会(1994)
34) 堀 恵一(高野光男，横山理雄編)："新殺菌工学実用ハンドブック"，p. 33，サイエンスフォーラム(1991)
35) 横山理雄，矢野俊博："食品の無菌包装"，p. 176，幸書房(2003)
36) 伊藤 均(芝崎 勲監修)："殺菌・除菌応用ハンドブック"，p. 152，サイエンスフォーラム(1985)
37) 伊藤 均：食品と容器，**34**，668(1993)
38) 高野光男，横山理雄："食品の殺菌—その科学と技術—"，3刷，p. 148，幸書房(2003)
39) 日本照射サービス㈱：*PACKPIA*, **47** (1)，64(2003)
40) ウシオ電機㈱：超小型電子線照射装置 Min-EB 資料(2003)

41)　坂本　勇(芝崎　勲監修)："殺菌・除菌応用ハンドブック", p. 184, サイエンフォーラム(1985)
42)　古屋良介(高野光男, 横山理雄編)："新殺菌工学実用ハンドブック", p. 378, サイエンスフォーラム(1991)
43)　徳岡敬子, 石谷孝祐：日食工誌, **33** (1), 70(1986)
44)　津尾篤志：ジャパンフードサイエンス, **46** (6), 23(2007)
45)　技術情報, 包装タイムス, 9月17日(2007)
46)　五十部誠一郎：ジャパンフードサイエンス, **46** (2), 48(2007)
47)　若狭　暁：同誌, **46** (2), 54(2007)
48)　日清エンジニアリング㈱：ハイブリッドキルン技術資料(2007)

(横山理雄)

3. 包装による食品保存

3.1 は じ め に

ほとんどの食品は何らかの形で包装されている．食品の保存という観点からは，外部からの影響(主に酸素，水蒸気，光線)を可能なかぎり遮断するのが望ましい．微生物の侵入も，また当然ながら阻止しなければならない．外部からの影響を遮断，排除することは一方で，食品が包装された内部の系を保存の目的にかなった状態に保つことになる．

殺菌技術や包装技術，また優れた包材の開発などと流通あるいは家庭における冷蔵，冷凍の装置や技術の普及もあいまって，高品質の食品が製造され，それを保存することが可能になっているといえよう．

ここで食品保存の内容，対象が問題になるが，広くとらえて食品の品質ということになるかと思われる．食品の品質としては，おいしさ，鮮度，栄養などの機能性，また見た目の良さなどが含まれよう．低塩，低糖，無添加物といった健康面に関わるもの，有機肥料を使い無農薬で栽培した野菜なども品質に入るかも知れない．しかし包装による保存の対象としては，おいしさ(香味，テクスチャー)，鮮度，栄養素や色などの範囲になる．これらの総合的な品質(あるいは品質特性)を十分に保持している期間として賞味期限が設定されるが，その期間を可食限界までと考えれば，消費期限になる．

一般的に考えられている品質とはやや性格を異にするかも知れないが，食品において第一に要求されるものがその安全性である．食品の安全性は品質における基本的特性と考えられ，食品の保存を考える上でも第一に考えられるべきものであろう．

安全性の保存という言葉は少しわかりにくいかと思われるが，安全性が確保されている状態であり，そこにおける包装の役割も，他の品質の保存に対するものと基本的には違いはない．

以下に，包装による食品の保存ということで無菌包装，無菌化包装，およびガス置換包装について解説する．これらはとりわけ包装が食品の保存に大きく関わっているものであり，包装技術と保存技術が一体となったものである．新しい包装材料・容器についても簡単にふれる．

3.2　無菌包装(無菌充填包装)

無菌包装とは，食品と包装容器(包材)をそれぞれ別々に殺菌し，これを無菌環境下で合わせて充填，密封するというものである．包装後の殺菌は行われない．図 3.1 に無菌包装工程の図式を示す．無菌環境下での充填操作以降は微生物と食品との接触を避けること(遮断)によって微生物を制御する方式である．

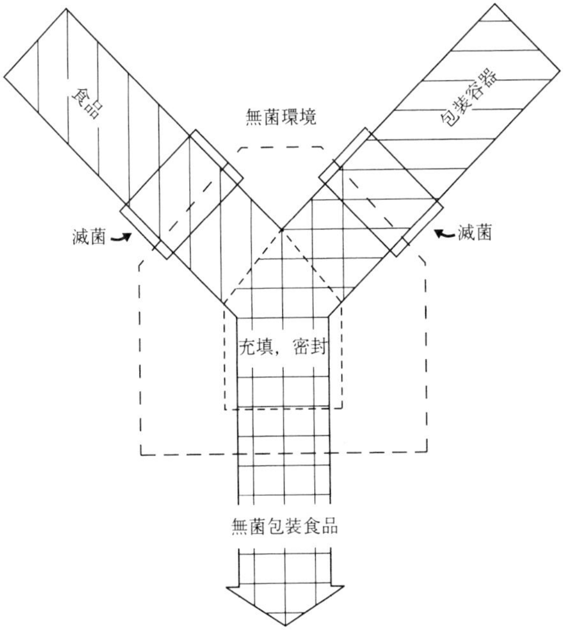

図 3.1　無菌包装工程の図式

無菌包装においては食品(内容物)の滅菌，包装材料の滅菌と共に，充填包装機や充填する環境からの汚染をなくし，無菌的に充填する技術が要求される．また，密封包装後のシール不良などによる2次汚染も防止しなければならない．

なお，わが国で無菌包装されている食品の主なものはロングライフミルク，コーヒー用ミルク，豆乳，果汁飲料，茶飲料，野菜ジュースなどである．

3.2.1 無菌包装のメリット

大別すると，食品の品質面でのメリットと生産，流通における経済的なメリットがある．それらのいくつかを挙げると，次のとおりである．

① 食品には高温・短時間の殺菌が適用されるので，品質低下が少ない．特に食品の風味，色調，組織の劣化が少なく，かつ栄養素のロスも少ない．

② 包装容器と食品を別々に殺菌することから，包装容器の大小にかかわらず一定の品質の製品ができる．また容器の大きさにも制限はなく，大型の容器も利用できる．大型の容器の利用は，一般的には経済的である．

③ 包装材料の殺菌を熱を用いずに行うことが可能なので，耐熱性の劣るプラスチックなどの包材も使える．

④ 食品と容器との反応を，あるいは容器成分の食品への移行を少なくできる．

⑤ 省エネルギー的である．常温での流通が可能であり，冷蔵や冷凍に要するエネルギーが省かれる．また，容器にカートンやプラスチックを採用すれば，缶やガラス瓶に比べて軽いことから，配送のコストも軽減される．

⑥ 容器の形態などによっては販売時の省スペースが可能で，常温販売では冷蔵庫なども不要であり，陳列のスペースも少なくてすむ．生産に要するスペースも，殺菌や冷却などに必要なスペースが少なくてよい．

3.2.2 食品の殺菌

充填する食品の殺菌には，多くは熱が用いられ，高温短時間(HTST)殺菌や超高温(UHT)殺菌が行われている．これらの殺菌条件においても，食品の性質，すなわち流動体(低粘度～高粘度)か，固形物が入っているか，また固形物の大きさなどによって殺菌方法も変える必要がある．大きく分けると直接加熱と間接加熱になるが，前者にはスチームインジェクションとスチームインヒュージョン方式があり，後者ではプレート式熱交換器，チューブ式熱交換器，表面かき取り式の熱交換器などが用いられている．他に誘電加熱(マイクロ波)，オーミック加熱(食品に電流を流し，電気抵抗で発熱させる)などが用いられている．

食品の実際の殺菌条件については1章および2章に記述されているので省略するが，次項で無菌包装の食品に多く適用される高温短時間殺菌のメリットについて簡単に触れておくことにする．

3.2.3 食品の品質劣化と殺菌条件

殺菌によって微生物がダメージを受けるのと同様に，食品自体にも熱による品質の劣化が生じる．ビタミンなどの栄養素の分解，テクスチャーの変化(一般的には軟化)，変色(褐変など)，酵素の不活性化などの化学，生化学的な変化である．いかに品質劣化を少なくし，かつ殺菌効果を上げるかが問題になる．

微生物の殺菌において，加熱致死時間の10倍または1/10の変化に対応する加熱温度の変化を°Fまたは°Cで表わしたものがZ値であるが，これはまた食品の化学的な変化にも適用される．

表3.1[1)]は微生物および化学的変化におけるZ値を示したものである．化学的な変化においては，例えば官能的な変化は温度が25～47°C変化して10倍の変化が生じるということで，温度の影響は微生物に対するよりも小さいということになる．

表3.1 熱の影響を受ける成分のZ値

成　　分	おおよそのZ値（℃）
細菌芽胞	7～12
栄養細胞	4～8
酵　　素	10～50
ビタミン	25～30
タンパク質	15～37
官能的因子	
総合	25～47
テクスチャー	25～47
色	25～47

もう1つ，殺菌時の化学的な変化を示す数値として，微生物の殺菌におけ

表 3.2 異なる温度で1分処理した時の F 値と C 値の変化

温度(℃)	$F_{121.1}^{10}$	$C_{100}^{33.1}$	$C_{121.1}^{33.1}$
100	0.00776	1.0	0.23
110	0.0776	2.15	0.46
121.1	1.00	5.05	1.00
130	7.76	10.0	1.85
140	77.6	21.5	3.71
150	776.0	46.4	7.42

表 3.3 各温度で F 値が一定になるように加熱した時の C 値の変化

温度(℃)	$F_{121.1}^{10}$	$C_{100}^{33.1}$	$C_{121.1}^{33.1}$
100	4.0	515.3	118.0
110	4.0	103.0	23.8
121.1	4.0	17.35	4.0
130	4.0	4.15	0.96
140	4.0	0.80	0.19
150	4.0	0.17	0.04

る F 値に対応する値としての C 値(cooking value)がある．すなわち

$$F=\int_0^t 10^{(T-T_{\mathrm{ref}})/Z}\mathrm{d}t$$

$$C=\int_0^t 10^{(T-T_{\mathrm{ref}})/Z_c}\mathrm{d}t$$

Z_c は表3.1における Z 値であるが，通常は33.1℃が用いられている．T_{ref} の温度は100℃とし，$C_{100}^{33.1}$ を C_0 と定めている．ただ，F_0 との比較において必要な場合は $C_{121.1}^{33.1}$ が用いられることもある．

表3.2[2]は異なる温度で1分間の処理をした時の F 値と C 値の変化を示したものである．10℃の変化に対して F 値は10倍変化するが，C 値は約2倍の変化である．

表3.3[2]は各温度において F 値が一定になるようにして加熱したときの C 値の変化を示したものである．温度を上げるに従って(F 値は一定であるから時間は短くなる)C 値が小さくなることがわかる．このことは，高温短時間の殺菌が食品の化学的な変化を抑える上で有利であることを示している．ただ伝導加熱による殺菌で，容器のサイズが大きいといった場合は，このことは当てはまらない．表面部分が過度に熱せられ，激しい劣化が生じる．一方で，連続殺菌される液体の食品や対流加熱される場合には適用対象となる．

3.2.4 包装容器(包装材料)の殺菌

無菌包装に使われている包装容器としては，一般消費者向けの飲料，牛乳などにはPETボトルやカートン(プラスチック，アルミ箔，紙からなる多

層の材料を成形)が多く，業務用の大型容器(加工原料としてのトマトピューレなどを入れる)では，多層のバッグ(プラスチックやアルミ箔からなる)を外装材としての段ボールやドラムに収めた，いわゆるバッグ・イン・ボックスが多い．

表3.4[3]に包装材料の殺菌方法の主なものについて示した．PETボトルやカートンでは主に過酸化水素が用いられ，バッグ・イン・ボックスの多層に重ねた内袋は放射線殺菌が用いられている．

包装材料の殺菌に際しての検討事項として，充填する食品にもよるが，どの程度の殺菌を行うかという点がある．また，対象とする菌を何にするかも問題になる．後者に関しては，殺菌媒体によって違ってくる．用いる殺菌媒体に対して最も抵抗性の大きい細菌(芽胞)を選定する必要があるが，例示すると，過酸化水素や湿熱においては *Bacillus stearothermophilus* が，放射線(γ 線)の場合は *B. pumilus* が，エチレンオキシドの場合は *Clostridium sporogenes* が，それぞれ用いられる．前者ではまず包装材料に付着する殺菌対象菌の菌数である．そして，これをどの程度までに減らすかによって対応が変わってくる．これはまた，最終製品における不良品の率をどこまで許容するかにもよる．欧米では 10^{-4}～10^{-5}程度の不良品を許容するむきもある

表3.4 無菌包装用包材の滅菌方法

方法	適用	長所／短所
過熱水蒸気	金属容器	○ 大気圧下での高温 ○ 微生物の抵抗性は飽和水蒸気より大
ドライホットエア	金属あるいはコンポジットのジュース，飲料用容器	○ 大気圧下での高温 ○ 微生物の抵抗性は飽和水蒸気より大
過酸化水素	プラスチック容器，ラミネートした金属箔	○ 迅速で効果的
過酸化水素／UVの組合せ	プラスチック容器(既成形カートン)	○ UVが過酸化水素の効果を増強する．
エチレンオキシド	ガラスおよびプラスチック容器	○ 塩化物が存在する場合は使えない．また残存する場合も使えない．
共押出し時の熱	プラスチック容器	○ 薬剤を使わない．
放射線	熱に弱いプラスチック容器	○ 熱に弱い包材の滅菌に使用可能 ○ コスト高，放射線源の場所の問題

が，わが国ではPETボトルの飲料などでは10^{-6}程度まで減らすことが要求されている．

ただ包装材料の殺菌が十分であっても，充填する食品の殺菌がそれよりも低いレベルであっては意味がない．

充填包装機を含むラインの無菌レベルも重要である．一般に無菌包装食品の製造における不良品の発生原因は，包装材料の殺菌不良に由来するもの，食品の殺菌不良に由来するもの，および充填包装機を含むラインに由来するものに分けられるが，この中で充填包装機を含むラインでは偶発的なエラーに支配されることが多く，これ由来の不良品発生が最大であるとされている[4]．したがって，ここでの汚染の発生を極力抑える努力が要求される．

3.2.5 無菌性の確認

無菌包装された製品の商業的無菌性を確認することは極めて困難である．表3.5[5]に示すように，最終製品の検査によって不良品を検出しようとする場合，例えば製品100個のうち最大1個の不良品が許容されると仮定すると，その1個を検出するために検査しなければならない製品の数は，確率90％の場合で225個，95％では300個，99％では460個になる．

現実には不良品の許容割合は10^{-5}～10^{-6}程度まで要求されることが多いから，このようなレベルでは製品の抜取り検査で不良品を検出しようとすることはもはや意味を持たない．ただ，何らかのトラブルで多数の不良品が出ている場合などを想定して行うのであれば，抜取り検査は有用であり，欠かすことはできない．

表3.5　欠陥比率と試験すべきサンプル数

許容される最大欠陥比率	確率*		
	90％	95％	99％
1：100	225	300	460
1：1 000	2 250	3 000	4 600
1：10 000	22 500	30 000	46 000
1：100 000	225 000	300 000	460 000
1：1 000 000	2 250 000	3 000 000	4 600 000

＊ 許容される最大欠陥比率において，サンプル中少なくとも1個の欠陥（不良品）を検出する確率．

実用的な無菌性の確認方法の一例を挙げると，ポリエチレンのボトルに無菌充填された牛乳において，製品は全数一時保管し，その間ロットごとに抜き取られたサンプルを 7～10 日間恒温器内に保管し，pH をチェックし，もし酸度低下などの異状が発見されれば，そのロットの出荷を停止，追跡調査などをするという[6]．ただこのような方法でも，抜取りサンプルで異状が確認されるのはかなりの数の不良品が発生しているケースに限られる．前述したように，不良品発生の最大原因となる充填包装機を含むラインの偶発的なエラーに由来する不良品が発生しているようなケースである．

以上のようなことを考えると，どうしても最終製品の検査によらない品質保証の手法が必要になる．これに応えるものが HACCP であり，ISO 22000 である．

3.3 無 菌 化 包 装

無菌化包装が無菌包装と異なる点は，食品および包装材料の殺菌のレベルが低い点である．無菌包装においては食品は商業的無菌のレベルまで殺菌され，包装材料もそれに見合った殺菌がなされる．無菌化包装では食品の殺菌は一般的には 100℃までであり，したがって初発菌数はごく低く抑えられているが，細菌の芽胞は生残している．包装材料も付着する菌数のレベルは低いが無菌ではない．こうしたことから，無菌包装した食品は常温流通が可能であるが，無菌化包装した食品は常温での流通は困難で，冷蔵下での流通，保存が原則となる．充填包装の環境(空気清浄度)も，無菌包装ではクラス 100 以下が要求されるが，無菌化包装では 100 000 クラスである．

共通する点としては，いずれも包装後の加熱殺菌が行われないことである．

無菌化包装に対しての明確な定義はないが，考え方としては初発菌数を抑え，冷蔵条件下での長期の保存性を確保しようというものである．ここでの長期の保存性というのをどの程度にとらえるかが問題になるが，無菌化包装食品としては，数週間以上が期待される．一例として，ハムやソーセージでは 10℃以下で 2～6 週間の賞味期限が設定されている．牛乳や豆腐など，一部は無菌充填包装した常温流通可能な商品もあるが，多くは無菌化包装に当てはまる商品であり，これらは1～2週間の賞味期限が設定されている．

なお欧米で“refrigerated packaged foods with extended shelf life”(冷蔵で流通するシェルフライフの長い包装食品)が増加し，関心をもたれているが，この場合のシェルフライフは5日以上ということで，加熱後の包装や密封性についても必ずしもこだわっていない．したがって，上述した無菌化包装食品とはやや範疇を異にするものであろう．ただ，その保存性，安全性を確保するためにハードルテクノロジーの活用，HACCPの考え方の導入などが試みられており，無菌化包装食品と共通する部分も多い．

3.3.1 食品の加熱，殺菌

無菌化包装する食品においては，包装された時点での初発菌数(original microbiological population)を可能なかぎり減らしておくことが重要である．その上で，これを保存期間中になるべく増やさないようにする．

無菌化包装食品の狙いのひとつに，できるだけ食品の風味，テクスチャー，栄養素などに悪影響を及ぼさない処理ということがある．いわゆる最小処理食品(minimally processed foods)の範疇に入るものでもあるが，殺菌のための加熱も安全性，保存性が確保できる必要最小限度で行われる．無菌化包装食品においてはまた，食品の殺菌は調理のための加熱を兼ねる場合も多い．可能であれば調理の加熱のみという方が望ましいといえる．

このような条件での加熱，殺菌では当然ながら細菌の芽胞までは殺菌されないが，これらは低温での流通，保存ということでその増殖を抑えることになる．食中毒菌や腐敗原因菌には低温でも増殖する菌が多く含まれるから，これらは殺菌されていることが必要になる．

加熱，殺菌の条件は食品ごとに異なるが，ハムやソーセージ(加熱食肉製品)の場合では，法的に63℃，30分以上(または同等)の加熱が求められている．ただ，この条件では非芽胞の食中毒菌は殺菌されるが，一部の腐敗原因菌は生き残ることが知られており，一般的にはこれを上回る殺菌条件が設定されている．

3.3.2 包装材料の無菌化

無菌化包装する食品の包装材料は，無菌包装の場合ほどの無菌性は必要ではない．しかし，一般に用いられている包装材料では付着する菌が問題になる場合もある．菌の種類にもよるが，菌数が多いものは衛生的にも好ましいものではないから，包装材料の製造，あるいはそれ以降の取扱いを適正にして，菌数が管理されたものを使用しなければならない．通常はクリーンルームで製造するか，そうでなければ製造後に紫外線などで殺菌するなどの手段を取っている．一般の食品用の包装材料では，2～10/100 cm^2くらいの菌の付着が認められるが，これらの手段を取れば菌数はその1/10程度に抑えられる．

3.3.3 バイオクリーンルーム

無菌化包装食品では，包装工程は通常クラス100 000のバイオクリーンルーム内で行われる．クリーンルーム内での汚染源となる可能性が大きいのは，中で作業をする従業員である．人体は1分間に10 000個以上の微粒子(微生物を含む)を皮膚や毛髪や肺から放出しているといわれ，また衣服や履物にも多くのほこりや，その他の微粒子が付着しており，これに細菌やウイルスが共存している．

したがって，クリーンルーム内に入る従業員が中で着用する帽子，衣服，履物などは清潔な防塵性のクリーンルーム用のものとし，入る前の手洗いや着衣などに付着する毛髪などの除去についても管理基準を設けて管理を徹底する必要がある．

3.3.4 洗浄と殺菌の重要性

無菌化包装食品の製造においては，特に製造環境と機械器具からの微生物の汚染を防ぐことが重要になる．

環境の整備については汚染区域と清浄区域の区分が必要で，特に加熱・殺菌工程以降の汚染を防ぐためには作業員の動き，器具の移動などにも注意が必要である(6章参照)．

機械器具については，これも特に加熱・殺菌工程以降に食品に触れるもの

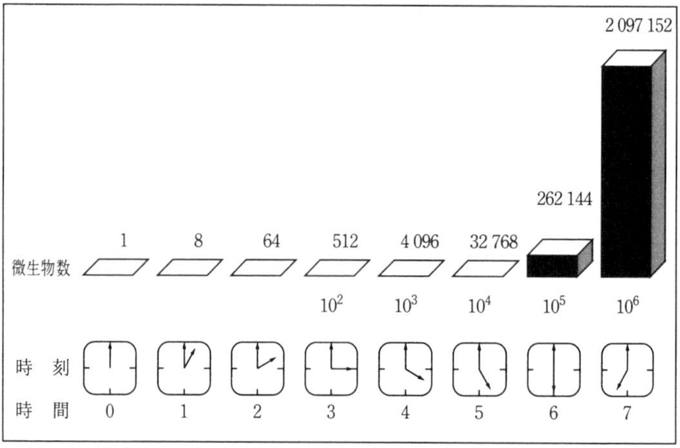

図 3.2　世代交代時間が 20 分の場合の微生物の増殖

は，それが汚染源にならないように洗浄と殺菌の管理が求められる．それぞれの機械器具ごとに，洗浄と殺菌に関しての衛生標準作業手順を設定しておくことが望まれる．そのなかで，洗浄・殺菌の頻度も定められるが，微生物の増殖は図 3.2 にも示すように，その種類や環境によっては 4 ～ 5 時間で急増する．したがって洗浄・殺菌はあまり増えないうちに行う必要がある．ハム・ソーセージのスライサーなどは 4 時間程度の使用ごとに行われている．

3.3.5　ハードルテクノロジー

細菌の芽胞以外は殺菌することを原則とし，クリーンな環境下で可能なかぎり 2 次汚染しないように包装したとしても，それで十分というわけではない．流通や家庭での保存温度が少し上がる可能性もある．このような可能性も考え，微生物の増殖を抑制し，それによる危害を防止する目的で，そのような効果のある因子(ハードルと呼ばれる)を食品に付与する技術，ハードルテクノロジーが無菌化包装食品にも採用されている．

図 3.3 にハードルテクノロジーの考え方を示す．この例では食品を冷蔵する場合，冷蔵のみではいくつかの微生物(ここでは 3 種類)の増殖を抑制することはできないが，冷蔵する食品の水分活性や pH，さらには雰囲気(ガス置換包装などによる)のコントロール，塩の添加などによってこれらを抑制

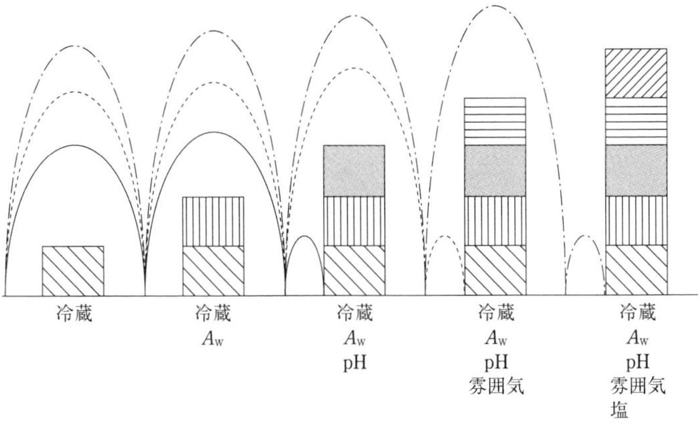

図 3.3 ハードルテクノロジーの考え方

しようというものである．微生物の増殖の障害となるハードルを積み上げて高くし，それを飛び越えられないようにする．ハードルとなるものは食品によっても異なるし，抑制対象の微生物によっても異なってくる．

ハム，ソーセージでは，加工工程での調理も兼ねた殺菌も，低温での流通，保存もそれぞれハードルに該当するが，発色剤として用いられる亜硝酸ナトリウム，保存料のソルビン酸ナトリウムなどもハードルとして働いている(発色剤，保存料は使われない場合もある)．真空包装やガス置換包装もハードルになる．

ハードルテクノロジーの考え方は，また食品の殺菌の場においても適用できる．図 3.4 は pH，水分活性(A_w)，F_0 値の組合せによる *Bacillus* spp. および *Clostridium* spp. の制御を示したものである．殺菌対象の水分活性が低いほど，また pH が低いほど殺菌に必要な F_0 値は小さくてよい．

3.3.6 無菌化包装食品の保存性

無菌化包装食品の保存性を考える場合には，初発菌数がごく低く抑えられていること，および低温での保存が原則となる．食肉加工品を例にとると，初発菌数は 0 に近い値 (試料 1 g を培養した場合にコロニーの形成が見られない) で管理されており，多くても 10 以下に収めるべきである．このレベルであれば 10℃以下の保存温度で最長 45 日程度の賞味期限の設定が可能にな

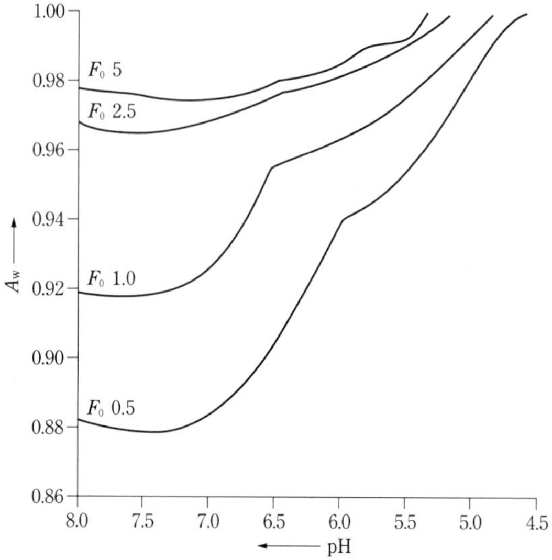

図 3.4　pH, A_w, F_0 値の組合せによる *Bacillus* spp. および *Clostridium* spp. の制御

表 3.6　フランクフルトソーセージ保存中（0～3℃，真空包装，暗所）の菌叢の変化

微生物の種類	保存日数					
	0	7	14	21	28	49
Pseudomonas sp.	48.5	30.6	8.9	8.2	1.8	0.8
Brochothrix sp.	39.6	38.1	30.8	20.0	8.0	2.7
Lactobacillus sp.	6.2	8.1	35.4	63.3	81.6	94.0
Micrococcus sp.	2.6	5.5	3.2	4.1	4.6	2.5
Aeromonas sp.	3.1	10.5	8.9			
Staphylococcus sp.		7.2	12.8		4.0	
未同定				4.4		

る（包装形態や添加物の有無などによって異なる．保存料や発色剤無添加の製品では 15 日程度，うす味のものでは 25 日程度）．ただし無菌ではないので，保存温度が高くなるに従って菌の増殖が速くなる．

無菌化包装されたハム，ソーセージでは，その包装は真空包装またはガス置換包装が採用されているが，これは保存中の微生物の挙動に影響を与える．表 3.6[7]は真空包装したフランクフルトソーセージの保存中の菌叢の変化を示したものであるが，スタート時は *Pseudomonas* sp. と *Brochothrix* sp. が主であったものが，保存中これらは次第に減少し，*Lactobacillus* sp. が増加し，保存の末期にはほとんどが *Lactobacillus* sp. になってしまう．窒素ガスで置換包装した場合も同様な変化が見られるが，これは酸素が排除され，包装系内の環境が好気性の *Pseudomonas* sp. に対するよりも，通性嫌気性の *Lactobacillus* sp. などの生育に適するようになるからである．このことから，ソーセージなどを真空包装や窒素ガス置換包装する場合は，特に乳酸菌の汚染には注意が必要ということになる．なお，表 3.6 は初発菌数が 10^3/g のソーセージについてのデータであるが，わが国の加熱後包装の無菌化包装品においては，初発菌数はほとんどが 10/g 以下で管理されている．したがって，初発時の菌叢も表 3.6 のようには多様ではないと考えられるが，いずれにしても乳酸菌の管理が重要なことには変わりはない．これら乳酸菌は 8℃ でも生育可能であり[8]，低温で保存しても初発菌数が多いと変敗につながる．

3.4 ガス置換包装

ガス置換包装とは主に食品の包装において，包装系内(容器内)の雰囲気を空気以外の組成のガスで置き換え，それによって食品の品質の保持，向上を図るものである．

ガス置換包装の主目的としては，化学的な変化の防止と微生物の増殖抑制が挙げられる．

前者の例として，緑茶の酸化(変色，香味の劣化，ビタミンの破壊)，ナッツ類の脂質の酸化，ハム・ソーセージの退色，チーズの脂質酸化，退色などの防止に利用されている．後者の例としては，わが国ではまだ少ないが，鮮魚，生鮮肉などで行われている．生鮮肉では同時に肉色の保持も目的になっている．

ガス置換包装とは呼ばれないが，包装系内の雰囲気の調整は真空包装や脱酸素剤封入包装によっても広く行われている．

以下に，ガス置換包装の実例を挙げて解説する．

3.4.1 化学的な変化の抑制

1) ハム・ソーセージの退色防止

スライスしたハム・ソーセージの多くはガス置換包装されている．その目的とするところは主に退色の防止である(微生物への影響については，一部記述した)．

ハム・ソーセージの色は肉色素ミオグロビンが，塩漬時に使用する亜硝酸塩からの一酸化窒素と結合し，これがニトロソミオクロモーゲン(ニトロソ色素)になったもので，好ましいピンク色である．これが酸素によって分解される現象が退色である．光線は退色を促進する．光線の影響については後述するが，退色の防止には酸素を遮断することが有効である．そのための包装技法としてガス置換包装と真空包装が用いられている．

ガス置換包装におけるガスの組成としては，窒素と炭酸ガスの混合比が80/20～70/30程度のものが多く用いられる．窒素のみでもよいが，炭酸ガスが微生物に対して静菌効果を持つので，これを併用するのが一般的である．置換にあたっては，置換率も重要な問題になる．包装内空気の99.5％以上を置換し，置換された雰囲気中の酸素濃度を約0.1％以下にする必要がある．置換率とともに重要なのは包装材料の酸素に対するバリヤー性である．バリヤー性が低いと包装材料を通ってくる酸素で退色することになる．包装材料としての酸素透過度は20 ml/m^2・day(30℃)以下が望ましい．

図3.5[9]は各種の包装材料で包装したスライスソーセージの保存中の表面色の変化を示したものである．ガス置換包装ではなく真空包装であるが，蛍光灯の照射下での試験で，光線の影響も出ているので引用する．この図から明らかなように，酸素透過度の小さい包装材料で真空包装すれば(ガス置換包装でも同じ)，光線の照射下でも退色は生じない．酸素透過度の大きい包装材料の場合は，暗所保存に比べて退色は促進される(暗所保存のデータは示されていないが，酸素透過度が大きいと暗所でも退色が生じる)．

以上をまとめると，ハム・ソーセージのガス置換包装品の退色を防止するためには，ガスバリヤー性の大きい包装材料を用い，高い置換率で包装するということになる．

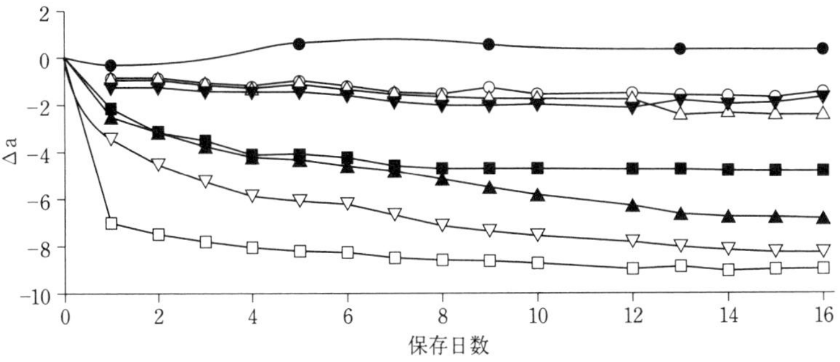

図 3.5 各種包材で包装したスライスソーセージの表面色の保存中の変化(a 値)
8 °C, 1 500 lux 蛍光灯照射. ( )内はバリヤー層の厚み(μm)

2) バターピーナッツの酸化防止[10)]

実験に用いた包装材料は GL/CPP(PET にケイ素酸化物を蒸着したもの/未延伸ポリプロピレン)と KOP/CPP(塩化ビニリデンコート延伸ポリプロピレン/未延伸ポリプロピレン)で，それぞれの酸素ガス透過度は 0.7 ml および 11 ml(m²·atm·day)である．バターピーナッツを入れ，初期酸素濃度が 0.5 %以下になるように窒素ガスで置換した．保存条件は 40°C, 90 % RH, 光照射(1 500 lux)および暗所である．

図 3.6 に保存中のヘッドスペース中の酸素濃度を，図 3.7 に過酸化物価の変化を示した．GL/CPP では 12 週間の保存中もヘッドスペース中の酸素濃度の増加はごくわずかであり，一方 KOP/CPP では酸素濃度は 20 %近くまで増加している．このような酸素濃度の変化に対する過酸化物価の変化を見ると，GL/CPP ではやはり増加はわずかで，かつ光線照射でも遮光でもあまり変わらない．KOP/CPP では過酸化物価も次第に増え，光線照射においては価はより大きくなる．

バターピーナッツの脂質の酸化においても，ハム・ソーセージの退色の場合と同様に，ガス置換包装においては，ハイバリヤーな包装材料を用い，置換率を高くして包装すれば，光線の照射下の悪条件であっても，酸化は防止できる．

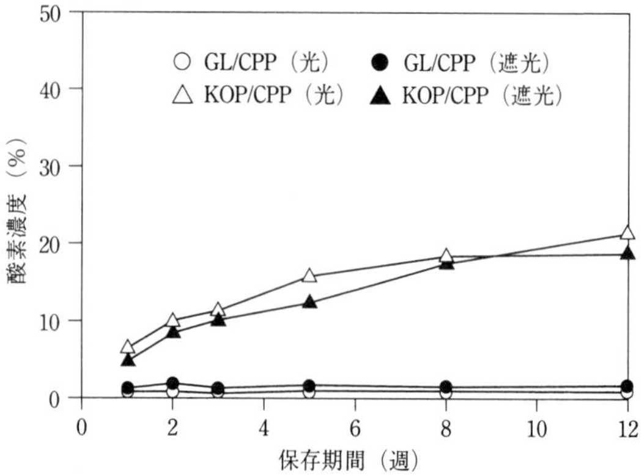

図 3.6　ピーナッツ保存中のヘッドスペースの酸素濃度
保存条件：40℃・90 % RH，光照射(1 500 lux)および遮光，初期窒素ガス置換(0.5 %)

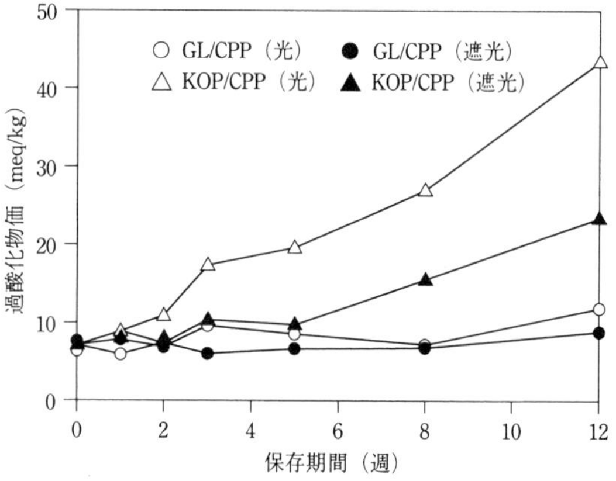

図 3.7　ピーナッツの過酸化物価に及ぼす光の影響
保存条件：40℃・90 % RH，光照射(1 500 lux)および遮光．

3.4.2　微 生 物 制 御

1)　鮮　　魚

鮮魚のガス置換包装(あるいは真空包装)は，わが国では業務用にハマチなどで一部実用化されているが，小売り形態の包装はまだ見かけない．ヨーロッパでは切り身の小売りでもかなり普及している．

鮮魚のガス置換包装の目的は微生物の増殖を抑制し，シェルフライフを延ばすことで，他に一部酸化を抑える効果もある．

置換するガスの組成は，白身の魚では CO_2 が 35～45 %，O_2 が 25～35 %，N_2 が 25～35 %が勧められる．しかし，脂肪の多い魚では CO_2 が最高 60 %まで配合され，残りは N_2 とし，O_2 は配合されない．脂肪の多い魚では O_2 は酸化を促進するのでよくない．CO_2 は好気性の腐敗原因菌である *Pseudomonas* sp. や *Acinetobacter*/*Moraxella* sp. の抑制に必要である．ただ CO_2 も多すぎると，魚の pH が下がり，ドリップの原因になるともいわれている．ガスの量と魚の量の比は 3 ： 1 がよいとされる．

ガス置換のシェルフライフ延長効果は，魚種，脂肪の含量，初発菌数，配合ガスの組成，包装材料などに左右されるが，とりわけ重要なのが保存の温度である．

図 3.8[11)]はタラのフィレーを $CO_2/N_2/O_2=40/30/30$ のガスで置換包装したときの保存中の菌数の変化を示したものである．この結果から，ガス置換包装しても低温保存でないと効果が小さいことがわかる．

鮮魚のガス置換包装(真空包装も含め)において，その安全性で配慮すべき

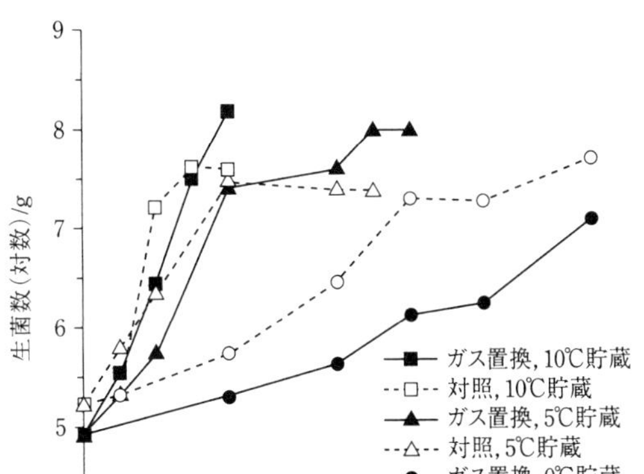

図 3.8 ガス置換包装したタラ切り身の保存中の生菌数変化
ガス置換包装のガス組成は $CO_2/N_2/O_2=40/30/30$，対照は真空包装．

事項として，ボツリヌス菌の問題がある．魚における *Clostridium botulinum* による汚染は，季節や漁獲の場所によっても異なるが，数%ないし数十%の確率で汚染されていると理解すべきというのが基本的な認識である．したがって，包装した鮮魚においても *C. botulinum* による毒素の産生を防止すべく，配慮が必要となる．

C. botulinum の中でもE型菌は3.3℃でも増殖が可能であり，3℃以下での確実な温度管理が必要である．もう1つ注意すべき点は，この菌は嫌気性菌ではあるが，O_2 を配合しても必ずしも増殖を抑制できないことである．表3.7[12)]は魚のフィレーを *C. botulinum* で強制汚染させ，これを真空あるいはガス置換包装したものを温度を変えて保存した場合の毒素が産生されるまでの日数，および官能的に変敗が感知されるまでの日数を調べた結果である．20℃以上の温度では極めて短時間で毒素が産生されること，8℃においても CO_2，N_2，O_2 の混合ガスによる置換では，かえって毒素の産生を速める可能性も示唆されている．

表 3.7　真空包装，ガス置換包装した魚フィレーの変敗と毒素産生

温　度（℃）	包装系内のガス組成	毒素検出*1	変敗感知*1（官能による）
26	空　　気	2	2
	真　　空	2	2
	N_2	2	2
	CO_2	2, 2*2	3, 2*2
	90% CO_2/8% N_2/1% O_2	3	2
	65% CO_2/31% N_2/4% O_2	1	2
22.2	空　　気	2	1
	60% CO_2/25% O_2/15% N_2	2	2
8	空　　気	10	6
	真　　空	20	16
	N_2	17	17
	CO_2	19	23
	90% CO_2/8% N_2/1% O_2	8	17
	65% CO_2/31% N_2/4% O_2	9	16
4.4	空　　気	57	6
	60% CO_2/25% O_2/15% N_2	57	12

*1 変敗または毒素が検知されるまでの経過日数．
*2 2例について試験した．

CO_2 が *C. botulinum* の芽胞の発芽を助長するという報告もあり，また CO_2 を主体としてこれに少量の O_2 が存在すると増殖に適した条件になるといわれており，確実な制御方法は，表にも示されているように低温での保存ということになる．

なお，ガス置換包装した魚の冷却においては，氷では効果が不十分で，冷凍機などによる機械的な冷却が望ましい．

2) 生 鮮 肉

主として牛肉のスライス肉のガス置換包装が，コンシューマーパックとして実用化されている．特にヨーロッパでは盛んである．

生鮮肉のガス置換包装においては肉色の保持が重要であり，そのため牛肉の場合は 60～80 %の O_2 が配合され，残りの 40～20 %を CO_2 としている．O_2 は肉の筋肉色素であるミオグロビンと結合してオキシミオグロビンとなり，鮮赤色を呈する．CO_2 は微生物制御の目的で配合されるが，包装した系においては CO_2 の配合比だけではなく，系内の肉と配合した CO_2 の量の比も問題であると考えられ，肉 1 kg に対して CO_2 が 1～1.5 l 必要であるともいわれている．

図 3.9[13]はガス置換包装した牛肉における微生物の増殖抑制効果を示している．

包装時の管理点としては，衛生的な取扱いに加えて特に肉の品温管理が重要であり，包装前に 2°C まで冷やしておくのがよい．ガス置換包装した後では冷却効率が低下し，長時間を要する．

肉の初発菌数，ガス組成，温

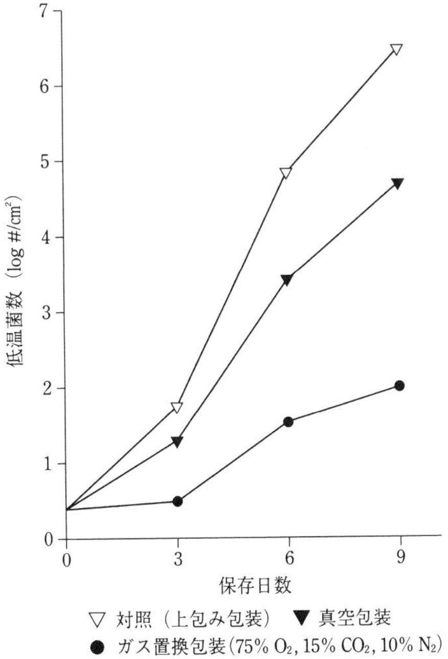

図 3.9 ガス置換包装牛肉の保存中の低温菌数の変化

度などが適正に管理された場合，小売り形態の商品においても7日程度のシェルフライフが確保でき，この場合，小売店への配送に1日，購入後の家庭での消費までに2日をみても，残りの4日を販売期間とすることが可能になる．

3.4.3　ガス置換包装のメリット

表3.8にガス置換包装の長所と短所を示した．長所のうちの経済的なロスの減少とか流通経費の低減などは，主にシェルフライフの延長に付随するものといえよう．

短所に挙げられている温度コントロールの必要性については，多くの場合ガス置換包装でなくても必要と考えられる．

3.4.4　ガス置換包装食品の品質管理

表3.9[14]はガス置換包装システムにおける製品適正化のパラメーターと重要点をまとめたものである．

3.5　食品の包装と HACCP

表3.8にはガス置換包装に関わる管理項目や重要点がまとめられているが，

表3.8　ガス置換包装の長所と短所

長　所	
(1)	シェルフライフが延びる（50～400%）．
(2)	経済的なロスが減少する．
(3)	製品の配送回数を減らし，かつ広域流通が可能になるので，流通経費が低減される．
(4)	高品質の製品を提供できる．
(5)	スライス品が密着しない（例えば，ベーコンの真空包装とガス置換包装を比べると）．
短　所	
(1)	包装などがコストアップになる．
(2)	温度コントロールが不可欠である．
(3)	製品ごとに異なるガス配合が必要になる．
(4)	特別な装置や訓練が必要である．

（Farber, J. M., 1991）

表 3.9　ガス置換包装システムにおける製品適正化のパラメーターと重要点

製品パラメーター
(1)　原料の官能的，微生物学的品質
(2)　フードチェーン全体の温度制御
(3)　包装材料
(4)　包装設備
(5)　適正なガス組成
重　要　点
(1)　微生物学的安全性と製品のシェルフライフ
(2)　フードチェーン（流通システム）
(3)　販売全体におけるモニターシステム
(4)　販売時点での温度制御
(5)　購入後から消費までの消費者の食品に対する取扱い

全般の食品包装に関わる HACCP については NACMCF（アメリカ食品微生物基準諮問委員会）によって危害分析を実施するに際しての確認事項が示されている[15]．これについて，以下に解説する．

危害分析の項目としては，包装方法に関するものと，表示に関するものの2つに大別される．

まず包装方法に関しては，

①　包装方法が食中毒菌の増殖および/または毒素の産生にどう影響するか，を検討する．ここでいう包装方法は，缶や瓶，プラスチックといった使用容器の種別から，それらを使ってどのような方法で包装するのか，例えば真空包装かガス置換包装か，また包装後の加熱殺菌の有無，殺菌の程度なども含めたものである．

②　微生物の2次汚染を防ぐために，包装の強度や密封性は十分か，を検討する．強度はもちろんであるが，微生物の2次汚染に関しては，密封性がより問題になる．特にシールの良否が問題で，全般的なシールや巻締めの管理が重要になる．包装材料の材質の検討，プラスチックのヒートシールであればシール温度や時間，接圧などを検討して最適な管理条件を求める．ただ運転中の各種条件の変動は避けられないから，場合によってはシールの工程は CCP（重要管理点）としてモニタリングも必要になるかもしれない．その他，シール部における食品成分などの付着に

よるシール不良なども，包装作業における管理の対象になる．

③ いたずら防止包装がなされているか，についても十分な検討が必要である．

次に包装における表示に関して，危害分析に際しての確認事項の例を挙げる．

① 安全のために冷蔵を必要とするのなら，包装にはっきりと「要冷蔵」と書かれているか．

② 消費者が安全に取扱い，調理ができるように，適正な説明が包装に書かれているか．

③ 個々の包装と外箱に，明瞭で正確な表示がなされているか．

④ 個々の包装に適正なラベルが貼られているか．

これらはいずれも表示が，必要な事項を漏れなく，はっきりと，わかりやすく，正確に，外箱だけでなく個装の１つ１つにも施されていることの必要性を述べている．

したがって，法律で表示が義務づけられている項目については，これが適切に実行されるように必要に応じてCCPとして管理しなければならない．アレルギー物質は化学的な危害要因になり得るから特に注意が必要である．食品衛生法で表示が義務づけられているアレルギー物質は卵，乳，小麦，そば，落花生であり，これらの原材料を含む容器包装に入れられた加工食品・食品添加物が対象になっている．食品添加物についても注意が必要である．米国水産食品HACCP合同委員会は，重要な危害として不告知の亜硫酸塩によるアレルギー反応を挙げ，「亜硫酸塩の残留があるすべての製品は，その存在を告知しなければならない」ということで管理基準の設定を求めている[16]．

消費者に対しての取扱い，調理についての説明に関しては，例えばアメリカ農務省は，ファーストフード・レストランで起きた，調理不十分なハンバーガーの腸管出血性大腸菌O 157による食中毒事件を契機として，生および一部調理済みの鶏肉を含むすべての食肉に安全指導ラベルの貼付を義務づけたが，ラベル表示の文言は次のようになっている．

「食肉には，取扱いおよび調理が不適切な場合に，疾病を生じさせるバクテリアが含まれている．疾病防止のためには次のような取扱いを遵守されたい．① 冷蔵または冷凍保存し，解凍は冷蔵庫または電子レンジで行う．② 生の食肉は，他の食品に接触しないように保存すること．食肉を扱った後は，器具および手をよく洗うこと，③ 十分に熱を加えて調理すること，④ 残った食肉は2時間以内に冷蔵すること」

さらに，こうした文言を際立たせるために，冷蔵庫，石けん，フライパン，時計の絵が付けられる．

また，レストランなど業務用に出荷される食肉については，以上の文言に加えて「調理した食肉は，顧客に提供した時点で60°C以上の温度を必要とする」という注意書きが加わる．

3.6　新しい包装材料・容器

食品の保存技術は日進月歩である．その技術を支えるうえで重要な役割を果たしている包装材料・容器にも新しい動きが見られる．既述したように酸素ガスは食品の品質劣化をもたらす大きな要因であり，これを防止するためには食品包装材によって酸素ガスを遮断する必要がある．ここでは酸素ガスの遮断という観点から見た新しい包装材料・容器について述べる．

3.6.1　アクリル酸系樹脂コートフィルム[17)]

酸素ガスバリヤー性の大きいフィルムとしてはEVOH系，PVDC系，PVA系，MXD6ナイロンなどが知られている．これらは単独で用いられる場合もあるが，多くはPE，PP，PET，Nyなどと貼り合わせた形で利用されている．

酸素透過がほぼゼロに近い材料として金属であるアルミ箔があり，これをプラスチックフィルムとラミネートしたものがレトルト食品など長期の保存性が求められる分野で利用されている．しかしアルミ箔の欠点として，不透明なため中身の食品が見えないこと，金属検出機が使えないこと，電子レンジによる調理ができないことなどがあげられる．そこでアルミ箔をラミネートした包材なみの性能を持ち，かつ上述したアルミ箔の欠点を克服しうるフィルムの開発が進められている．

酸化アルミナ，酸化ケイ素などの無機材料をPETやONyに蒸着したフィルムは透明で，金属検出機，電子レンジ対応も可能になった．ただ，レトルト後の酸素ガスバリヤー性が低下するなどの問題もある．

ここで紹介するアクリル酸系樹脂コートフィルムは(株)クレハが「ベセーラ」という商品名で販売しているもので，次のような特徴を持つ．

① 酸素，炭酸ガス，香気成分に対するバリヤー性が高い．
② ボイルやレトルト時のバリヤー劣化がない．
③ 無色透明で商品外観が良好である．
④ 金属検出機が使用できる．
⑤ 電子レンジが使用できる．
⑥ 有機系のため，クラックが生じにくい

表3.10はレトルト処理の包材への影響を示したもので，数値はレトルト前後の酸素透過量である．

図3.10はゲルボフレックスといわれる捻(ひね)りと折り曲げを同時に加えるテスト方法で測定した，屈曲回数と酸素透過度の関係を示したものである．「ベセーラ」では屈曲によるクラックの発生が少ない．包材は包装作業に始まり，殺菌処理，その後の輸送，販売，消費まで，引き伸ばされたり，折り曲げられたりしてクラックが入ったり，ピンホールが生じたりすることがあり，そのためにバリヤー性も低下する．包装物の過酷な取扱いに対する耐性

表3.10　レトルト前後の酸素バリヤー測定例

	構　　成	cm³，20℃，80％RH	
		レトルト前	レトルト後
アルミ箔	PET/Al/CPP	0	0
ベセーラ	ベセーラ/ONy/CPP	2	0.2
透明蒸着A	SiO_x-PET/ONy/CPP	0.1	0.8
透明蒸着B	Al_2O_3-PET/ONy/CPP	0.7	1.5
PVDC	PET/PVDC/CPP	1.0	1.1
EVOH	PET/EVOH/CPP	3.6	15
KNy	KNy/CPP	4.8	20
Ny	Ny/CPP	36	77

パウチに水を入れて，120℃ 30分間レトルト．

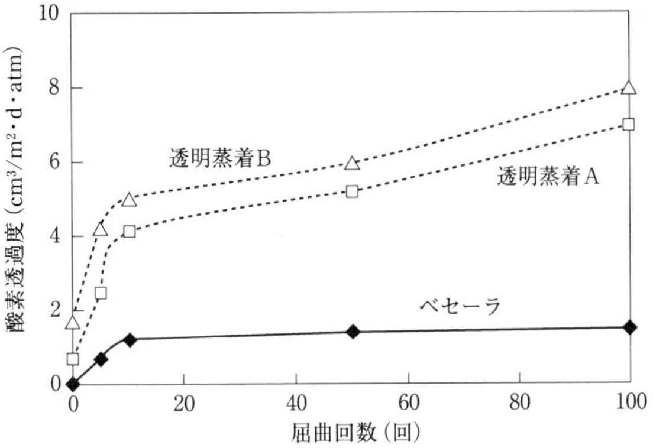

図 3.10 屈曲回数と酸素透過度 (20℃, 80 % RH)
ベセーラ：ベセーラ(13)/CPP(50), 透明蒸着
A：Al_2O_3 蒸着 PET(12)/CPP(50), 透明蒸着
B：SiO_x 蒸着 PET(12)/CPP(50)

は有機物をコーティングした「ベセーラ」ならではの特徴である．

3.6.2 酸素吸収性包材[18)]

包装容器内の酸素を除去する包装技法として，脱酸素剤封入包装は広く行われている．酸素吸収性包材は，包材自体に酸素吸収能力を持たせたものである．脱酸素剤封入包装では飲料やレトルト食品への適用は困難であるが，酸素吸収性包材を使用した場合は脱酸素剤を封入する作業が省略でき，飲料や液体食品・調味料，あるいはレトルト食品への適用も可能になる．

酸素吸収性包材の構成は，例えば一部のマヨネーズ容器として使用されている軟質ボトルではPE/酸素バリヤー層/酸素吸収層/酸素バリヤー層/PEとなっている．酸素バリヤー層も酸素遮断効果は大きいが，それでも長期間の保存中には容器を透過する酸素によって中身の食品が酸化される．これを防ぐために酸素吸収層を入れ，透過する酸素をより少なくするというものである．この目的のためには酸素吸収層の酸素捕捉可能量が大きいことが求められる．

わが国で使用されている酸素吸収性容器としては，上述した軟質ボトルや一部の無菌米飯の容器，一部のレトルト食品のパウチ，一部のホット販売飲料用容器(PETボトル)などがある．無菌米飯容器の酸素吸収層は還元鉄の微粉と酸化触媒をベースレジンにブレンドしたものが成形材料となっている．レトルトパウチの吸収層は微細な還元鉄粉と酸化促進剤としての塩化カルシウムなどが配合されたPPやPEフィルムである．ホット販売飲料用の容器は「オキシブロック」ボトル(東洋製罐(株))と呼ばれており，酸素吸収層はMXD 6ナイロンと酸化性有機成分と遷移金属から成っている．

酸素吸収性容器を使用することによって，酸素の影響を受けやすい食品において長期の保存が可能となるメリットも大きいが，さらに新しいタイプの食品の開発にも有用と考える．

3.6.3 ポリマー系ナノコンポジット包材

ナノコンポジットとはナノ次元の超微粒子がマトリックス中に分散した複合系であり，マトリックスがポリマーであるものがポリマー系ナノコンポジットである．

ポリマー系ナノコンポジットの主流をなしているのは，層状無機物を単層にまで層剥離させポリマー中に分散させた層剥離型ナノコンポジットである．使用される層状無機物はクレーと総称されるが，モンモリロナイト(粘土鉱物で，無水状態の基本面間隔が約1nmの極めて薄いシートが積み重なった状態の微粒子)を有機変性させたものが多く使われ，配合量は2～5％である．

ナノコンポジット化によって包材の諸物性は改善されるものが多い．ガスバリヤー性，特に酸素ガスバリヤー性に関していえば，ポリマーの種類，クレーの種類，配合量にもよるが，酸素透過度はおおよそ1/3～1/10になる．

現在のところ，包材として本格的に企業化されているのはPA(ポリアミド)系のみであるが，今後の発展が期待される．

文　献

1) Holdsworth, S.D. : "Thermal Processing of Packaged Foods", p. 105, Blackie Academic & Professional, London (1997)
2) Id. : *ibid*., p. 184.

3) Ito, K. A. *et al.* : *Food Technol.*, **38** (3), 60(1984)
4) Reuter, H. : "Aseptic Processing of Foods", p. 95, Technomic Publishing Co.(1993)
5) von Bockelmann, B. (Reuter, H. ed.) : *ibid.*, p. 237.
6) *Food Eng. Int'l.*, **14** (2), 52(1988)
7) Simard, R. E. *et al.* : *J. Food Protect.*, **46**, 199(1983)
8) Makela, P. M. : *ibid.*, **53**, 965(1990)
9) Aasgaard, J. : *Die Fleischwirtschaft*, **73**, 428(1992)
10) 高橋麻子：食品工業, **39** (4), 37(1996)
11) Stammen, K. *et al.* : *Crit. Rev. Food Sci. Nutri.*, **25**, 301(1990)
12) Morris, C. E. : *Food Eng.*, **61** (10), 64(1989)
13) Bartkowski, L. *et al.* : *J. Food Protect.*, **45**, 41(1982)
14) Lioutas, T. S. : *Food Technol.*, **42** (9), 78(1988)
15) The National Advisory Committee on Microbiological Criteria for Foods : *Int. J. Food Microbiol.*, **16**, 1(1992)
16) 米国水産食品 HACCP 合同委員会："危害分析および重要管理点教育訓練カリキュラム", 第 2 版(1997) ㈳大日本水産会翻訳第 1 版)
17) 河口克己：日本包装学会誌, **10** (3), 119(2001)
18) 葛良忠彦：同誌, **13** (3), 123(2004)

(里見弘治)

4.　食品添加物による食品保存

食品の保存性を向上させるために，(1)温度コントロール，(2)水分コントロール，(3)ガスコントロール，(4)添加物などの技術があり，これらが組み合わされて，目的に応じた保存性の確保が行われる．ここでは，添加物を使用した保存技術について解説する．

微生物制御を目的として使用される添加物を表 4.1 に示す．これらの添加物は，その効果面から保存料と日持向上剤(シェルフライフ延長剤)に分類され，厚生労働大臣指定品か否かによって指定添加物と既存添加物に分けられる[1]．

4.1　指 定 添 加 物

過去においては，化学的合成品と天然物という概念があったが，平成 7 年の食品衛生法改正でこの概念はなくなり，すべてが食品添加物扱いとなった．この中でも厚生労働大臣指定品が指定添加物と呼ばれ，以前の化学的合成品と天然物の一部がこれに含まれる．他は既存添加物と呼ばれ，天然物の多くがここに分類される．

4.1.1　保　存　料

抗菌効果の高い添加物が保存料に分類され，これらがいわゆる合成保存料である．これらの使用基準を表 4.2 に示す[2]．各保存料でその抗菌性に特徴があり，表 4.3 に抗菌性の比較を示し[3]，表 4.4[6]および表 4.5[12]に抗微生物力データをまとめたものを示す．なお，これらの保存料を食品に使用した場合，用途名と物質名を併記しなければならない．

表 4.1 保存料および日持向上剤の分類

	指定添加物		既存添加物	
保存料	安息香酸 安息香酸ナトリウム ソルビン酸 ソルビン酸カリウム デヒドロ酢酸ナトリウム パラオキシ安息香酸イソブチル パラオキシ安息香酸イソプロピル パラオキシ安息香酸エチル パラオキシ安息香酸ブチル	パラオキシ安息香酸プロピル プロピオン酸 プロピオン酸カルシウム プロピオン酸ナトリウム 亜硫酸ナトリウム 次亜硫酸ナトリウム 二酸化硫黄 ピロ亜硫酸カリウム ピロ亜硫酸ナトリウム	エゴノキ抽出物 カワラヨモギ抽出物 酵素分解ハトムギ抽出物 しらこたん白抽出物	ツヤプリシン(抽出物) ペクチン分解物 ε-ポリリシン
日持向上剤（シェルフライフ延長剤）	グリセリン脂肪酸エステル (中鎖脂肪酸に限る) グリシン	酢酸（氷酢酸）および 酢酸ナトリウム チアミンラウリル硫酸塩	オレガノ抽出物 カラシ抽出物 カンゾウ油性抽出物 キトサン クローブ抽出物 クワ抽出物 酵素処理チャ抽出物 酵素処理リンゴ抽出物 シソ抽出物 ショウガ抽出物 セイヨウワサビ抽出物 セージ抽出物 チャ抽出物 トウガラシ水性抽出物	ニンニク抽出物 ピメンタ抽出物 ブドウ果皮抽出物 ブドウ種子抽出物 プロポリス抽出物 ペパー抽出物 ホコッシ抽出物 モウソウチク乾留物 モウソウチク抽出物 ユッカフォーム抽出物 リゾチーム ローズマリー抽出物 ワサビ抽出物

文献 1) を改変.

1) 安息香酸・安息香酸ナトリウム

安息香酸は天然に存在する抗菌性物質で，安息香(アンソクコウノキの樹脂)，スモモ，ニッケイなどに含まれる．その作用機作についてはいくつかの報告があり，膜構造に結合し，その選択的透過性を変化させ，膜機能障害を起こさせる，酵素群の活性に阻害を与える，などが考えられている[3-5]．

pH によって抗菌効果が左右され，酸性下で，多くの菌に対し発育阻止効果を示す．pH 5.5 以上になるとカビ，酵母に対する抗菌効果がかなり低下する．したがって，酸性側の食品により効果的である．

安息香酸は水に溶けにくいため(溶解度 0.36 %：25℃)，熱湯，エタノール，プロピレングリコールにあらかじめ溶解して使用するか，安息香酸ナトリウム(34.6 %：20℃)を使用する．水やその他の揮発性溶媒と共存すると，

表 4.2　保存料に分類される指定添加物の使用基準[2)]

品名	使用基準		
	対象食品	使用量の最大限度	使用制限
ソルビン酸 ソルビン酸カリウム		ソルビン酸として	
	チーズ	3.0g/kg （プロピオン酸またはその塩類を併用する場合は，プロピオン酸としての使用量との合計量が3.0g/kg）	
	魚肉ねり製品（魚肉すり身*を除く），鯨肉製品，食肉製品，うに	2.0g/kg	
	いかくん製品，たこくん製品	1.5g/kg	
	魚介乾製品（いかくん製品及びたこくん製品を除く），フラワーペースト類*，煮豆，あん類，つくだ煮，みそ，たくあん漬*，かす漬，こうじ漬*，塩漬*，しょう油漬及びみそ漬の漬物，キャンデッドチェリー*，ジャム，シロップ，ニョッキ*	1.0g/kg	みそ漬の漬物にあっては，原料のみそに含まれるソルビン酸及びその塩類の量を含めて1.0g/kg
	菓子の製造に用いる果実ペースト*及び果汁(濃縮果汁を含む)	1.0g/kg （ソルビン酸カリウムに限る）	
	マーガリン	1.0g/kg （安息香酸またはその塩類を併用する場合は，安息香酸としての使用量との合計量が1.0g/kg）	
	ケチャップ，干しすもも，酢漬の漬物，スープ(ポタージュスープを除く)，たれ，つゆ	0.50g/kg	
	甘酒（3倍以上に希釈して飲用するものに限る)，はっ酵乳（乳酸菌飲料の原料に供するものに限る），乳酸菌飲料（乳酸菌飲料の原料に供するもので殺菌したものを除く）	0.30g/kg	
	果実酒，雑酒	0.20g/kg	
	乳酸菌飲料(殺菌したものを除く)	0.050g/kg	
安息香酸		安息香酸として	
	キャビア	2.5g/kg	
	マーガリン	1.0g/kg （ソルビン酸またはその塩類を併用する場合は，ソルビン酸としての使用量との合計が1.0g/kg）	
	清涼飲料水，シロップ，しょう油	0.60g/kg	
安息香酸ナトリウム		安息香酸として	
	キャビア	2.5g/kg	
	菓子の製造に用いる果実ペースト*及び果汁(濃縮果汁を含む)	1.0g/kg	
	マーガリン	1.0g/kg （ソルビン酸またはその塩類を併用する場合は，ソルビン酸としての使用量との合計が1.0g/kg）	
	清涼飲料水，シロップ，しょう油	0.60g/kg	
デヒドロ酢酸ナトリウム		デヒドロ酢酸として	
	チーズ，バター，マーガリン	0.50g/kg	

品名	使用基準		
	対象食品	使用量の最大限度	使用制限
パラオキシ安息香酸エチル パラオキシ安息香酸プロピル パラオキシ安息香酸イソプロピル パラオキシ安息香酸ブチル パラオキシ安息香酸イソブチル		パラオキシ安息香酸として	
	しょう油	0.25g/L	
	果実ソース	0.20g/kg	
	酢	0.10g/L	
	清涼飲料水，シロップ	0.10g/kg	
	果実及び果菜の表皮	0.012g/kg	
プロピオン酸 プロピオン酸ナトリウム プロピオン酸カルシウム		プロピオン酸として	
	チーズ	3.0g/kg （ソルビン酸またはその塩類を併用する場合は，ソルビン酸としての使用量との合計量が3.0g/kg）	
	パン，洋菓子	2.5g/kg	
亜硫酸ナトリウム（結晶）(無水) 次亜硫酸ナトリウム 二酸化硫黄 ピロ亜硫酸カリウム ピロ亜硫酸ナトリウム		二酸化硫黄としての最大残存量	使用基準に従って当該添加物を使用したかんぴょう，乾燥果実等左にあげた食品を用いて製造加工された「その他の食品」であって二酸化硫黄としての残存量が0.030g/kg 以上残存している場合は，その残存量 ごま，豆類及び野菜に使用してはならない
	かんぴょう	5.0g/kg	
	乾燥果実（干しぶどうを除く）	2.0g/kg	
	コンニャク粉	0.90g/kg	
	ゼラチン，乾燥マッシュポテト	0.50g/kg	
	果実酒（果実酒の製造に用いる酒精分1容量パーセント以上を含有する果実搾汁及びこれを濃縮したものを除く），雑酒	0.35g/kg	
	糖蜜，キャンデッドチェリー*	0.30g/kg	
	糖化用タピオカでんぷん	0.25g/kg	
	水あめ	0.20g/kg	
	天然果汁（5倍以上に希釈して飲用に供するもの）	0.15g/kg	
	甘納豆，煮豆，えび，冷凍生かに	0.10g/kg（えびにあってはそのむき身について）	
	その他の食品 （キャンデッドチェリーの製造に用いるさくらんぼ，ビールの製造に用いるホップ並びに果実酒の製造に用いる果汁，酒精分1容量パーセント以上を含有する果実搾汁及びこれを濃縮したものを除く）	0.030g/kg	

* 魚肉すり身とは，魚介類を処理し，採肉し，これをひき肉にしたのち，水晒脱水等を行い，そのまま，または調味料等を加えて，擂潰（荒擂）したものをいう.
* フラワーペースト類とは，小麦粉，でんぷん，ナッツ類もしくはその加工品，ココア，チョコレート，コーヒー，果肉，果汁，いも類，豆類または野菜類を主原料とし，これに砂糖，油脂，粉乳，卵，小麦粉等を加え，加熱殺菌してペースト状とし，パンまたは菓子に充てんまたは塗布して食用に供するものをいう.
* たくあん漬とは，生大根または干し大根を塩漬にしたのち，調味料，香辛料，色素等を加えたぬかまたはふすまで漬けたものをいう．ただし，一丁漬たくあん，早漬たくあんを除く.
* こうじ漬の漬物とは，原料の食品を塩漬にした後，これをこうじまたは甘酒を含む調味料や色素の混合物に漬けたものをいう.
* 塩漬の漬物とは，野菜等をそのまま，または前処理したのち，塩を主とした材料で漬け込んだもの及び一夜漬（生野菜等(湯通しを経た程度のものを含む)を塩を主とした材料で12時間から48時間漬け込んだものをいう）をいう.
* キャンデッドチェリーとは，除核したさくらんぼを砂糖漬にしたものまたは，これに砂糖の結晶を付けたもの，もしくはこれをシロップ漬にしたものをいう.
* ニョッキとは，ゆでたじゃがいもまたは小麦粉等を原料とし，通常，団子状にしてゆでたものをいう.
* 果実ペーストとは，果実をすり潰し，または裏ごししてペースト状としたものをいう.

表 4.3 保存料の抗菌性比較[3)]

保存性	カビ	酵母	好気性胞子形成菌	嫌気性胞子形成菌	乳酸菌	グラム陽性菌無胞子	グラム陰性菌無胞子	備考
安息香酸	○	○	○	○	○	○	○	酸性ほど有効 pH 6 以上で実用性なし
ソルビン酸	◎	◎	○	×	×	○	○	酸性ほど有効 pH 7 以上で実用性なし
デヒドロ酢酸	◎	◎	○	△	○	○	○	酸性ほど有効 カビ，酵母に強力
パラオキシ安息香酸エステル	◎	◎	◎	○	○	◎	○	pH の影響なし 固形物の存在で効力低下
プロピオン酸	○	×	○	×	×	○	○	酸性ほど有効 効力は全般に弱い

◎：強力，○：普通，△：微弱，×：無効.

特に pH が低い場合，加熱などにより溶媒と共に揮散する性質がある．そこで，pH が低く，加熱する食品では，添加時期に注意する．さらに，安息香酸は，味盲物質であり，人によって閾値(いきち)が異なることを考慮し，添加量に注意する．

2) ソルビン酸・ソルビン酸カリウム

ソルビン酸は，ナナカマドという植物の未熟果実に存在する抗菌性物質である．その作用機作は，脂肪酸代謝の中間代謝物としてソルビン酸あるいはソルビン酸カリウムが異常蓄積した形で脱水素酵素系を阻害する[7)]ことと，酵素タンパク質の SH-基と反応し，SH-基を反応基とする酵素の活性を阻害する[8)]ことによるという報告がある．また，芝崎らは，タンパク質の合成を特異的に阻害することを認めている[9)]．

ソルビン酸も pH により抗菌効果が左右され，酸性下で効力が高い．乳酸菌，酢酸菌や嫌気性芽胞菌に対する効力は弱いが，その他の細菌，カビ，酵母に対する抗菌効果は高い．

ソルビン酸は水に対する溶解度が低く (0.16%：20℃)，さらに pH が低くなると結晶が析出する．そのため，エタノール，プロピレングリコール，酢酸などに溶解して添加するか，ソルビン酸カリウムを添加し，他の有機酸でpHを下げるなど，添加に工夫が必要な場合がある(つくだ煮，ジャムなど).

また，ソルビン酸は水蒸気と共に揮散するため，加熱工程のある食品では，均一分散できる程度の時間を残して，できるだけ最後に添加する．特にpHが低い食品では，さらに揮散しやすくなる．

ソルビン酸の抗菌効果は，前述したように代謝経路中の中間代謝物の異常蓄積という形であるため，その蓄積濃度が抗菌効力のポイントとなる．したがって，ある一定濃度より少なくなると微生物に代謝され，逆に栄養源となる．

3) デヒドロ酢酸ナトリウム

デヒドロ酢酸ナトリウムは金属イオンを封鎖するため(金属キレート作用)，金属イオンを必要とする酵素系の活性が阻害され，結果としてタンパク合成が阻害される[10]．これが作用機作と考えられている．

デヒドロ酢酸ナトリウムも酸型の保存料であり，pHによって抗菌効果が左右され，酸性下で効力が高くなる．しかし，酸型の保存料の中では最も解離しにくく，中性に近いpHでもある程度の抗菌力を示す．乳酸菌や嫌気性芽胞菌の中には，ほとんど無効な菌株があるが，その他のグラム陽性菌，カビ，酵母に対して効果がある．グラム陰性菌に対する効果は弱い．

水に対する溶解度は高い(約25%：20℃).

4) パラオキシ安息香酸エステル類(エチル，プロピル，イソプロピル，ブチル，イソブチル)

細胞膜の破壊，細胞タンパク質の変性，補酵素との拮抗，核酸合成阻害などが作用機作と考えられている[9,11]．

パラオキシ安息香酸エステル類は，非解離型の保存料で，pHによって抗菌効果が左右されず，抗菌スペクトルは比較的広い．また，菌体内に一定量以上移行することによって発育阻害を起こすため，菌体内への移行率が抗菌力の強さとなる．アルキル基の炭素数が多くなると親油性が高くなり，菌体への移行率が上昇し，抗菌力も高くなる．したがって，ブチルエステルの抗菌力が最も高く，エチルエステルの抗菌力が最も低くなる．しかし，逆に親油性が高くなると水への溶解度は低下することになり，水系への分散性が悪

表 4.4　安息香酸，ソルビン酸，デヒドロ酢酸，プロピオン酸

被検微生物	安息香酸 (μg/ml)					ソルビン酸 (μg/ml)				
	pH 3.0	pH 4.5	pH 5.5	pH 6.0	pH 6.5	pH 3.0	pH 4.5	pH 5.5	pH 6.0	pH 6.5
Asp. niger（クロカビ）	125	1 000	>2 000	>2 000		250	500	2 000	>2 000	
Asp. oryzae（コウジカビ）	125	500		>2 000		125	250		>2 000	
Asp. glaucus（アオコウジカビ）								500	1 000	2 000
Pen. roqueforti（アオカビ）	62.5	1 000	>2 000	>2 000		125	500		>2 000	
Pen. expansum（アオカビ）								500	1 000	1 000
Rhiz. nigricans（クモノスカビ）	125	500	>2 000	>2 000		62.5	250	1 000	1 000	2 000
Mucor pusillus（ケカビ）	125	500	>2 000	>2 000		62.5	250	1 000	2 000	2 000
Sac. cerevisiae（ビール，パン酵母）	125	500	2 000	>2 000	>2 000	125	250	500	2 000	>2 000
Sac. rouxii（耐浸透圧酵母）		500	2 000	2 000	>2 000		250	500	1 000	1 000
Debaryomyces globosus（耐浸透圧酵母）	250	1 000	>2 000	>2 000		250	500	2 000	2 000	>2 000
Torula utilis（耐浸透圧酵母）								1 000		
Pichia membranaefaciens（産膜酵母）	250	500	1 000	>2 000		125	250	500	2 000	2 000
Hansenula anomala（産膜酵母）	125	500	>2 000	>2 000		62.5	250	500	1 000	1 000
Acetobacter aceti（酢酸菌）		2 000	2 000	>2 000			2 000	2 000	>2 000	
St. lactis（乳酸球菌）		250	2 000	>2 000			1 000	2 000	2 000	>2 000
Ped. lindneri（乳酸球菌）		2 000	>2 000	>2 000			>2 000	>2 000	>2 000	
Lact. acidophilus（乳酸桿菌）		2 000	2 000	>2 000			>2 000	>2 000	>2 000	
Leuc. mesenteroides（粘液菌）		500	4 000	4 000	>4 000		1 000	>2 000	>2 000	
B. subtilis（好気性胞子形成菌）			500	1 000	4 000			1 000	1 000	2 000
B. cereus（好気性胞子形成菌）			500					500	1 000	2 000
B. firmus（好気性胞子形成菌）									1 000	2 000
B. coagulans（好気性胞子形成菌）			1 000	>2 000	>4 000			1 000	2 000	2 000
B. megaterium（好気性胞子形成菌）			500	1 000	2 000			500	1 000	2 000
M. subflavus（グラム陽性球菌）				1 000	2 000				2 000	2 000
Staph. aureus（グラム陽性球菌）			1 000					1 000		
Ps. fluorescens（グラム陰性桿菌）										
Ps. shuylkilliensis（グラム陰性桿菌）				2 000	>2 000				2 000	
Ach. liquidum（グラム陰性桿菌）			2 000					1 000		
Pr. vulgaris（グラム陰性桿菌）			500	2 000	>2 000			1 000	2 000	>2 000
E. coli（グラム陰性桿菌）			2 000					2 000		
Ser. marcescens（グラム陰性桿菌）			2 000					2 000		
Cl. sporogenes（嫌気性胞子形成菌）				>2 000					>2 000	
Cl. butyricum（嫌気性胞子形成菌）				2 000	>2 000				>2 000	

注）原報の数値は希釈倍数で示してあるが，ここでは濃度に換算してある．

くなる．このため，効果面から抗菌効力の高いブチルエステルを使用する場合，分散性を考慮し，アルコール，酢酸，アルカリ溶液にあらかじめ溶解して使用する．また，いくつかのエステルを配合することにより，水溶性，分散性を向上させた製剤が使用される．

およびピロ亜硫酸カリウムの抗微生物力（最小発育阻止濃度）[6)]

ピロ亜硫酸カリウム(μg/ml)			デヒドロ酢酸（μg/ml）					プロピオン酸（%）					
pH 3.0	pH 4.5	pH 6.0	pH 3.0	pH 4.5	pH 5.5	pH 6.0	pH 6.5	pH 3.0	pH 4.5	pH 5.0	pH 5.5	pH 6.0	pH 6.5
62.5	1 000	>2 000	62.5	125	250	500	1 000	0.1	0.2		0.2	>0.4	
			31.25	125		250	500	0.1	0.4		0.4	>0.4	
<31.25	250	2 000						0.1	0.2		0.4	>0.4	
			31.25	125		250	500	0.2	0.4		>0.4		
									0.2	0.4	0.4	>0.4	
<31.25	500	2 000						0.05	0.2		0.2	>0.4	
<31.25	500	2 000						0.05	0.1	0.2	0.2	>0.4	
62.5	1 000	>2 000	125	250	500	1 000	1 000	0.4	0.4	1.0	>1.0	>1.0	
<31.25	500	2 000						0.1	0.4		>0.4	>0.4	
62.5	1 000	>2 000	62.5	125	250	500	500	0.1	>0.4		>0.4	>0.4	
125	2 000	>2 000						0.1	>0.4		>0.4	>0.4	
	250	500							>0.4		>0.4	>0.4	
	125	500							0.4		>0.4	>0.4	
	125	500							>0.4		>0.4	>0.4	
	62.5	250		2 000	>2 000	>2 000	>2 000		>0.4		>0.4	>0.4	
										0.06			
					250	1 000	4 000				0.1	0.25	0.5
											0.2	0.4	
		250～500											
					500	1 000	2 000				0.4	0.5	1.0
											0.025	0.4	>0.4
						500	1 000				0.2	0.4	>0.4
					500	500	1 000			0.025	0.2		
											0.05	0.1	0.4
		500～1 000								0.025	0.1		
											0.1	0.25	
					2 000	2 000	2 000				0.2		
											0.2		
						2 000	>2 000						

5) プロピオン酸・プロピオン酸ナトリウム・プロピオン酸カルシウム

プロピオン酸は，微生物の代謝物としてチーズ，みそ，しょうゆなど発酵食品での存在が知られている．その作用機作としては，細胞膜の破壊，酵素に対する拮抗阻害が考えられている[3)]．

表 4.5　パラオキシ安息香酸エステルの抗微生物力（最小発育阻止濃度：%）[12)]

被検微生物	メチル	エチル	プロピル	ブチル
Aspergillus niger ATCC 10254	0.1	0.04	0.02	0.02
Penicillium digitatum ATCC 10030	0.05	0.025	0.0063	0.0032
Rhizopus nigricans ATCC 6227A	0.05	0.025	0.0125	0.0063
Trichoderma lignorum ATCC 8678	0.025	0.013	0.0125	0.0063
Chaetomium globosum ATCC 6205	0.05	0.025	0.0063	0.0032
Trichophyton mentagrophyes ATCC 9533	0.016	0.006	0.004	0.002
Trichophyton rubrum ATCC 10218	0.016	0.008	0.004	0.002
Candida albicans ATCC 10331	0.1	0.1	0.0125	0.0125
Saccharomyces cerevisiae ATCC 9763	0.1	0.05	0.0125	0.0063
Saccharomyces pastorianus ATCC 2366	0.1	0.05	0.0125	0.0063
Bacillus subtilis ATCC 6633	0.2	0.1	0.025	0.0125
Bacillus cereus var. *mycoides* ATCC 6462	0.2	0.1	0.0125	0.0063
Staphylococcus aureus ATCC 6538 P	0.4	0.1	0.05	0.0125
Sarcina lutea	0.4	0.1	0.05	0.0125
Klebsiella pneumoniae ATCC 10031	0.1	0.05	0.025	0.0125
Escherichia coli ATCC 9637	0.2	0.1	0.1	0.4
Salmonella typhosa	0.2	0.1	0.1	0.1
Salmonella shottmuelleri	0.2	0.1	0.05	0.1
Proteus vulgaris ATCC 8427	0.2	0.1	0.05	0.05
Aerobacter aerogenes ATCC 8308	0.2	0.1	0.1	0.4

脂肪酸系の抗菌剤は，脂肪酸の炭素数に比例して抗菌力が高くなる．プロピオン酸の抗菌力は，ソルビン酸や酪酸より弱く，酢酸より強い．また，酸型の保存料であるため，pH によって抗菌効果が左右され，酸性下で効力が高くなるが，全体的に効力は弱い．好気性芽胞菌やカビに対しては，ある程度の効力を有するが，乳酸菌，酢酸菌，酵母に対する抗菌効果はほとんどない．逆にこの特性から，発酵を阻害せず，ロープ菌（*Bacillus subtilis*）による腐敗やカビによる変敗を防止することができる．

パンにナトリウム塩を使用すると，生地がアルカリ性になり，発酵が遅れる傾向となる．そのため，パンにはカルシウム塩が使用される．また，カルシウム塩はパンを強化する．洋菓子では膨張剤を使用するため，カルシウム塩を使用すると膨張剤と反応し，炭酸カルシウムを生じ，炭酸ガスの発生力低下，膨らみの減少，生地の硬化などの品質低下を招く場合がある．したがって，洋菓子ではナトリウム塩が使用される．カルシウム塩，ナトリウム塩いずれも水によく溶け，使用しやすい（プロピオン酸ナトリウム：約 28%,

プロピオン酸カルシウム：約50%)．また，熱や光に対しても安定である．

6) 亜硫酸塩類

亜硫酸塩類は，食品に使用される場合，抗菌目的よりも食品の漂白を目的として使用されるケースが多い．作用機作は，その強い還元作用による．

亜硫酸塩類もpHによって抗菌効果が左右され，酸性下で効力が高くなる．安息香酸やソルビン酸同様，イオン化しているHSO_3^-やSO_3^{2-}には効力がなく，非解離状態にあるH_2SO_3や遊離のSO_2のみが抗微生物作用を示す．細菌類に対して抗菌効果が高く，次いでカビに対して効力が高い．酵母に対する抗菌効果はやや弱い．

水に溶けやすいが，加熱や真空処理によるSO_2の揮散，空気中の酸素による酸化，酸化剤(過酸化水素，亜塩素酸塩など)との反応により硫酸塩になり，効力が低下する．ブドウ糖，果糖やアルデヒドなどの物質と付加化合物や複塩を生成し，効力が低下する場合もある．したがって，使用時にはこれらのことを考慮に入れておく必要がある．また，金属が存在すると還元され，硫化水素を発生し，食品に変色などの悪変を起こさせるので注意する．

4.1.2 日持向上剤(シェルフライフ延長剤)

抗菌効果はあるが，保存料までの効果のない添加物が日持向上剤である．食品に添加した場合，物質名を表示することになっている．

1) グリセリン脂肪酸エステル(中鎖脂肪酸に限る)

グリセリン脂肪酸エステルは，脂肪酸とグリセリンをエステル反応させたものである．エステルにすることによって脂肪酸特有の臭いが軽減され，若干ではあるが抗菌力が向上する．また，エステル型になっているため，その抗菌効果はpHの影響を受けにくいと思われるが，効力の主体が脂肪酸と考えられるため，実際には多少pHによって抗菌効果が左右され，酸性下の方が効力が高くなる．また，脂肪酸の炭素数が多くなるにつれて基本的に抗菌力は向上する傾向にあるが，微生物の種類によって異なり，一概には言えない．カビ，酵母に対しては，カプリン酸モノグリセリドが効果的であり，グラム陽性菌に対しては，カプリン酸モノグリセリド，ラウリン酸モノグリセリドが効果的である．しかし，グラム陰性菌に対しては抗菌効果が弱い．食

表 4.6　低級脂肪酸モノグリセリドの抗微生物力(最小発育阻止濃度：ppm)[13]

供　試　菌	C_8M	$C_{10}M$	$C_{12}M$
Aspergillus niger ATCC 6275	2 000	500	>4 000
Asp. niger ATCC 9642	2 000	250	>4 000
Asp. flavus ATCC 9643	4 000	>4 000	>4 000
Asp. terreus PQMD 82 J	4 000	>4 000	>4 000
Penicillium citrinum ATCC 9849	4 000	250	>4 000
Pen. luteum ATCC 9644	2 000	250	>4 000
Rhizopus nigricans S. N. 32	4 000	>4 000	>4 000
Mucor spinescens IAM Mu 32	>4 000	>4 000	>4 000
Cladosporium herbarum IAMF 517	250	125	2 000
Pullularia pullulans IAMF 24	2 000	250	2 000
Tricoderma T-1 ATCC 9645	2 000	250	<31.25
Chaetomium globosum ATCC 6205	500	125	<31.25
Fusarium moniriforme USDA 1 004.1	2 000	500	>4 000
Lactobacillus vulgaricus	2 000	1 000	>4 000
Bacillus subtilis PC 129	1 000	250	<31.25
Micrococcus flavus 8276	2 000	250	<31.25
Staphylococcus aureus 209P	2 000	250	62.5
Staph. epidermidis 72r	2 000	250	62.5
Enterobacter aerogenes IAM 1183	2 000	250	>4 000
Pseudomonas aeruginosa 347	>4 000	>4 000	>4 000
Escherichia coli O 55	2 000	>4 000	>4 000
Salmonella enteritidis 1891	2 000	>4 000	>4 000
Serratia marcescens IFO 12468	4 000	>4 000	>4 000
Proteus vulgaris HX-19	1 000	125	<31.25

C_8M：カプリル酸モノグリセリド，$C_{10}M$：カプリン酸モノグリセリド，$C_{12}M$：ラウリン酸モノグリセリド．

品に添加した場合，デンプンがあるとこれに吸着され，効力が低下する場合がある．抗菌効果の例を表 4.6 に示す[13]．

2)　グ　リ　シ　ン

グリシンは，エビ，カニのうま味成分として知られているアミノ酸である．その作用機作は，細胞壁の生合成に関与し，これを阻害する[14,15]と考えられる．抗菌効果の例を表 4.7 に示す[16]．

細菌は 2～5%程度の濃度で生育が抑制される．グラム陽性菌とくに芽胞形成菌に対して有効であり，芽胞の発芽抑制効果もある．カビ，酵母に対しては効力が弱い．また，水酸基を持つアミノ酸(セリン，スレオニン)と併用効果があり，抗菌効果が向上する．

表 4.7　グリシンの抗微生物力[16)]

微生物	グリシン濃度（%）								
	0	0.2	0.4	0.6	0.8	1	2	5	10
E. coli AJ-2594	+++	+++	+++	+++	+	+	+	−	−
Ps. aeruginosa AJ-2116	+++	+++	+++	+++	+++	+++	+++	−	−
Ps. taetrolens AJ-2086	+++	+++	+++	+++	+++	+++	+++	−	−
F. ferrugineum AJ-2501	++	++	++	+	−	−	−	−	−
Flavobacterium sp. AJ-2503	+++	+++	+++	+++	+++	++	−	−	−
Ach. delmarvae AJ-2405	+++	+++	+++	+++	+++	±	−	−	−
Al. metalcaligenes AJ-2557	+++	+++	+++	+++	+++	±	−	−	−
Brev. helvolum AJ-1662	+++	+++	+++	+++	±	−	−	−	−
Brev. ammoniagenes AJ-1665	+++	+++	+++	+++	+++	+++	+++	−	−
Arth. tumescens AJ-1672	++	++	++	++	++	++	±	−	−
S. lutea subsp. *flava* AJ-1676	+++	+++	+++	+++	+++	+++	+++	−	−
Staph. aureus AJ-1056	+++	+++	+++	+++	+++	+++	+++	++	−
M. luteus AJ-1001	++	++	++	++	++	++	−	−	−
Pen. crustosum M-163-3	++	++	++	++	++	++	++	++	++
Asp. niger AJ-7168	++	++	++	++	++	++	++	++	++
Mucor mucedo AJ-6258	++	++	++	++	++	++	++	++	++
C. guilliermondii AJ-4516	+++	+++	+++	+++	+++	+++	+++	+++	+++
T. cutaneum AJ-4817	+++	+++	+++	+++	+++	+++	+++	+++	++
R. rubra AJ-4841	+++	+++	+++	+++	+++	+++	+++	+++	++
B. alvei AJ-1281	++	++	++	++	++	++	+	−	−
B. brevis AJ-1282	+++	+++	+++	+++	+++	+++	±	−	−
B. cereus AJ-1265	+++	+++	+++	+++	+++	+++	+++	+++	−
B. cereus var. *mycoides* AJ-1269	+++	+++	+++	+++	+++	+++	±	−	−
B. circulans AJ-1284	+++	+	+	+	±	±	−	−	−
B. coagulans AJ-1368	++	++	++	++	++	±	−	−	−
B. coagulans AJ-1369	++	++	++	++	+	±	−	−	−
B. firmus AJ-1287	+++	+++	+++	++	++	+	−	−	−
B. laterosporus AJ-1317	++	++	++	++	++	++	++	±	−
B. licheniformis AJ-1352	+++	+++	+++	+++	+++	+++	±	−	−
B. macerans AJ-1288	++	++	±	−	−	−	−	−	−
B. megaterium AJ-1272	+++	+++	+++	+++	+++	++	−	−	−
B. polymyxa AJ-1278	++	++	+	+	−	−	−	−	−
B. pulvifaciens AJ-1353	+++	+++	+++	++	++	++	−	−	−
B. pumilus AJ-1280	+++	+++	+++	+++	+++	++	+	−	−
B. simplex AJ-1357	+++	+++	+++	+++	+++	+++	+	−	−
B. sphericus AJ-1279	+++	+++	+++	+++	+++	+++	−	−	−
B. subtilis AJ-1245	+++	+++	++	++	+	+	−	−	−
B. subtilis AJ-1307	+++	+++	+++	++	+	+	−	−	−
B. subtilis AJ-1311	+++	+++	+++	+++	+++	+++	+	−	−
B. subtilis AJ-3010	+++	+++	+++	+++	+++	+++	−	−	−

+++：1日以内で増殖，++：2日以内で増殖，+：3日以内で増殖，±：4日後わずかに増殖，−：4日後未増殖.

表 4.8　酢酸の抗微生物力（最小発育阻止濃度：％）[17]

供試菌株	pH 4.0	pH 4.5	pH 5.0	pH 5.5	pH 6.0	pH 6.5	pH 7.0
乳　酸　菌							
L. casei	0.5	0.5	2.0	3.5	>5.0	>5.0	>5.0
L. brevis	0.5	1.5	2.5	4.5	>5.0	>5.0	>5.0
L. helveticus	0.125	0.25	1.0	2.5	3.0	3.5	4.5
L. bulgaricus	NG	NG	0.125	0.25	3.5	3.5	4.5
L. derbruekii	4.0	0.125	1.0	1.5	3.5	4.5	>5.0
L. pentosus	0.5	0.5	1.5	2.5	3.5	4.0	4.0
S. faecalis	NG	0.5	1.5	1.5	3.5	4.0	>5.0
P. pentosaceus	0.25	0.5	1.5	3.0	4.0	4.0	4.5
L. mesenteroides	0.5	0.5	1.5	2.5	>5.0	4.5	4.0
一 般 細 菌							
E. coli	0.5	0.5	1.5	2.5	3.5	3.5	3.5
B. subtilis	NG	0.5	1.0	2.5	3.5	3.5	3.5
B. licheniformis	NG	NG	0.05	0.25	0.5	0.5	2.0
B. cereus	NG	0.125	0.25	0.5	1.5	2.5	3.5
S. marcescens	0.125	0.125	0.5	1.5	3.0	4.5	>5.0
S. aureus	NG	0.125	0.5	0.5	3.0	4.5	>5.0
酵母とカビ							
S. cerevisiae	0.5	0.5	1.5	2.5	>5.0	>5.0	>5.0
H. anomala	0.25	0.5	1.0	1.5	3.5	4.5	>5.0
D. hansenii	0.125	0.25	0.5	1.0	2.5	3.5	>5.0
T. candida	0.125	0.25	0.5	1.0	2.5	3.5	>5.0
C. krusei	0.5	1.0	2.0	2.5	3.0	4.0	>5.0
R. rubra	0.125	0.5	1.0	2.0	2.5	3.5	>5.0
A. oryzae	0.05	0.05	0.125	0.25	3.5	4.0	4.5
P. oxalicum	0.125	0.25	0.5	0.5	4.5	4.5	>5.0

NG：この pH で発育が見られなかった．

3)　酢酸（氷酢酸）・酢酸ナトリウム

酢が昔から食品の保存に利用されているように，酢酸には抗菌力がある．抗菌効果の例を表 4.8 に示す[17]．

有機酸の中では，酢酸は抗菌効果が高い．脂肪酸同様 pH によって抗菌力が変化し，pH の低い方が高い抗菌性を示す．グラム陰性好気性桿菌，グラム陰性通性嫌気性菌，グラム陽性好気性有胞子桿菌に対して効果が高い．また，酸そのものの抗菌力以外に pH 低下による微生物生育抑制効果も期待できる．

4)　チアミンラウリル硫酸塩

ラウリル基が親油基，硫酸基が親水基となり，界面活性剤としての性質を

表 4.9 チアミンラウリル硫酸塩の抗微生物力[18,19]

供試菌 (pH 5.0)	チアミンラウリル硫酸塩濃度					
	0.00006%	0.000125%	0.00025%	0.0005%	0.001%	0.002%
Bacillus	−	−	−	−	−	−
Staphylococcus	+	±	−	−	−	−
Streptococcus	+	−	−	−	−	−
Lactobacillus	+	+	−	−	−	−
Pseudomonas	±	−	−	−	−	−
Debaryomyces	+	+	+	+	±	−
Aspergillus	+	±	−	−	−	−
Mucor	+	±	−	−	−	−

供試菌	0	1/6000	1/7000	1/8000	1/9000
	pH3 4 5 6 7 8	3 4 5 6 7 8	3 4 5 6 7 8	3 4 5 6 7 8	3 4 5 6 7 8
Asp. niger	＋＋＋＋＋＋		−−−＋＋＋	−−−＋＋＋	−−＋＋＋＋
Asp. oryzae	＋＋＋＋＋＋		−−−−＋＋	−−−＋＋＋	−−−＋＋＋
Pen. sp.	＋＋＋＋＋＋	−−−−＋＋	−−−＋＋＋	−−−＋＋＋	
Pen. sp.	＋＋＋＋＋＋	−−−−＋＋	−−−＋＋＋	−−−＋＋＋	
Pen. notatum	＋＋＋＋＋＋	−−−−−＋	−−−＋＋＋	−−−＋＋＋	

＋：発育，−：発育せず．

持つ．このラウリル基が抗菌作用の主体と考えられ，界面活性剤の形にもかかわらず，その抗菌力は pH に左右され，酸性側で強い抗菌力を示す．抗菌効果の例を表 4.9 に示す[18,19]．

水に難溶(0.018%：20℃)であるため，アルコール，酢酸，プロピレングリコールなどの溶媒に溶解して使用する．また，ビタミン B_1 臭があり，添加量の規制を受けるなどの問題もある．しかし，最近，低臭化したタイプや溶解性を改善したタイプが商品化されている．

アルコールとの併用で相乗効果が認められており[20]，しょうゆ，漬物(梅漬け)などでは，pH 調整およびアルコールとの併用が行われている．

4.2 既 存 添 加 物

指定添加物以外の添加物が既存添加物になる．既存添加物も抗菌効果面から保存料と日持向上剤に分類される．

4.2.1 保　存　料

保存料に分類される既存添加物の主なものの特徴を以下に示す．また，各保存料の抗微生物力データをまとめたものを表 4.10 に示す[22-25]．

1) しらこたん白抽出物(プロタミン)

プロタミンは，ニシン，サケ，カツオなどの精巣(しらこ)に存在する核タンパク質で，アルギニンを約 70%含んでいる．その作用機作は，細菌細胞の溶菌，原形質膜との結合による細胞壁ペプチドグリカンの合成阻害および呼吸系阻害などが考えられる[21]．

細菌ではグラム陰性菌よりも *Bacillus* や乳酸菌などのグラム陽性菌に対して効果が高い．カビ，酵母に対しては効力が弱いが，発育抑制効果は見られる．また，抗菌力は pH により多少変動し，微酸性からアルカリ性領域で効果が高くなり，安定している．酸性側ではやや抗菌力が低下する．熱に対する安定性は高く，120℃，30 分加熱でも抗菌力はほとんど低下しない．

他剤(グリシン，酢酸ナトリウムなど)との併用効果があり，抗菌スペクトルを広げることができる．脱酸素剤との併用効果も認められる場合がある．また，凍結あるいは加熱との併用により，プロタミンの効果を向上させることができる．凍結の場合，凍結時の細胞表面の損傷にプロタミンの溶菌作用が加わり，細胞内成分の漏出，細胞膜代謝障害が促進されると考えられ，加熱の場合もプロタミンの溶菌作用に加熱損傷が相乗的に加わり，加熱殺菌の向上，保存性向上の効果が得られる．

しかし，ポリカチオン(塩基性)で反応性が高いため，金属イオン，重合リン酸塩，核酸系調味料，酸性多糖類(アルギン酸など)などと反応し，効力が低下する．したがって，食品成分によっては，反応により効力が低下することがあるので注意する必要がある．デンプン系，乳系，卵系などの食品では効果的に使用できるが，肉系のものでは効果が薄れることがある．

2) ε-ポリリシン

ε-ポリリシンは，放線菌(ストレプトミセス・アルブルス)の生産する抗菌性物質で，L-リシンを基質として 25～30 個鎖状に結合した塩基性のポリペプチドである．

細菌に対しては，1 ～ 16ppm という低い MIC(最小発育阻止濃度)を示す

表 4.10 プロタミン，ε-ポリリシン，ツヤプリシンおよびペクチン分解物製剤の抗微生物力（最小発育阻止濃度）

供試菌株	プロタミン[22]*1 (μg/ml)					ε-ポリリシン[23] (mg/l)	ツヤプリシン[24] (μg/ml)				ペクチン分解物製剤[25]*2 (%)	
	pH 5	pH 6	pH 7	pH 8	pH 9		合成品	タイワンヒノキ由来	アオモリヒバ由来粗結晶	アオモリヒバ由来精製品	pH 5.5	pH 6.0
〔グラム陰性細菌類〕												
Escherichia coli						50					<0.2	<0.2
E. coli ATCC 25922	15.6	15.6	15.6	7.8	7.8		100	100	100	100		
Enterobacter cloacae ATCC 23355	31.3	15.6	15.6	15.6	15.6							
Salmonella typhimurium						16					<0.2	<0.2
Sal. typhimurium ATCC 14028	62.5	31.3	15.6	15.6	15.6							
Sal. typhi Jin-3	62.5	31.3	15.6	15.6	7.8							
Sal. enteritidis 1891	15.6	15.6	7.8	7.8	7.8							
Yersinia enterocolitica II D 981	31.3	31.3	31.3	31.3	15.6							
Pseudomonas aeruginosa						<3						
Ps. aeruginosa ATCC 27853	62.5	15.6	15.6	15.6	15.6		200	200	200	200		
Serratia marcescens							100	100	100	100		
Proteus mirabilis							100	100	100	100		
Klebsiella pneumoniae							100	100	50	100		
Campylobacter jejuni						100						
〔グラム陽性細菌類〕												
Staphylococcus aureus						12					<0.2	<0.2
Staph. aureus 209 P	7.8	7.8	7.8	2.0	2.0							
Staph. aureus ATCC 29213							100	100	100	100		
Staph. epidermidis ATCC 12228	7.8	7.8	7.8	2.0	2.0							
Streptococcus lactis						100					<0.2	0.6
St. faecalis ATCC 29212							100	100	100	100		
Lactobacillus brevis						10						
Lact. brevis IFO 3345	15.6	7.8	7.8	3.9								
Lact. buchneri IFO 3961										100		
Leuconostoc dextranicum IFO 3349	15.6	7.8	7.8	3.9						100		
Leuc. dextranicum IFO 3347										400		
Leuc. mesenteroides IFO 3426	15.6	7.8	7.8	7.8	3.9							
Micrococcus luteus						16						
Bacillus subtilis						3					<0.2	<0.2
B. subtilis IAM 1069	31.3	7.8	7.8	7.8	7.8							
B. subtilis ATCC 6633							50	50	50	50		
B. cereus						30						
B. cereus IAM 1029	62.5	31.3	31.3	15.6	7.8							
B. licheniformis IFO 12200	31.3	15.6	7.8	7.8	3.9							
B. stearothermophilus						5						
Clostridium perfringens							100	100	100	100		
Cl. sporogenes						32						
〔カビ類〕												
Aspergillus oryzae							25	50	25	25		
Asp. niger						250						
Penicillium decumbens											0.8	>0.8
〔酵母類〕												
Saccharomyces cerevisiae						50					<0.2	<0.2
Sac. cerevisiae IFO 0205	31.3	15.6	15.6	7.8	2.0							
Sac. cerevisiae K 7							12.5	12.5	12.5	12.5		
Candida utilis						<3						
Can. utilis IFO 0396	7.8	7.8										
Pichia membranaefaciens			7.8	7.8	7.8	<3						
Hansenula anomala						150						
Zygosaccharomyces rouxii						150						
Rhodotorula lactosa						25						

*1 培養条件：30℃・72時間，供試培地：ニュートリエントブロス．
*2 ノイペクチンL（ペクチン分解物製剤の商品名）処方：ペクチン分解物 28%，乳酸 14%，食品素材 58%．

が，酵母に対してはやや効力が弱くなる．カビに対してはほとんど無効である．抗菌力は pH による影響を受けにくく，広い pH 域で安定している．熱に対する安定性は高く，120℃，20 分加熱でも抗菌力はほとんど低下しない．

プロタミン同様，ポリカチオン(塩基性)で反応性が高いため，重合リン酸塩，酸性多糖類(アルギン酸など)などと反応，不溶化し，効力が低下する．

3)　ツヤプリシン(抽出物)

タイワンヒノキの油から分離された抗菌性物質である．ヒバ材などを原料として油を抽出，精製し，ツヤプリシン(ヒノキチオール)を得る．

抗菌スペクトルは広く，特に真菌に対する効果が高い．

一般の有機溶媒には溶解するが，水に難溶で揮散性がある．また，臭いが強く，鉄などの金属イオンと反応して分子内錯体を生成し，食品を変色させることがあるため，食品への直接添加がしにくい添加物である．

4)　ペクチン分解物

柑橘(かんきつ)果肉搾り粕などに含まれるペクチン(D-ガラクツロン酸が直鎖状に α-1,4 結合した高分子化合物で，ガラクトース，アラビノース，キシロースおよびラムノースを含む)をペクチナーゼで分解したもので，ガラクツロン酸およびオリゴガラクツロン酸が抗菌力の主体である．

非解離のカルボキシル基が弱い殺菌力を有し，これが抗菌力の主体となっている．したがって，ペクチンを分解することによってカルボキシル基の数を増やすと抗菌力が向上する．すなわち，ガラクツロン酸や短鎖長のオリゴガラクツロン酸を増やすことによって抗菌力が向上する．また，抗菌効力は pH の影響を受け，酸性側で効力が高くなる．さらに，エタノールとの併用効果も認められる．

4.2.2　日 持 向 上 剤

日持向上剤に分類される既存添加物の主なものの特徴を以下に示す．また，各日持向上剤の抗微生物力のデータ例をまとめたものを表 4.11 に示す[26-29,31,33-36]．

1) キトサン

キトサンは，カニ，エビの甲殻に含まれるキチンをアルカリ処理して得られるもので，グルコサミンがβ-1,4結合した塩基性多糖類の一種である．凝集剤，増粘剤としてよく使用されるが，キトサンには抗菌効果もある．

キトサンは，その分子内にアミノ基を持ち，ポリカチオンになっている．これが抗菌力に影響している．グラム陰性菌(大腸菌，サルモネラなど)，グラム陽性菌(黄色ブドウ球菌，乳酸菌，芽胞菌など)のいずれに対しても30～250ppmで発育を抑制することができる．また，カビに対しても抗菌力を示す．

しかし，pHが6以上になるとコロイド状になり，抗菌力が低下する．また，高分子物質と反応凝集し，沈殿を生ずるため，高タンパク，高デンプン食品では反応を生じ，抗菌力は低下する．したがって，使用対象食品に注意する必要がある．ソルビン酸カリウム，安息香酸ナトリウムなどとの併用効果がみられる．

2) カンゾウ油性抽出物

カンゾウ(甘草)からアセトン，エタノールなどで抽出される抗菌成分で，その主体はフラボノイドである．

グラム陽性菌(乳酸菌，芽胞菌など)には有効であるが，グラム陰性菌，カビ，酵母に対してはかなり効果が低い．

3) リゾチーム

卵白中に含まれるリゾチームは，細胞壁に存在する糖鎖のN-アセチルグルコサミンとN-アセチルムラミン酸のβ(1→4)型のグリコシド結合を切断(加水分解)する酵素(塩基性ポリペプチド)であり，その結果として溶菌を生じる．これがリゾチームの作用機作である．

グラム陽性菌に作用しやすく，特に好気性芽胞菌に有効である．ただし，菌種によって効果がばらつく．グラム陰性菌に対しては作用しにくい．

作用pHは3.5～9.0(至適pH 6～7)で比較的熱に強い．pH 3では，100℃，45分間の加熱に耐える．しかしpH 7では，100℃，10分で失活する(至適温度は45～55℃)．また，塩基性のタンパク質であるため，他の物質との相互作用で効果が左右される．グリシン，フィチン酸，エタノールなどとは相乗

表 4.11　日持向上剤の主剤の微生物に対する抗菌効果（最小発育阻止濃度）

供試菌	キトサン[26] (μg/ml)	カンゾウ油性抽出物製剤[27]*1 (ppm)	リゾチーム[28]*2 (μg/ml)	モウソウチク抽出物[29]*3 (μg/ml)	チャ抽出物[31] (ppm)	ユッカフォーム抽出物[33] (μg/ml)	香辛料抽出物[34] (%)				アリルイソチオシアネート[35,36] (μg/ml)	
							シナモン	クローブ	ローレル	オレガノ	ガス状	溶液状
〔グラム陽性細菌類〕												
Staphylococcus aureus	500						2.0	1.0	2.0	1.0		
Staphylococcus aureus IFO 3060						1 000						
Staphylococcus aureus FDA 209 P				200								
Staphylococcus aureus Smith											1.56	100
Staphylococcus aureus 307					500							
Staphylococcus epidermidis 401					250							
Bacillus subtilis	500	250	1.95				4.0	1.0	4.0	1.0		
Bacillus subtilis IFO 3007						1 000						
Bacillus subtilis PCI 219				100								
Bacillus subtilis ATCC 6633					2 000						1.56	6.25
Bacillus cereus		1 000	＞62.5									
Bacillus cereus ATCC 19637					＜250							
Bacillus licheniformis IFO 12200						1 000						
Bacillus polymyxa			1.95									
Bacillus megaterium			0.98									
Streptococcus mutans IFO 13955						＞1 000						
Streptococcus lactis		125										
Leuconostoc mesenteroides		125										
Lactbacillus acidophilus		125	＞62.5									
Lactbacillus plantarum IFO 3070						＞1 000						
Sarcina lutea ATCC 1001				400								
〔グラム陰性細菌類〕												
Escherichia coli	250	＞4 000					4.0	1.0	4.0	2.0		
Escherichia coli HUT 215						＞1 000						
Escherichia coli O 80				400								
Escherichia coli K 12					1 000						1.56	50
Salmonella typhi H-901 W				400								
Salmonella typhimurium							＞4.0	1.0	4.0	2.0		
Pseudomonas aeruginosa	400						＞4.0	2.0	4.0	＞4.0		
Pseudomonas aeruginosa IFO 3080				400								
Pseudomonas aeruginosa JCM 2776						＞1 000						
Pseudomonas aeruginosa P-2					1 000							
Pseudomonas saccharophila			＞62.5									
Proteus vulgaris		＞4 000					2.0	1.0	4.0	2.0		
Proteus vulgaris IFO 3851						1 000						
Proteus morganii							4.0	1.0	4.0	4.0		
Proteus morganii SANK 72062					＜250							

供試菌	キトサン[26] (μg/ml)	カンゾウ油性抽出物製剤[27]＊1 (ppm)	リゾチーム[28]＊2 (μg/ml)	モウソウチク抽出物[29]＊3 (μg/ml)	チャ抽出物[31] (ppm)	ユッカフォーム抽出物[33] (μg/ml)	香辛料抽出物[34] (%)				アリルイソチオシアネート[35,35] (μg/ml)	
							シナモン	クローブ	ローレル	オレガノ	ガス状	溶液状
Alcaligenes faecalis					250							
Alcaligenes faecalis IFO 13111						1 000						
Serratia marcescens					500		＞4.0	1.0	4.0	4.0		
Klebsiella pneumoniae IFO 14940						1 000						
〔酵母類〕												
Saccharomyces cerevisiae		＞4 000					1.0	0.5	＞4.0	2.0		
Saccharomyces cerevisiae IFO 203						62.5						
Saccharomyces cerevisiae KF 25				100								
Candida albicans TIMM 0134						62.5						
Candida krusei							1.0	0.5	＞4.0	2.0		
Hansenula anomala HUT 7083						31.3						
Cryptococcus laurentii IFO 609						125						
Pichia carsonii IFO 946						31.3						
Debaryomyces hansenii IFO 18						31.3						
Zygosaccharomyces rouxii IFO 845						31.3						
〔カビ類〕												
Aspergillus niger		＞4 000										
Aspergillus niger ATCC 6275											＜0.5	500
Aspergillus niger IFO 4343						＞1 000						
Aspergillus oryzae							1.0	0.2	4.0	1.0		
Mucor spinescens IAMF 24											1.0	＞500
Mucor pusillus HUT 1185						15.6						
Rhizopus stolonifer K 203											2.0	＞500
Rhizopus nigricans IFO 4731						＞1 000						
Penicillium citrinum		＞4 000										
Penicillium citrinum ATCC 9849											1.0	500
Penicillium expansum IFO 5453						＞1 000						
Fusarium solani	700											
Fusarium oxysporum	900											
Trichophyton interdigitale KF 62				400								
Microsporum gypseum KF 64				200								
Aureobacidium pullulans IAM F24											＜0.5	250

文献 26)，27)，28)，29)，31)，33)，34)，35)，36)のデータをまとめた．したがって，同一の表になっているが，各成分で実験条件が異なることを考慮しておく必要がある．
＊1 寒天平板法，＊2 寒天平板画線法（供試リゾチーム：10 000u/mg，供試培地：Nutrient agar (pH 7.5)），＊3 細菌試験（トリプトソイ寒天，37℃，48 時間培養），真菌類試験（サブロー寒天，20℃，96 時間培養）

効果があるが，酸性多糖類(アルギン酸など)，寒天，タンニンなどは活性を阻害する．

4)　モウソウチク抽出物

モウソウチク(孟宗竹)からエタノールで抽出される抗菌成分で，その主体はベンゾキノン誘導体である．

細菌，カビ，酵母に対して発育の抑制効果を示す．

水に難溶で使用しにくい．また，熱に対する安定性は高い(120℃，120分の加熱でも安定という報告がある[30])．

5)　チャ抽出物

チャ(茶)から水，エタノールなどで抽出される成分で，その主成分は植物ポリフェノールであり，原末中約50%含有される．抗菌成分は，このポリフェノールのカテキン類である．

細菌に対するMICは，250～2 000ppm程度であるが，カビ，酵母に対しては，かなり効力が弱い．

耐熱，耐光に優れ，安定な物質である．カフェインと相乗的に働いて抗菌活性が増強するという報告もある[32]．しかし，特有の風味があるため，食品に添加できる量は約100ppm程度と考えられ，チャ抽出物単独で抗菌効果を得ることは難しい．

6)　ユッカフォーム抽出物

植物のユッカから水，エタノールなどで抽出される成分で，その主体はサポニンである．乳化剤，発泡剤，洗剤として使用されるが，抗菌力も有する．抗菌活性は，サポニンのアグリコンの水酸基の有無および結合する糖の種類により異なる[33]．

ユッカフォーム抽出物は酵母に特異的に抗菌効果を示すが，細菌類，カビに対してはほとんど抗菌効果を示さない．pHの影響をほとんど受けず，熱に対する安定性も高い(121℃，30分；105℃，14時間の加熱でも安定)．

7)　香辛料抽出物類

香辛料抽出物は，香辛料から二酸化炭素，有機溶媒，水蒸気で抽出される成分で，抗菌効果を有するのは精油成分と考えられる．

グラム陽性菌に対する効力は高いが，グラム陰性菌に対する効力は低い．

特にクローブ，ローレル，オレガノが細菌に対して効果的であり，クローブ，シナモン，オレガノがカビに対して効果的である．

精油成分では，オイゲノール，シンナムアルデヒド，メントールなどの抗菌力が強く，これらの精油成分を多く含む香辛料の抗菌効果が高い．

8)　カラシ抽出物・ワサビ抽出物

カラシ抽出物は，カラシから水蒸気蒸留で抽出した成分であり，ワサビ抽出物は，ワサビからエタノールで抽出した成分である．いずれもその主成分は，アリルイソチオシアネート(AIT)であり，これが抗菌成分でもある．

ガス状で抗菌効力が高く，内部添加では，抗菌効力が若干低下する．細菌だけでなく，カビに対する抗菌力も強い．また，酵母に対しても抗菌効果がある．

4.2.3　そ　の　他

保存料や日持向上剤に分類されていないが，抗菌力を有する既存添加物がある．

代表的なものとしては，グレープフルーツ種子抽出物，貝殻焼成カルシウムなどがある．

4.3　有機酸およびその塩類

有機酸およびその塩類は，種類によってある程度の抗菌力を有するが，保存料や日持向上剤ほどの効力はない．

有機酸の抗菌力は，酸そのものの抗菌力とpH低下による発育抑制であり，その抗菌効力は酸によって異なる．各種有機酸の抗菌効果の例を表4.12に示す[37]．また，微生物の発育pH域を図4.1に示す[38]．

有機酸のうち，同一pHでは非解離分子が多く存在する酸の抗菌効果が高い．脂肪酸同様pHによって抗菌力が変化し，pHの低い方が抗菌性は上がる．これらの現象は，細胞膜の透過性に起因していると考えられる．グラム陰性好気性桿菌，グラム陰性通性嫌気性菌，グラム陽性好気性有胞子桿菌に対して効果が高い．

表 4.12　各種有機酸の抗微生物力（pH 5.0，最小発育阻止濃度：%）[37)]

供試菌株	酢酸	アジピン酸	コハク酸	乳酸	リンゴ酸	クエン酸	酒石酸	塩酸
Ps. fluorescens	0.04	0.20	0.30	0.30	0.50	＞0.50	＞0.50	＞0.50
E. coli	0.04	0.40	0.30	0.30	＞0.50	＞0.50	＞0.50	＞0.50
Sal. typhimurium	0.04	0.50	0.20	0.20	0.50	＞0.50	＞0.50	＞0.50
B. megaterium	0.04	0.06	0.20	0.30	0.50	＞0.50	＞0.50	＞0.50
B. cereus	0.08	0.12	0.40	0.50	＞0.50	＞0.50	＞0.50	＞0.50
Mic. flavus	0.02	0.02	0.10	0.20	0.50	＞0.50	＞0.50	＞0.50
Mic. freudenreichii	0.10	0.40	0.50	＞0.50	＞0.50	＞0.50	＞0.50	＞0.50
Mic. roseus	0.50	＞0.50	＞0.50	＞0.50	＞0.50	＞0.50	＞0.50	＞0.50
Staph. aureus	0.40	0.20	＞0.50	＞0.50	＞0.50	＞0.50	＞0.50	＞0.50

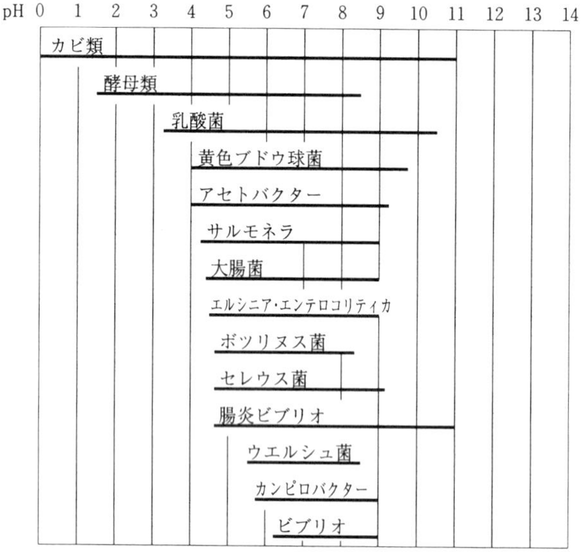

図 4.1　食品微生物の発育 pH 域[38)]

抗菌力としては，酢酸≒アジピン酸＞乳酸≒コハク酸＞リンゴ酸＞酒石酸≒クエン酸＞塩酸の順に強く，これは，非解離分子の濃度比率の大小と相関している（解離定数の小さいものの方が抗菌力が高い）．しかし，酸それぞれ抗菌力に特徴があり，各酸によって抗菌スペクトルは異なる．また，pH を下げて加熱を行うと，加熱殺菌効力が向上し，芽胞の加熱殺菌にも有効である．

表 4.13 細菌類に対する合わせ酢の殺菌作用[39)]

菌株	殺菌に要する時間（分）：30℃					
	食酢	合わせ酢				
		甘酢	二杯酢Ⅰ	三杯酢Ⅰ	二杯酢Ⅱ	三杯酢Ⅱ
Escherichia coli O 157：H 7 NGY-10	150	180	10	10	540	540
E. coli O 26：H 11 NGY-9688	150	180	10	10	420	420
E. coli O 111：K 58 H⁻	60	60	1	2	30	30
E. coli O 55：IID 560	30	30	10	10	180	240
Citorobacter freundii IID 976	10	30	5	10	30	30
Salmonella enteritidis IID 604	10	10	5	10	30	30
S. typhimurium NCI 17024	10	60	2	2	60	60
Morganella morganii IFO 3848	10	30	5	10	30	30
Vibrio parahaemolyticus RIMD 2210001	<0.25	<0.25	<0.25	<0.25	0.5	0.5
Aeromonas hydrophila IFO 3820	<0.25	0.75	<0.25	<0.25	0.5	0.75
Pseudomonas aeruginosa IID 1031	1	5	<0.25	<0.25	5	5
Staphylococcus aureus IFO 3060	10	30	10	10	120	150
Enterococcus faecalis IID 682	360	1 140	30	60	80	1 140
Bacillus cereus IFO 13597	>240	>240	>240	>240	>240	>240

食　酢：酢酸 2.5%(w/v)
甘　酢：酢酸 2.5%(w/v)，砂糖 10.0%(w/v)
二杯酢Ⅰ：酢酸 2.5%(w/v)，塩化ナトリウム 3.5%(w/v)
三杯酢Ⅰ：酢酸 2.5%(w/v)，砂糖 10.0%(w/v)，塩化ナトリウム 3.5%(w/v)
二杯酢Ⅱ：酢酸 2.5%(w/v)，しょうゆ（塩化ナトリウム 18.2%(w/v)）19.2%(v/v)
三杯酢Ⅱ：酢酸 2.5%(w/v)，砂糖 10.0%(w/v)，しょうゆ（塩化ナトリウム 18.2%(w/v)）19.2%(v/v)

また，有機酸によっては殺菌的な作用を有するものもある．酢酸の殺菌効果例を表 4.13 に示す[39)]．表から明らかなように，食酢による殺菌効果が認められ，さらに食塩との組合せにより相乗効果が得られており，特に大腸菌 O 157 などでその効果が顕著であった．円谷ら[39)]は，酢酸濃度と食塩濃度の比率が 4：1 付近で最も高い殺菌効果が得られると報告している．

4.4 食 品 素 材

食品素材の中には，微生物の生育に影響を与えるものがいくつかある．その例を示す．

4.4.1 糖 類

微生物は生育するために水分が必要であり，食品中に利用できる水分が少なくなると生育が抑制される．その指標となるのが水分活性である．水分活性が低いと，微生物の生育が抑制される．これを利用して保存が行われる．この水分活性を低下させる物質として砂糖(ショ糖)などの糖類がよく利用される．ジャムやフルーツの砂糖漬けなどが良い例である．水分活性と微生物の生育の関係を図4.2に示す[40]．

糖類による微生物の生育抑制効果は，水分活性のコントロールが主であるが，糖によってはある程度抗菌力があるという報告がある[41]．また，糖アルコール類の場合，微生物の利用しにくい糖であり，微生物の生育抑制により効果的となる．各種糖類の微生物の発育阻止濃度を表4.14に示す[41]．また，糖類および食塩の水分活性低下能を表4.15に示す[42,43]．水分活性の低下には，その物質の分子量が大きく影響し，一般的に分子量が小さいほど水分活性の低下能が大きい．しかし，いずれの糖も単独では高濃度でなければ微生物の生育を抑えられないため，砂糖漬け食品，ジャムなど利用できる食品が限られる．

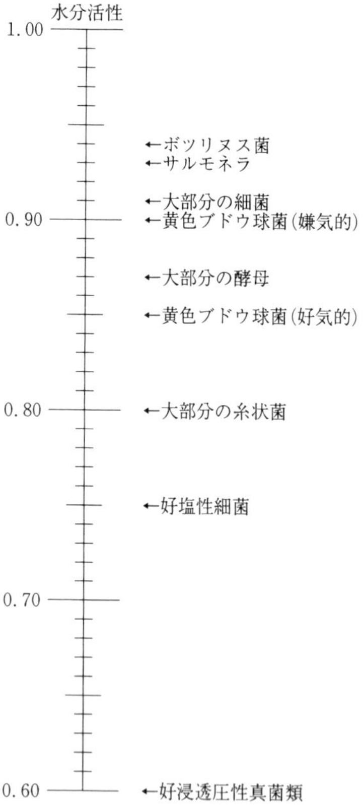

図4.2　水分活性と微生物の発育増殖の関係[40]

4.4.2 食　　塩

食塩の添加も，主として水分活性をコントロールすることによって微生物の生育を抑える手段の1つである．

食塩濃度によって微生物の生育が左右されるが，その主たる要因は浸透圧によるものと，それに伴う水分活性の変化である．食塩濃度と水分活性の関係は表4.15に示したとおりである．通常，5～10％で一般的な細菌の生育は抑えられる．しかし，砂糖同様，食塩単独では高濃度にしなければ微生物の生育を抑えら

表 4.14 各種糖類の抗微生物力（最小発育阻止濃度：w/w%）[41]

供試菌株	ショ糖	麦芽糖	乳 糖	ブドウ糖	果 糖	マルチトール	ソルビトール	マンニトール	キシリトール
Staphylococcus aureus FDA 209 P	60	40～50	＞30	30	20	50～60	40～50	＞30	40
Escherichia coli O 1	40	40	＞30	30	20	40	40	30	30
Pseudomonas aeruginosa Ⅱ-D P 2	40	40	30	20	20	40	30～40	30	20～30
Aspergillus oryzae 557	70	70(±)	＞30	60	60	70	60	＞30	60
Asp. niger IAM 2020	70	70	＞30	60	60	70	60	＞30	60
Penicillium citrinum QM-1226	70	70	＞30	60	50	70	60	＞30	60
Pen. notatum IAM 7168	60～70	＞70	＞30	60	40～50	70	50～60	＞30	60～70
Penicillium sp.	60	70	＞30	50～60	40～50	70	50～60	＞30	60
Rhizopus nigricans NHL 1003	60	70	＞30	60	50	50	60	＞30	50～60
Cladosporium sp.	60～70	60～70	＞30	60	30	50	50	＞30	50～60
Candida japonica IAM 1225	60～70	70(±)	＞30	50	50	60	50	＞30	50～60
Pichia farinosa NI 7380	70	70	＞30	50～60	50	60	60	＞30	60

表 4.15 食塩および糖類と水分活性の関係（25℃）[42,43]

水分活性(A_w)	食 塩(%)	ショ糖(%)	ブドウ糖(%)*
0.995	0.87	8.52	—
0.990	1.72	15.5	—
0.980	3.43	26.1	24.0
0.960	6.55	39.7	29.4
0.940	9.38	48.2	34.8
0.920	11.9	54.4	40.2
0.900	14.2	58.5	45.6
0.850	19.1	—	—
0.800	23.1	—	—

* 文献 43)の式からの計算値.

れないため，塩漬け食品など利用できる食品が限られる．

4.4.3 エタノール

エタノールはデンプンなどを発酵させて生産され，主として飲用に供されるが，殺菌力があるため食品や道具類などの殺菌にも利用されている．また，低濃度では抗菌的に作用し，食品の保存に利用される．作用機作としては，ATP，RNA の合成阻害，輸送系の酵素阻害などの報告がある[44,45]．

細菌に対して効果があり，グラム陽性菌よりもグラム陰性菌に対する効果

表 4.16 各種微生物の培地条件と生育との関係（30℃，30日）[18]

供　試　菌	pH				食塩濃度（%）			糖 濃 度（%）				アルコール濃度（%）			アルコール（4 %）と他条件の組合せ		
	3	4	5	6	5	10	15	10	20	30	40	4	8	12	pH	食塩濃度（%）	糖濃度（%）
〔細菌類〕																	
Escherichia coli		−	++	++	+	−	−	−	−	−	−	+	−	−	5 +	5 −	15−
Bacillus subtilis		−	++	++	++	+	−	++	++	++	−	+	−	−	5 +	5 −	30−
Bacillus megaterium		−	++	++	++	+	−	++	−	−	−	+	−	−	5 −	5 −	15−
Bacillus natto		−	++	++	++	−	−	++	++	−	−	+	−	−	5 −	5 +	30−
Staphylococcus aureus		−	++	++	±	+	+	+	−	−	−	+	+	−	5 +	10−	15−
Sarcina lutea		−	++	++	++	+	−	+	−	−	−	+	−	−	4 +	10−	15+
Aerobactor aerogenes		++	++	++	++	−	−	++	++	−	−	+	−	−	4 −	5 −	15+
Serratia marcescens		++	++	++	++	−	−	++	++	−	−	+	−	−	4 −	5 −	15−
Pseudomonas fluorescens		−	++	++	++	−	−	++	++	−	−	+	−	−	5 −	5 −	15−
Salmonella typhimurium		−	++	++	+	−	−	+	−	−	−	+	−	−	5 +	5 +	15+
Brevibacterium ammoniagenes		−	+	+	+	+	−	+	−	−	−	+	−	−	5 −	5 +	15−
Micrococcus epidermidis		+	+	+	+	−	−	+	−	−	−	+	+	−	4 −	10+	15+
Streptococcus faecalis	−	−	+	+	+	−	−	+	+	−	−	+	+	+	5 −	5 −	15−
Lactobacillus plantarum	−	−	+	+	−	−	−	+	+	−	−	+	+	−	5 −	5 −	20−
Lactobacillus sake	−	±	++	++	−	−	−	+	+	+	−	+	+	+	4 −	5 −	30+
〔酵母類〕																	
Torulopsis utilis	+	+	+	+	+	−	−	++	++	+	−	+	−	−	3 +	5 +	30−
Schizosaccharomyces pombe	+	+	+	+	+	−	−	++	++	+	+	+	+	−	3 +	5 +	40+
Candida albicans	+	+	+	+	+	+	−	++	++	+	+	+	−	−	3 +	5 −	40−
Saccharomyces carlsbergensis	+	+	+	+	+	+	−	+	+	+	+	+	+	−	3 −	5 +	40+
Mycotorula japonica	+	+	+	+	+	+	−	++	++	+	+	+	−	−	3 −	5 +	40+
Endomycopsis fibuliger	++	++	++	++	++	++	−	++	++	+	−	+	−	−	3 −	10−	30+
Endomyces selsii	++	++	++	++	−	−	−	++	++	−	−	−	−	−	3 −	5 −	20−
Pichia membranaefaciens	++	++	++	++	++	+	−	++	++	++	+	+	−	−	3 +	10−	40+
Saccharomyces rouxii	++	++	++	++	+	+	+	++	++	++	+	+	+	−	3 +	10+	40+
〔カビ類〕																	
Aspergillus awamori	++	++	++	++	++	+	−	++	++	++	++	+	−	−	3 −	10−	40−
Aspergillus niger	+	+	+	+	++	++	+	++	++	++	++	+	−	−	3 −	10−	40−
Aspergillus usami	+	+	+	+	+	−	−	++	++	++	+	−	−	−	3 −	5 −	40−
Penicillium chrysogenum	+	+	+	+	−	−	−	+	+	−	−	−	−	−	3 −	5 −	40−
Penicillium notatum	++	++	++	++	++	+	+	++	++	++	+	−	−	−	3 −	10−	40−
Rhizopus javanicus	++	++	++	++	+	−	−	++	++	+	+	+	−	−	3 −	5 −	30−
Mucor plumbeus	++	++	++	++	++	+	−	++	++	++	++	±	−	−	3 −	5 −	40−
Monilia formosa	++	++	++	++	+	+	−	++	++	+	+	+	−	−	3 ±	5 −	40−
Trichoderma viride	++	++	++	++	+	−	−	++	++	+	+	−	−	−	3 −	5 −	40−
Dematium pullulans	++	++	++	++	+	+	−	++	++	+	+	−	−	−	3 −	5 −	30−
〔放線菌類〕	3.5	4.5	5.5														
Streptomyces albus	−	−	+		+	+	−	+	−	−	−	+	−	−			
Streptomyces griseus	−	−	±		+	−	−	−	−	−	−	−	−	−			
Nocardia gardneri	−	−	+		+	+	−	+	−	−	−	+	−	−			

の方が高い．大部分の細菌は，4～5%で生育を抑制できるが，一部の菌では，生育抑制に7～8%の濃度が必要である．また，カビは5%程度で生育を抑制できるが，酵母には9%でも生育を抑制できないものもある．

塩や酸との併用により，抗菌力が向上する(表4.16[18])．また，水分活性との相関もあり，水分活性が低下すると，生育を抑制できるエタノール濃度も低下する．さらに，ある濃度以上になると，抗菌的よりも殺菌的に作用する．エタノール蒸気を利用した保存も行われている．

4.5 そ の 他

4.5.1 ナタマイシン(ピマリシン)

Streptomyces natalensis(放線菌の一種)が産生するポリエンマクロライド系の抗生物質である．カビ，酵母など真菌類に対し抗菌性を示すが，細菌類にはほとんど作用を示さない．

白色結晶粉末で無味無臭である(分子量：665.7)．水，有機溶媒いずれにも溶けにくい(水：0.005～0.010w/w%，エタノール：0.12w/w%，氷酢酸：18.5w/w%)[46]．中性付近では，100℃の加熱でも安定であるが，酸性下では不安定となり，pH 3.0で100℃，15分間加熱すると4%以下まで分解される．

菌に対する作用機作は，菌体中のステロールにナタマイシンが結合しエルゴステロールの生成が阻害され，細胞膜の破壊が起こり，内部物質が漏出す

表4.17 ナタマイシンの微生物に対する発育阻止濃度[48]

菌株名	発育阻止濃度(μg/ml)	備考
カビ		
Aspergillus chevalieri 4298	0.1～2.5	
Absidia sp.	4.0～8.0	K
Aspergillus oryzae	10	
Botrytis cinerea	1.0～25	K
酵母		
Candida albicans	1.0～2.5	
Candida guilliermondii	3.0～10.0	

K：Klis らのデータ．

ることによる[47]．

食品への使用に関しては，2005年11月に指定添加物として認可されている．ただし，使用基準があり，ナチュラルチーズ(ハードチーズおよびセミハードチーズの表面部分に限る)のみ使用可能であり，残存量が0.020g/kgとなっている．表4.17に微生物に対する発育阻止濃度を示す[48]．

4.5.2 ナ イ シ ン

国内での許可に向けて現在検討されているバクテリオシン(ナイシンA)であり，海外では多くの使用実績がある(欧米を中心に50か国以上で缶詰，チーズ，マヨネーズなどの保存に使用されている)．*Lactococcus lactis*

表4.18　ナイシンの最小発育阻止濃度（単位：IU）[51]

菌　種	好気的	嫌気的
乳 酸 菌		
Lactobacillus brevis	125	125
Lactobacillus fermentum	60	60
Lactobacillus delbrueckii	30	60
Lactobacillus helveticus	0	30
Lactobacillus halotolerans	15	30
Lactobacillus plantarum	250	500
Lactobacillus casei	125	250
Lactococcus lactis	250	125
Leuconostoc mesenteroides	15	30
Pediococcus acidilactici	30	60
一般細菌		
Bacillus alvei	8	0
Bacillus cereus	250	60
Bacillus circulans	8	0
Bacillus firmus	60	0
Bacillus licheniformis	8	0
Bacillus pumilus	4	0
Bacillus megaterium	8	0
Bacillus subtilis	15	0
Proteus vulgaris	>500	0
Enterobacter cloacae	>500	>500
Salmonella Typhimurium	>500	>500
Escherichia coli	>500	>500
Staphylococcus aureus	250	2

普通寒天培地，pH 6.0，30℃，4日間培養．
1 mg ナイシン/食品 1 kg（食品中 1 ppm）＝40 IU/食品 g

subsp. *lactis* の特定株で生産されるランチビオティクス系バクテリオシン(Ⅰ)で34個のアミノ酸から成る(分子量3 510)．分子内にデヒドロアラニン，デヒドロブチリン，ランチオニン，β-ランチオニンなどの特殊なアミノ酸を含む．

ナイシンの抗菌機構は，細胞膜に孔が形成され，ATP，アミノ酸など低分子物質が漏出することによるものと推察されている．また，リピドII(ペプチドグリカン前駆体)と結合することで活性が促進されることが分かっており，その量によりナイシンの活性が変化する．したがって，各菌に存在するこの物質の量の違いが効果の違いになっていると考えられている．しかし，まだ不明な点も多い．

抗菌作用は，グラム陽性細菌に対しては強い活性を示すが，グラム陰性細菌に対しては活性を示さない．しかし，キレート剤の存在下では，グラム陰性細菌に対しても活性を示すようになる[49,50]．

① 中性およびアルカリ性での安定性や溶解性の低さ，② 抗菌力の持続性の低さ，③ 特有の抗菌スペクトルなど問題点もある．表4.18に微生物に対する最小発育阻止濃度を示す[51]．

文　献

1) 食品添加物表示問題連絡会，日本食品添加物協会共編："食品添加物表示の実務"，日本食品添加物協会(2007)
2) 厚生省生活衛生局食品化学課監修："新訂版 食品添加物の使用基準便覧"，日本食品衛生協会(1997)
3) 相磯和嘉監修："食品微生物学"，p. 162，医歯薬出版(1976)
4) Bosund, I.: *Advan. Food Res.*, **11**, 331(1962)
5) 芝崎　勲(日本防菌防黴学会編)："防菌防黴ハンドブック"，p. 182，技報堂(1986)
6) 霜　三雄，福住栄一："食品防腐剤の知識と使い方"，p. 109，信貴書院(1965)
7) Melnick, D. *et al.*: *Food Research*, **19**, 44(1954)
8) Rehm, H. J. and Walnoefer, P.: *Naturwissenschaften*, **51**, 1311(1964)
9) 芝崎　勲：防菌防黴，**2** (3)，55(1974)
10) 宮木，山岸：千葉大腐研報，**9**, 145(1956)
11) Luck, E.: "Antimicrobial Food Additives", p. 223, Springer-Verlag,

New York (1980)
12) Aalto, T. R., Firman, M. C. and Ringler, E. N. : *J. Am. Pharm. Assoc.*, **42**, 449 (1953)
13) 金山龍男：食品と科学，春季増刊，125 (1982)
14) Dienes, L., Weinberger, H. J. and Madoff, S. : *J. Bacteriol.*, **59**, 755 (1950)
15) Liu, Y. T., Takahashi, H. and Maruo, B. : *J. Gen. Appl. Microbiol.*, **13**, 205 (1967)
16) 駒形和男，小川博望，福島　清，伊藤　武：食衛誌，**9**，289 (1968)
17) 松田敏生，矢野俊博，丸山晶弘，熊谷英彦：日食工誌，**41**，687 (1994)
18) 好井久雄，山下　勝編著："天然物利用による食品の保存技術"，p. 206，衛生技術会 (1981)
19) 坂本正勝，佐藤照彦：北水試月報，No.12，37 (1971)
20) 小松幸男，高谷健市：広島食品工業試験所報告，No.12，38 (1972)
21) Islam, N. M., Oda, H. and Motohiro, T. : *Nippon Suisan Gakkaishi*, **53** (2), 297 (1987)
22) 松田敏生：ニューフードインダストリー，**33** (9)，36 (1991)
23) 藤井正弘：ジャパンフードサイエンス，**30** (10)，49 (1991)
24) 岡部敏弘，斉藤幸司，大友良光：食品と開発，**22** (9)，28 (1987)
25) 野崎，上沢：*New Food Ind.*, **27** (6)，45 (1985)
26) 内田　泰：フードケミカル，**4** (2)，31 (1988)
27) 野坂宣嘉：*New Food Ind.*, **32** (7)，17 (1990)
28) 野坂宣嘉："食品の衛生管理—殺菌，滅菌，除菌，静菌技術—"，p. 400，三琇書房 (1983)
29) 仁科淳良，黒川智恵子，加藤慶二，伊藤正次，清野　肇，内堀　毅：*New Food Ind.*, **30** (10)，17 (1988)
30) 仁科淳良：*ibid.*, **33** (7)，18 (1991)
31) 金岡満郎：*ibid.*, **32** (7)，12 (1990)
32) 丹野憲二，野々村英夫：日食工誌，**21**，449 (1974)
33) 田村幸吉：食品工業，**38** (2)，27 (1995)
34) 上田，山下，中島，桑原：日食工誌，**29**，111 (1982)
35) Inouye, S., Goi, H., Miyauchi, K., Kuraki, S., Ogihara, M. and Iwanami, Y. : *J. Antibact. Antifungal Agents*, **11**, 609 (1983)
36) Goi, H., Inouye, S. and Iwanami, Y. : *ibid.*, **13**, 199 (1985)
37) 山本　泰，東　和男，好井久雄：日食工誌，**31**，525 (1984)
38) Jay, J. M. : "Modern Food Microbiology", p. 29, van Nostrand Reinhold (1986)
39) 円谷悦造也：感染症学誌，**71**，443 (1997)
40) Nickerson, J. T. and Sinskey, A. J. : "Microbiology of Foods and Food

Processing", p. 74, Elsevier (1972)
41) 手塚　堂，倉田　保，黒沢雄一郎，松本信二，小原哲二郎：日食工誌，**22**, 129 (1975)
42) 清水　潮（日本包装技術協会）："食品包装便覧", p. 50，日本包装技術協会 (1988)
43) 好井久雄：*New Food Ind.*, **24** (9)，3 (1982)
44) 山下　勝："アルコールによる保存技術に関する調査研究報告書", 総括編，p. 17，アルコール協会 (1995)
45) 山下　勝，吉永　隆，服部智行，稲山栄三：日本生物工学会平成7年度大会 (1995)
46) Clark, W. L., Shirk, R. J. and Kline, E. F.: "Microbial Inhibitors in Foods", p. 167, Almqvist & Wiksell, Stockholm, Goeteborg, Uppsala (1964)
47) Hamilton-Miller, J. M. T.: *Adv. Appl. Microbiol.*, **17**, 109 (1974)
48) Davidson, P. M. and Doan, C. H.: "Antimicrobials in Foods", Chap. 11, Natamycin, p. 395, Marcel Dekker (1993)
49) Stevens, K. Y., Sheldon, B. W., Arlene Klapes, N. and Klaenhammer, T. R.: *Appl. Environ.Microbiol.*, **57**, 3613 (1991)
50) Cutter, C. N. and Siragusa, G. R.: *J. Food Protect.*, **58**, 977 (1995)
51) 森地敏樹，松田敏生編："バイオプリザベーション—乳酸菌による食品微生物制御—", p. 54，幸書房 (1999)

（藤上朝生）

5.　食品工場における洗浄・殺菌

5.1　は　じ　め　に

食品工場における微生物制御の目的は，(1)病原菌の混入防止(食中毒の防止)および，(2)品質低下の防止(保存期間の延長)である．そのために，低温管理や保存料の添加，酸素の遮断といった食品自身(製品)の環境制御が行われ，さらに加工工程では，洗浄による除菌，加熱や薬剤による殺菌といった操作が加えられる．

これらの微生物制御手段のなかでも，洗浄・殺菌は日常の食品衛生管理(サニテーション)の主体業務であり，人的，時間的，コスト的に見ても全体のかなりの部分を占めることになり，極めて重要な単位操作といえる．

特定の食品を対象とした「総合衛生管理製造過程」の承認制度が発足したが，腸管出血性大腸菌O 157の集団発生を契機に，食品業界全体が自主衛生管理，品質管理の手法としてHACCP方式に注目するようになり，その導入が行われつつある．

HACCPシステムでは，継続的または相当な頻度でCCP(重要管理点)を管理することによって出荷時の安全性を確保することを基本にしており，2次汚染対策を含む一般的な衛生管理事項(PPまたはSSOP)の確実な実行が必須の前提条件となる．このPPの部分がしっかりしていない企業では，HACCPを導入しようとしても実効が上がらないおそれがある．微生物制御に関する基本概念はHACCPにおいても，従来の衛生管理の考え方と同じであり，原材料の微生物学的品質(初発菌数)の管理，温度と時間の管理(TT管理)および2次汚染防止をいかに効果的に行うかが重要となる．この2次汚染防止には，日常的に実施する洗浄・殺菌作業の良し悪しが大きく影響する[1]．

表 5.1　食品加工ラインで使用される洗浄・除菌剤の代表的種類と用途

種　　類	主 成 分	補助成分	用　　途
中性洗剤	界面活性剤	安定化剤	食品原材料の洗浄 容器，機械・器具の手洗い洗浄
アルカリ洗浄剤	アルカリ塩類	界面活性剤 キレート剤 溶剤	機械・器具，床・壁の（発泡）洗浄 容器，器具の自動洗浄機洗浄 CIP 洗浄
酸性洗浄剤	無機(有機)酸	界面活性剤	乳石，尿石，鉄サビの除去 CIP 洗浄
洗浄除菌剤	殺菌剤	界面活性剤	容器，機械・器具の洗浄除菌 機械・器具，床・壁の（発泡）洗浄
塩素系製剤(食添)	次亜塩素酸塩	安定化剤	食品原材料の漂白・殺菌
塩素系漂白剤	塩素系殺菌剤	界面活性剤 アルカリ塩類	ふきん，作業衣の洗浄漂白 発泡洗浄， CIP 洗浄
酸素系漂白剤	過酸化物	界面活性剤	メラミン容器の漂白 衣類（色物，柄物）の漂白
エタノール製剤	エタノール	食品添加物	食品の日持ち向上，手指の殺菌 機械・器具の除菌
薬用手洗い石けん	殺菌剤	界面活性剤	手指の洗浄・殺菌

ここでは，食品工場で使用される洗浄・除菌剤(表 5.1)についての概要を述べ，さらにいくつかの洗浄・殺菌事例について，標準衛生作業手順作成に当っての科学的裏付けの実例を紹介することにする．

5.2　洗浄・殺菌システムについて考慮すべき要因

洗浄・殺菌システムの構築には，目標とする清浄度の設定を行い，そのシステムが稼働したときにそれが満足されるかどうかの検証と確認が必要となる．清浄度(すなわち，洗浄効果と殺菌効果)には大きく分けて 4 つの要因が関与する．

1)　洗剤・殺菌剤に関する要因
2)　洗浄・殺菌技術に関する要因
3)　汚れ・微生物に関する要因
4)　被洗浄物・被殺菌物に関する要因

これらの要因は独立しているのではなく，互いに関係している．すべてが変動要因である場合，その組合せは非常に多くなり，最適化は困難となる．現状の設備，機器などをそのまま使用する場合であれば，洗剤や殺菌剤とその使用方法だけが変動要因となり，条件検討はかなり容易となる．

その他，洗浄・殺菌に関して考慮すべき要因としては，環境影響，安全性といった問題と，水，労働力，コストといった問題が挙げられる．

5.2.1 洗浄・殺菌に使用される薬剤

1) 洗　浄　剤

洗浄を検討する場合，使用する洗剤がどのような性質のものであるかを十分に理解し，汚れの種類(有機質汚れなのか無機質汚れなのか)，洗浄方法(手作業なのか洗浄装置を使うのか)，被洗浄物の性質(腐食性の有無)によって洗剤を使い分ける必要がある．洗浄効果が界面活性剤を主体とするものであれば，その含有量とイオン別分類，さらに個別の名称までわかっていることが望ましい．また，酸やアルカリの化学作用を主体とするものも同様に組成を知っておくことが重要である．組成がわかることにより，腐食性やその後の殺菌処理との適合性などの概略を事前に推定することができる．

2) 界面活性剤

界面活性剤の分子は油に溶けやすい親油基と水に溶けやすい親水基の2つの相反する性質を合わせ持ち，そのために，2物質間の界面に同じ向きで配列(配向)したり(空気/水界面では空気の方に親油基を向ける)，溶液中で集合体(ミセル)を形成したりする．結果として，2物質間の界面の性質を著しく変化させ，ミセル内に水に不溶な油性物質を可溶化したりすることになる．

界面活性剤は単独で用いられるよりも，いくつかの界面活性剤の特徴を生かして併用されることが多い．しかし，異なる洗剤によって逐次処理をしようとする場合には，先に使用した洗剤が残留していると，後の洗剤に悪影響を及ぼすことがある．カチオン界面活性剤とアニオン界面活性剤は配合禁忌である．沈殿を生じたり，カチオン界面活性剤の殺菌力を低下，消失させる．カチオン界面活性剤は非イオンおよび両性界面活性剤と適合性があり，その配合系はサニタイザー(殺菌洗浄剤)として食品業界で広く利用されている.

界面活性剤は酸やアルカリ洗剤の化学的な洗浄作用を改善するために添加されることも多い.界面活性剤は臨界ミセル濃度以上であれば,水の表面張力(72mN/m)を30～40mN/mまで低下させることができる.その結果,表面(汚れを含む)を洗浄液が濡らすことになり,液体の油であればローリングアップの機構で除去されやすくなったり,汚れの内部まで洗浄液が浸透しやすくなる.

3)　アルカリ(塩)類

アルカリ洗剤は主たる洗浄作用がアルカリの化学作用によるものか,界面活性剤の物理化学的作用によるものかによって2つに分けることができる.後者の場合,界面活性剤に添加されるアルカリ剤はビルダーと呼ばれ,アルカリ性の付与や界面活性能を高めることにより,洗浄力をアップさせる.

アルカリ類は食品工業用洗浄剤に広く用いられているが,アルカリそのものの洗浄力は以下に示すような作用によってもたらされる.

(1)　油脂類のけん化と中和

油脂汚れには,中性のトリグリセリドだけでなく,わずかであるが,遊離脂肪酸も存在している.アルカリと接触すると,中和によって脂肪酸塩(石けん)が生成し,そのために汚れ/洗剤溶液の界面張力が低下し,除去されやすくなる.高温・高アルカリ条件下ではトリグリセリドが分解(けん化)されて石けんを生じ,それが界面活性剤として作用する.

(2)　デンプン質やタンパク質の解膠(かいこう)

強固に付着していてもアルカリと熱の作用によって軟化して,除去しやすくなる.

(3)　タンパク質の溶解

タンパク質は等電点付近では溶解性に乏しいが,酸性やアルカリ性にすることで,等電点からずれるとタンパク質のカルボン酸やアミノ基が解離して溶けやすくなる.

(4)　コロイド生成による汚れの分散

ケイ酸ナトリウムやポリリン酸塩は水中でコロイドを形成し,有機質,無機質の汚れを分散させる作用があり，汚れの再付着を防止する．界面活性剤と相乗的に作用し，ビルダーとして極めて有用である．

洗剤用のアルカリビルダーとしては，炭酸塩，ケイ酸塩，リン酸塩のような無機塩やクエン酸塩，グルコン酸塩，エチレンジアミン四酢酸塩のようなキレート作用のある有機酸塩が使用される．

4) 酸　　類

食品加工装置は反復使用している間に，食品や水に由来する2価カチオン(カルシウムやマグネシウム)の沈殿物を主体としたスケールが形成される．軽度のスケールであれば，キレート剤を含むアルカリ洗剤でも除去できるが，酸による化学的な溶解作用の方が効果が大である．酸としては，硫酸，塩酸，硝酸，リン酸といった無機酸や，スルファミン酸や食品添加物に指定されている有機酸(クエン酸，コハク酸，乳酸，酒石酸など)が汚れの質や装置の材料に対する腐食性を考慮して選択される．カルシウム系のスケールの場合，難溶性の塩を形成する硫酸やリン酸，シュウ酸などは溶解力が劣り，使用に適さない．

酸性洗剤の使用は食品分野ではアルカリ洗剤ほど一般的ではないが，乳業関連では，乳石(乳加工の際，電熱表面に生成するリン酸カルシウムを主成分とする無機性の沈着物)の除去に用いられる．

5) 殺 菌 剤

殺菌剤の機能は器具・装置類が洗剤で完全に清浄化され，汚れが洗い流されたあとに残った微生物を殺滅することにある．洗浄することによって，汚れとともに微生物の大部分は除去される．見た目に汚れがない状態で殺菌剤を適用することが効果を最大限に引き出すことにつながる．

殺菌剤の選択に当っては，以下のような各種要因を考慮しなければならない[2)]．

(1) 殺菌力(低濃度での良好な殺滅作用)

(2) 抗菌スペクトル(使用目的に応じて，広域か選択的か)

(3) 環境の悪条件に対する耐容性(有機物残渣，水の硬度，洗剤の残留，pH など)

(4) 良好な界面活性(濡れ性)

(5) 安定性(原液および希釈液)

(6) 適正な価格

(7) 無味，無臭性

(8) 使用者に対して低毒性，低刺激性

(9) 製造プロセスを妨害しないこと

個々の殺菌剤に関して詳しくは触れないが，殺菌剤を使用する上での注意事項として2つの点を強調しておく．

a) 殺菌剤には最適濃度の存在するものがある．

最適濃度の存在が最もよく知られているのはエタノールである．医薬品の消毒用エタノールはそれを考慮して80v/v%に定められている．エタノールが殺菌剤として有効に作用を発揮するには水分の存在を必要とする[3]．

ヨードホール(ヨウ素を水溶性高分子や非イオン界面活性剤のようなキャリアーに担持させて可溶化したもの：ポビドンヨード，ポロキサマーヨード)にも最適濃度が存在する．ヨードホール中には様々なヨウ素化学種が存在するが，殺菌力の本体は遊離のヨウ素であり，原液中の遊離ヨウ素濃度は極めて低く，殺菌力は弱いが，希釈すると，結合していたヨウ素が遊離してきて逆に濃度が高くなり，殺菌力が強くなる[4]．

サニタイザーとして汎用される塩化ベンザルコニウムや塩化ベンゼトニウムなどの第四アンモニウム塩(逆性石けん)にも最適濃度が存在し，その最適濃度はアルキル鎖長の影響を受けることが明らかにされている[5]．

b) 付着微生物は殺菌剤に対して抵抗性を示す．

表面における細菌の存在形式は，生育条件が適すると，一般に次のように進行する．

浮遊状態→沈着→付着→定着→バイオフィルム

各段階で殺菌剤に対する感受性が異なり，右に進行するほど殺菌剤に対する感受性が小さくなる．バイオフィルムがいったん形成されると，菌はグリコカリックス(glycocalyx)と呼ばれる菌体外に分泌される多糖類で保護され，殺菌剤と菌体とが直接接触しなくなり(グリコカリックス層への拡散が必要)，殺菌することが極めて困難となる．殺菌剤は洗浄操作のあとで適用されるとしても，少なくとも沈着～付着の状態にある菌を殺滅する条件(濃度，温度，時間）を選ぶ必要がある．

食品工場で殺菌対象となるのは，液状食品や水などの殺菌を除けば，そのほとんどが表面付着菌である．したがって，フェノール係数測定法のような懸濁液による殺菌力試験の結果は，その薬剤がどの程度の濃度まで殺菌力があるのかを単に示した指標にすぎず，それを実際の場に適用することはできない．フィールド試験による実証が最も重要であるが，少なくとも，キャリアーを用いる殺菌力試験を行うべきと考える．

6) 殺菌洗浄剤（サニタイザー）

殺菌剤は洗浄のあとで適用すべきであるとの基本からすると，やや矛盾するが，殺菌剤と界面活性剤を組み合わせたものがサニタイザーとして使用されている．殺菌剤としては，塩化ベンザルコニウムなどの第四アンモニウム塩，アルキルジアミノエチルグリシンのような両性界面活性剤，ポリヘキサメチレンビグアニドのようなビグアニド型のものが一般的である．また，次亜塩素酸ナトリウムに界面活性剤を配合した漂白剤もサニタイザーとして利用可能である．塩素系を除けば，人体に及ぼす影響も少なく，主として手作業による洗浄・殺菌に使用される．固着した汚れや蓄積した汚れには洗浄力が弱く，不向きであるが，汚染作業ごとの日常的な洗浄・殺菌には１回の操作ですみ，手間がかからず適している．すなわち，最初の状態が清潔であれば，こまめにサニタイザーを用いることによって汚れの蓄積や細菌汚染の防止が可能である．サニタイザーの目的は，本来清潔であったものを再び清潔な状態に回復させることにあるといえよう．

5.2.2 洗浄・殺菌に使用される技術

同じ洗剤，殺菌剤を用いても，その使用方法が違えば得られる清浄化効果も当然異なることになる．殺菌剤の適用には，その前提として洗浄による汚れの除去があり，循環や浸漬方式が使用されるが，殺菌剤の濃度，接触時間，作用温度の選択が最終的な清浄度に重要となる．手作業による洗浄，殺菌処理がうまくいくかどうかは作業者の資質によるところが大きく，必要とされる清浄度を示し，それを満足させるにはどのような手順で実施すべきであるかを文書化して明示する必要がある．

工業的な洗浄方式としては，エアブロー洗浄，スチーム洗浄，ジェット洗浄，ブラシ洗浄，撹拌洗浄，揺動洗浄，超音波洗浄，蒸気洗浄，浸漬洗浄などがあるが，食品工業では，手作業による洗浄のほかに，閉鎖系にすることができるパイプラインや設備・機器のCIP(clean-in-place：定置洗浄)方式やタンクなどのスプレー洗浄，複雑な形状をした装置表面の泡(フォーミング)洗浄が一般的である．

5.2.3 対象となる汚れ・微生物

汚れに関しては，(1)汚れの種類(有機質か無機質か，その混合か)，(2)汚れの程度(付着状態)を考慮して洗剤の選択をすべきである．有機質汚れの場合にはアルカリ洗剤が，無機質汚れ(スケール)の場合には酸性洗剤が主として用いられる．混合性の汚れ(特に乳石)には，アルカリ洗剤と酸性洗剤の交互使用が効果的となる．

食品加工装置は反復使用している間に汚れが蓄積し，そこが微生物の隠れ家となり，微生物を保護し，洗浄後の殺菌剤処理が有効に機能しない場合がある．食品や水に由来するスケールの形成もそういった理由から好ましいものではない．

栄養型細菌は殺菌剤処理によって容易に殺滅できるが，胞子の形で存在すると通常の殺菌処理で排除するのは困難である．例えば，食品の取扱いに使われる木綿製軍手は多量の胞子に汚染されており，食品の2次汚染の原因となるが，通常の洗濯や漂白では胞子を完全に除去することはできず，完全に陰性化するにはオートクレーブ処理が必要である．また，通い弁当箱が大量の細菌胞子で汚染されている事例もあった．自動洗浄装置における洗浄や次亜塩素酸ナトリウム処理の時間が短いことがその原因であった．除去には高濃度の次亜塩素酸ナトリウムと高温処理が必要であった．

5.2.4 対象物としての表面

表面に傷がつくと，そこが微生物の隠れ家となり，洗浄や殺菌処理から保護されるようになる．このように被洗浄物の表面の状態は洗浄効果，殺菌効果に大きな影響を及ぼす．食品工場の設備・機器の材質として考慮すべき要因として次のことが挙げられている[6].

1) 耐水性：吸水，吸湿しやすい材質は微生物や汚水を内部に取り込み，洗浄が困難となる(例：木製のまな板).

2) 耐熱性：加工上だけでなく，洗浄，殺菌の面からも100℃で十分な耐熱性がなくてはならない.

3) 堅さと強度：摩擦やブラッシングによって表面が摩耗し，表面が粗になると汚れが付着しやすくなり，洗浄による除去も困難となる．また，物理的な力で亀裂が入るとそこが微生物の温床となる.

4) 表面の緻密性と平滑性：表面が平滑であれば，汚れの付着性が低く，洗浄も容易である.

5) 耐食性：耐酸化性，耐アルカリ性，耐酸性，耐薬品性が問題となる.

これらの要因のなかには使用可能な洗剤の種類および使用条件を制限するものもあり，その許容範囲内で洗浄・殺菌方式を選択しなければならない.

5.2.5 洗浄・殺菌効果の評価方法：実証と検証

洗浄や殺菌の効果を測定することは洗浄・殺菌システムの構築，運用の面からも極めて重要である．管理基準の策定のためには，そこに記載される洗浄や殺菌の操作が実際に有効であることが科学的に実証されている必要がある．また，管理基準からの逸脱に即座に対応するには，監視項目としての洗浄・殺菌効果の判定が迅速なものでなくてはならない．洗浄効果を迅速，簡便に判定できる方法としては呈色法[7]とATP法[8,9]がある．科学的に実証したり，検証する場合には，時間はかかるが，より正確な方法(ふき取りしたのち，微生物であれば培養，汚れであれば定量)が望ましい.

殺菌効果に関しては，殺菌処理前後の実際の表面のふき取りにより判定すべきである．その前段階として，殺菌剤をスクリーニングする場合には，キャリアーに汚染菌を担持させて表面付着菌に対して試験しなくてはならない．5.2.1項の5)で述べたように，懸濁液を用いた試験は実際の表面殺菌の指標とはなりにくい.

5.2.6　安全性と環境影響

殺菌剤，洗浄剤のなかには劇物に指定されているものがあり（例：過酸化水素を6%以上含有する製剤，水酸化ナトリウムを5%以上含有する製剤など），その取扱いは法規制を受ける．

洗剤や殺菌剤の廃液が活性汚泥槽に直接流入すると，処理能力が低下したり，極端な場合には活性汚泥中の微生物が死滅してしまうことがある．酸やアルカリは中和してから，酸化剤はチオ硫酸ナトリウムなどで還元してから生物処理する必要がある．洗剤やサニタイザーに含まれる界面活性剤（特に第四アンモニウム塩）も活性汚泥に影響を及ぼすことがあるので，高濃度の場合には凝集処理や活性炭などによる吸着処理をしてから生物処理すべきである．界面活性剤の濃度が20～30ppm以下（第四アンモニウム塩の場合は10ppm以下）であれば，生物処理を阻害しないとされており[10]，この濃度以下に廃水中の界面活性剤濃度をコントロールして処理を行うことが望ましい．

5.3　洗浄・殺菌事例：標準化の実際

HACCP方式において，洗浄・殺菌操作の多くは前提となる一般衛生管理項目のなかに含められており，科学的に立証された管理基準を設定し，文書化し，それを実施しなければならない．ここでは，管理基準の設定に当って，著者らが関係した洗浄・殺菌に関するいくつかの事例を紹介する．著者が関係する分野に偏っていることをご容赦願いたい．

5.3.1　ふきんの洗浄・殺菌・漂白[11,12]

ふきんは生鮮食品加工場において，包丁やまな板などの水分の除去，食品の余剰水分やドリップ除去などに使用されており，多くは洗浄，漂白して再利用されているが，繰り返して使用する場合，汚れとともに微生物の蓄積が問題となる．

使用済ふきんの通常の洗浄・漂白のやり方は，(1)洗濯したのち漂白処理する，(2)洗剤とともに漂白剤を添加して洗浄・漂白を同時に行う，のいずれかであるが，二度手間であったり，使用する洗剤がふきんの汚れに適していなかったり，漂白剤と適合性のない場合があったりする．

ふきんの洗浄・漂白方法の検討の過程で，高濃度の洗剤溶液に浸け置きしたのち，それを洗濯機に投入して洗濯する方法は，同じ洗剤量で単に洗濯する方法に比べ，著しく洗浄効果が優れていることを見出した．この浸け置き法の利点を生かし，ふきんの汚れ(主としてドリップ)に対する洗浄効果が大きく，塩素系漂白剤との適合性に優れたふきん専用洗剤を開発し，それを用いたふきんの洗浄・漂白処理方法を確立した．その手順を以下に示す．

① ふきん専用洗剤を入れたバケツに使用済ふきんを適時投入する．

② 作業終了後，バケツに入れておいたふきんと洗剤を洗濯機に入れ，次亜塩素酸ナトリウムを添加(有効塩素濃度 200ppm)して洗濯．

③ 十分にすすいだ後，乾燥機による強制乾燥をする．

鮮魚加工室での使用済ふきんの本法による洗浄・殺菌効果は極めて優れており，洗浄漂白後，乾燥後とも生残菌数は非常に少なかった．

5.3.2　スポンジの洗浄・殺菌[13)]

手作業による洗浄にはスポンジ類が汎用されているが，内部に水分が保持され乾燥しにくいこと，有機質汚れが付着しやすいことから，細菌にとって格好の生息場所となりやすい．石井ら[14)]は家庭用のスポンジの消毒法として毎日 30 秒以上熱湯に浸すことを推奨しているが，熱湯消毒を含め，いくつかの処理方法の効果を検討した．結果を表 5.2 に示した．煮沸以外で有効であったのは，洗浄除菌剤とアルコールに浸漬する方法であり，乾燥を行うとさらに有効となった．しかし，単なる水洗いだけでは乾燥を行ってもかなりの菌が生残していた．次亜塩素酸ナトリウム(有効塩素濃度 200ppm)の場合，浸漬しただけでは菌は生残しているが，乾燥すると検出限界近くまで菌数が減少した．これらの実験結果を踏まえ，機械・器具洗浄用と食品加工用のスポンジの洗浄・殺菌の手順を定めた．

(1) 機械・器具類の洗浄用

洗浄除菌剤(300 倍希釈)でもみ洗いし，10 分間浸漬→すすぎ・乾燥機による乾燥

表 5.2 汚染スポンジに対する各種処理方法の除菌効果[13)]

処 理 方 法	処理後の残存菌数（CFU/g）			
	生 菌 数		大腸菌群数	
	スポンジ1	スポンジ2	スポンジ1	スポンジ2
未処理	3.4×10^8	2.6×10^8	6.4×10^7	2.4×10^7
① 水洗い	1.2×10^8	1.4×10^8	7.3×10^5	2.0×10^5
② 煮 沸	1×10	<10	<10	<10
③ 洗浄除菌剤に浸漬	3×10	<10	<10	<10
④ 次亜塩素酸ナトリウムに浸漬	1.0×10^6	2.1×10^5	6.3×10^4	7.6×10^3
⑤ アルコールに浸漬	<10	<10	<10	<10
⑥ 乾 燥	3.8×10^6	1.1×10^7	8.2×10^2	5.0×10^2
⑦ 水洗い＋乾燥	1.7×10^4	1.3×10^5	1×10	<10
⑧ 煮沸＋乾燥	<10	<10	<10	<10
⑨ 洗浄除菌剤＋乾燥	<10	<10	<10	<10
⑩ 次亜塩素酸ナトリウム＋乾燥	2.1×10^2	<10	<10	<10
⑪ アルコール＋乾燥	<10	<10	<10	<10

① 10回絞りながら30秒間流水で洗浄.
② 沸騰水に5分間浸漬＋①
③ 洗浄除菌剤300倍希釈液に10分間浸漬（20℃）＋①
④ 次亜塩素酸ナトリウム溶液（有効塩素濃度 約200ppm）に10分間浸漬（20℃）＋①
⑤ アルコールに10分間浸漬（20℃）＋①
⑥ 50℃で24時間乾燥.

(2) 食品加工用

アルコールでもみ洗いし，10分間浸漬→乾燥機による乾燥

5.3.3 まな板の洗浄・殺菌[15)]

まな板は食品と直接接触する表面であり，２次汚染の防止の面からまな板の洗浄・殺菌は極めて重要であり，切り傷のあるまな板の洗浄・殺菌方法について検討した.

傷を付けたまな板(ポリエチレン製，410×230mm)に *Staphylococcus aureus* を塗布し，乾燥させ(10分間)，下記の処理(a～h)を行い，まな板の9箇所からふき取りによって生残菌数を求め，効果的な処理方法を検討した.

a．ブランク

b．30秒流水すすぎ→滅菌ガーゼで水分除去

c．中性洗剤400倍液1分洗浄→30秒流水すすぎ→水分除去

d．除菌剤300倍液1分洗浄→30秒流水すすぎ→水分除去

e．除菌剤 300 倍液 1 分洗浄→ 30 秒流水すすぎ→水分除去→アルコール製剤噴霧

f．除菌剤 300 倍液 1 分洗浄→ 30 秒流水すすぎ→水分除去→アルコール製剤含浸不織布清拭

g．中性洗剤 400 倍液 1 分洗浄→ 30 秒流水すすぎ→熱湯(80℃)10 分浸漬

h．中性洗剤 400 倍液 1 分洗浄→ 30 秒すすぎ→水分除去→次亜塩素酸ナトリウム 200ppm 含浸不織布被覆→ 30 秒流水すすぎ

中性洗剤や除菌剤による処理だけでは(c，d)，まな板に菌が生残しているが，それにアルコール製剤の噴霧(e)，アルコール含浸不織布清拭(f)，熱湯浸漬(g)，次亜塩素酸ナトリウム処理(h)を付加すれば，菌はほとんど検出されなくなった．アルコール製剤によって最終的な殺菌・消毒をする場合，見た目に汚れが存在していると，アルコールが効果を発揮しにくいので，洗浄操作と水分のふき取りが不可欠である．e〜h のいずれかの方法を，まな板の洗浄・殺菌方法として選択すればよい．

5.3.4　野菜の洗浄・殺菌[16,17]

菌数レベルを 1/10 以下にすることができれば，CCP となりうるとの考え方がある．生食用野菜のような非加熱食品の場合，何らかの殺菌処理をしない限り，菌数を減らすことができない．生野菜の殺菌には一般的に次亜塩素酸ナトリウムが使用されているが，著者らは有機酸処理による野菜の殺菌方法について検討した．試験した有機酸のなかでは，フマル酸の効果が最も優れており，さらにモノカプリンと組み合わせると，大腸菌群の菌数減少に有効であることがわかった．中性洗剤による洗浄の後，このフマル酸製剤で処理し，さらに次亜塩素酸ナトリウムで処理することによって，一般生菌数と大腸菌群数ともに著しく少ない野菜(キュウリ，レタス)の調製が可能となった．この方法は調理パン用の野菜の調製に実用化されており，この連続処理によって菌数は 1/1 000 以下にまで減少し，大腸菌群はほとんどが検出限界以下となる．

5.3.5 手 指 消 毒

「食品衛生は手洗いに始まって手洗いに終わる」との標語があるように，手洗いが食品衛生において重要であることはよく認識されている．しかし，手洗いや手指消毒をいくら行っても，手指に元から存在している菌(常在菌)は決してゼロになることはない．食品衛生の場で求められる手洗いは食材や環境に由来する一過性の菌(通過菌)を対象にすべきと考える．常在菌を対象に手洗いを考えると，手指の菌数が少なくなるほど優れた手洗い方法ということになり，そうなると，従事者に，医療分野における術前手洗いのような過度の手洗い方法を強いることにもなりかねない．

通過菌の殺菌にはアルコール製剤が有効である．短時間で確実な効果が得られる手指消毒方法として，見た目に汚れがある場合は石けん手洗い＋アルコール消毒を，見た目に汚れがない場合はアルコール消毒単独処理を推奨する．図 5.1 には，見た目の汚れがない場合として大腸菌の懸濁液で汚染したとき，見た目の汚れがある場合として「もやし」で汚染したときの各種手洗い方法の効果を示した．見た目に汚れが存在しない場合はアルコール単独処理が最も有効であった[18]．

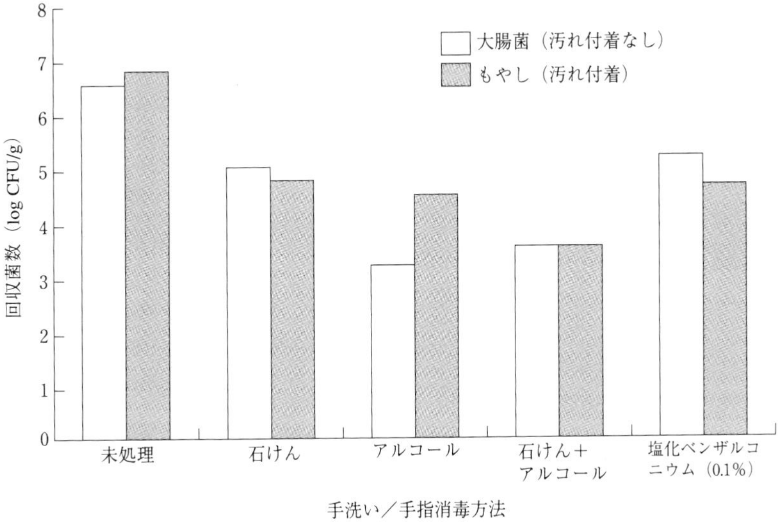

図 5.1 汚染手指に対する各種手洗い／手指消毒方法の効果[18]

作業区域ごとに手洗い設備(石けんとアルコール液が自動的に供給される手洗いシンクが便利)を設置し，汚染区域から清潔区域への移動のときや，汚染を受けたと思われたときは必ず手洗いをすべきである．

5.4 お わ り に

本章では，まず，洗浄・殺菌システムの構築に当って考慮すべき要因について概説し，生鮮食品の加工工場を例にとり，日常行うべき洗浄・殺菌処理方法のいくつかを紹介した．ここで取り上げた以外にも，床，壁，天井，排水・排気設備，作業台，器具類など，現場レベルでは洗浄・殺菌が必要なことが多い．食品工場ではいかに短時間に確実に洗浄・殺菌できるかが重要であり，高圧洗浄や発泡洗浄などの簡便な方法が試みられているが，対象物が何であれ，洗浄に関しては「汚れたらすぐに除去する」が，殺菌については「洗浄して汚れを除去してから実施する」が基本である．これは食品工場の業態や規模に関係なく，共通の基本概念である．

また，個々の対象物に対して，目標とする清浄度を設定することも重要であり，目標ごとにそれぞれ最適な管理方法が検討されるべきである．

さらに，現場で作業に従事する人の衛生管理に対する理解が，その成果に大きく作用する．衛生管理マニュアルを作成しても，実行する側の理解度が低ければ，やがて絵に描いたもちになりかねない．従業員の衛生教育や啓蒙は衛生管理全体を実効のあるものにするために重要であり，マネジメントの責任においてそれを達成させる必要がある．

文　献

1) 高本一夫：ジャパンフードサイエンス，**36** (11)，65(1997)
2) Tastayre, G. M. and Holley, R. A.：“Choice and Use of Chemical Sanitizers in Food Industry”, p. 1, Agriculture Canada.
3) 古田太郎：環境管理技術，**8**，319(1990)
4) Berkelman, R. L., Holland, B. W. and Anderson. R. L.：*J. Clin. Microbiol.*, **15**, 635(1982)
5) Kihara, K., Yoshikawa, S., Nishio, Y. and Furuta, T.：*Biocontrol Sci.*, **2**, 61(1997)

6)　辻　薦：洗浄設計，No. 10，75(1981)
7)　高本一夫，村田雄司，馬場重好，古田太郎：環境管理技術，**14**，141(1996)
8)　羽毛田靖：ニューフードインダストリー，**36** (7)，17(1994)
9)　本間　茂：*HACCP*，**2** (1)，105(1996)
10)　花王アトラス技術資料：界面活性剤を含む廃水の処理について(1976)
11)　古田太郎：環境管理技術，**8** (2)，55(1990)
12)　高本一夫，上田明宏，古田太郎：食品機械装置，**30** (7)，65(1993)
13)　サラヤ(株)技術資料.
14)　石井営次他：生活衛生，**35**，228(1991)
15)　古田太郎：ジャパンフードサイエンス，**33** (4)，58(1994)
16)　古田太郎，上田明宏，天堀明美：環境管理技術，**6**，171(1988)
17)　石黒　厚，上田明宏，古田太郎：生活衛生，**38**，251(1994)
18)　上田明宏，井上　香，古田太郎：環境管理技術，**13**，79(1995)

(古田太郎)

6.　食品工場の清浄区域の設置と管理

食品製造に当っては，日持ちを伸ばすため，かつては防腐剤を添加したり塩漬けにしたりしていたが，人体に有害であり，また風味を損なうなどのため，今日ではあまり好まれなくなっている．そのため従来から無菌充填や，無菌包装などの方法で，無添加で日持ちを伸ばし付加価値をつける手法が広く用いられてきた．また，1996年にO 157食中毒による大きな社会問題が生じ，これをきっかけとして，食品の品質管理手法としてHACCPが注目されるようになってきた．これらの核となる技術のひとつが，微生物汚染の防止に有効なバイオロジカルクリーンルーム(以下BCRと呼ぶ)である．本章では，HACCPを支える技術としての清浄区域の設置と管理について，BCRを中心に述べることとする．一例として，写真6.1にかまぼこ工場のBCRを示す．

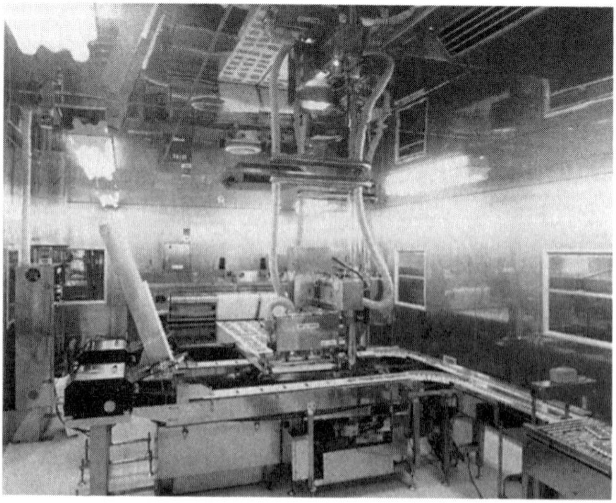

写真 6.1　かまぼこ工場の BCR

6.1　食品工場の清浄区域

1979年，厚生省より通知された「弁当と惣菜の衛生規範」に，微生物の制御を中心に，食品の原料の受入れから製品の販売までの工程全般における取扱いの指針が述べられている．この指針には，食品の流れとそれに伴う加工場所の区分が，用語の定義とともに記載されている．

製造場では原材料の受入れから下処理までが汚染作業区域で，その加工から加熱処理までが準清潔作業区域，放冷・調整から包装，製品の保管までが清潔作業区域で行うようになっている．これは食品の種類，加工方法，流通機構によって異なるが，加工食品についての基本的な考え方になるものである．図6.1[1]に施設内各場所の区分と食品の流れを示す．

食品工場の衛生管理として，施設全体には一般的衛生管理が必要であり，これを十分クリアしてから，重点管理としてHACCPを実施していくべきである．

この重点管理区域として位置づけられるのが清潔作業区域であり，BCR

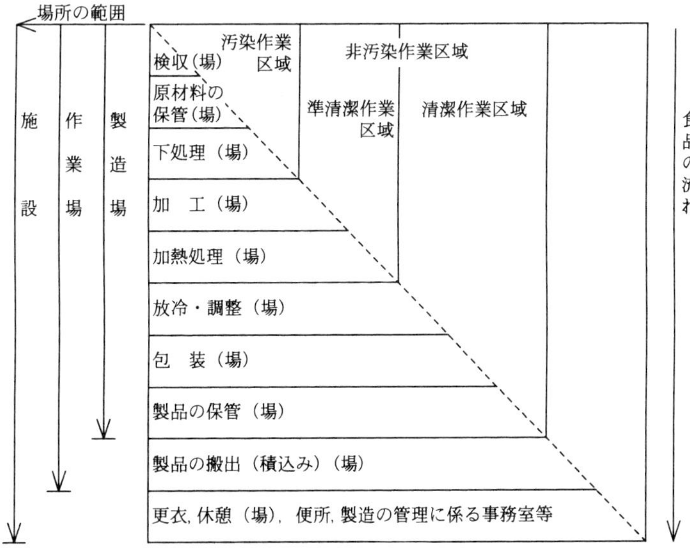

図6.1　施設内各場所の区分と食品の流れ

技術が重要な役割を果たす.

6.2 食品工場の一般的衛生管理事項

国民生活センターが1997年3月に発表した「食品に関する危害・危険情報」によると異物混入が5割を占め，その内訳は虫(21.2%)，金属類(8.8%)，針・針金・釣り針・釘(7.8%)，毛(7.4%)，ガラス片(5.0%)である. 異物混入によるクレームが大であり，特に防虫が重要であることがわかる.

一般的衛生管理はハード・ソフトに関する多数の項目があるが，そのうち重要なポイントについて述べる.

6.2.1 防 虫 管 理

金属片や毛髪などの異物は人為的なミスにより混入することが多く，作業の改善，作業員の教育によって大部分は防げる. 昆虫の混入は建築および設備の構造によるものが多く，そのまま施設不備を表わすもので，当然微生物の混入もあると考えられ，食品製造上大きな問題である.

食品工場には，昆虫が入り込みやすく，また繁殖しやすい次の特有の環境がある. ① 生育に適した食品の残りかす，水分，温度がある，② 郊外の田畑の近くなど昆虫の多い環境の中にあり，物品の搬出入口が大きい，③ 昆虫を誘引する光，臭気，暖気，排水がある，④ 多数の排水口，排水溝がある，⑤ 原材料自体に昆虫の死骸の破片，幼虫，卵の形で入り込み，発見されにくい.

1) 昆虫の侵入防止[2)]

建物の床面を地盤面より上げる. 出入口の床面に側溝を設ける. 歩行侵入型昆虫監視用粘着シートを設ける.

エアカーテンなどの高速気流を流す. 高速シャッターを設ける. 防虫カーテンを設ける. 建物の気密度を高める.

外気取入口，排水口に防虫網またはフィルターをつける. 配水管はトラップを設ける. 前室を設け暗室化したり，灯具をイエローランプにする. 窓がラスに黄色フィルムを貼る．外部の昆虫を駆除する．ネズミなどの侵入を防止する．

2)　昆虫の持ち込み防止

原材料，包装材料の製造工程での防虫管理の徹底．二重梱包とし，外梱包に付着しているものをハンドシャワーやエアシャワーなどで取り除き，内梱包された物のみをパスボックスより製造場に入れる．

3)　昆虫の内部繁殖防止

生産装置と基礎との隙間，機械室からの配管貫通部などの隙間をふさぐ．適切な清掃，洗浄，消毒を行う．

6.2.2　その他の異物混入防止

1)　防虫管理と同じく，原材料，包装材料の製造工程での異物混入防止管理が必要である．また，これらを開梱して保管する手順，保管場所の清浄度も問題となるので十分検討を要する．

2)　空調，換気用の外気取入口は，周囲に煙突の煙，冷却塔の排気，建物の排気，地表面の空気などの汚染された空気のない所に設ける．

3)　製造場では，人，物などの動線を分析し，それらと食品との空間的な接点も含めて，異物の存在，異物の混入の可能性を検討し，その接点をなくすか異物の存在をなくす必要がある．これが技術的にもコスト的にも難しい場合，各種の検査方法を取り入れることが求められる．

6.2.3　その他施設・設備の構造

1)　更衣室は一般作業着に着替える１次更衣室と，清浄区域に入るため専用の作業衣または無塵衣に着替える２次更衣室を設ける．

2)　製造場または清浄区域に入室する時は手指の消毒を行い，履物を消毒する．

3)　製造場内は汚染作業区域，準清潔作業区域，清潔作業区域を間仕切りで区分する．また各工程も適切に間仕切りするか，または色別をし通路なども明確にする．

4)　作業工程が変わる所には，それぞれ手洗い設備を設ける．

5)　外壁，間仕切り，ダクト面などが結露しないよう十分断熱を行うとともに，適切な換気を行う．

6)　ダクト，配管などは天井内，壁内に隠蔽し，やむを得ない場合は防食被覆を行い，また清掃できるようにする．特に，製造ライン上には照明も含めて配置しないこと．

7)　製造場には各種の排気が必要であるが，給気から排気への気流，また各室間の気流は，必ず清浄度の高い所から低い所へ流れ込むようにする．ファンの故障時や，製造ラインの休止時もこの状態を保持することが望ましい．特に清潔作業区域は，周囲より常に陽圧(プラス圧)に維持する必要がある．

8)　熱排気，蒸気排気，油脂排気などは，フードを設け速やかに外部に排気し，製造場に拡散させない．

9)　施設内に微生物などの検査設備を有すること．

10)　消毒設備を設け，内装は耐食性のある材質とする．消毒の種類によっては消毒後，速やかに原状回復できるよう，専用排気を設ける必要がある．

11)　給水設備は水道水その他飲用に適する水を供給する．

12)　排水系統は清浄度区分ごとに別系統とし，交差汚染を防止する．

13)　廃棄物の集積場は施設外に設ける．便所は製造場から一定の距離を置いて設ける．

14)　清浄度，室間差圧，温度，湿度などの適切なモニタリング装置を設け記録する．

6.3　非汚染作業区域の BCR(Biological Clean Room)

6.3.1　BCR の必要性

流通機構の高速化，市場の拡大に伴い，食品工場の生産規模の拡大と集約化が進んでおり，また消費者の好みも旧来の塩蔵品や加熱品に変わって，無添加，低塩，生製品とより新鮮な食品の提供を求めるようになってきている．また O 157 が問題となってから，特に安全性の保証にポイントが置かれるようになり，そのため BCR の技術が必須になってきた．

6.3.2 BCR を必要とする分野

一般の空調換気設備に比して，BCR 化はそのグレードが高い場合，建設費も運転費も何倍も大きくなる．したがって BCR 化は，食品が常温状態で裸品となる充填工程や，包装工程が中心であり，また殺菌により品質が低下する食品や，殺菌が不可能な食品に用いられる．いずれにしても，その食品製造の危害を十分分析し，その必要性も含めて，どこにどの程度の BCR を設置すれば良いか検討することが重要である．表 6.1[3]に BCR を必要とする主な分野と清浄度クラスを示す．

表 6.1 BCR を必要とする主な分野

分類と対象		清浄度クラス (NASA)	対象食品例
食品産業	ロングライフ製品充填部	100	ロングライフミルク
	真空充填機充填部	100	中性飲料
	周囲汚染の大きな重要部	100	ロングライフ生クリーム
	高速充填部	1 000	チルド，デザート製品
	高品質製品の包装工程	1 000	チーズ，低カロリーマーガリン
	ロングライフ製品包装部	10 000	はんぺん，カステラ，生菓子
	醸造，酵母	10 000	麹発酵，生酒充填
	一般充填機	10 000	酸性飲料，ハム，ソーセージ
	総菜，弁当，製菓，製パン	10 000～100 000	冷却，包装工程
	キノコ栽培	100	種菌培養室
無菌包材製造		10 000	

6.3.3 食品工場における汚染経路

食品に変質・腐敗をもたらす汚染源は極めて多岐にわたり，その汚染経路もいろいろである．

汚染源としては，細菌やカビなどの微生物によるものと，微小昆虫，毛髪，機械油，金属片，薬物などの異物に大きく分けられる．これらのうち，1 種類でも，ほんのわずかでもあれば，人への害の有無にかかわらず問題となる可能性があるわけで，各製造工程，建物や設備などの製造環境を十分吟味し汚染の可能性について検討し，対策をする必要がある．図 6.2 に食品製造環境に入ってくる異物と，品質に悪影響を及ぼす環境因子を示す．

BCR 化はこれらのほとんどに有効な対策であり，言い換えれば有効なよ

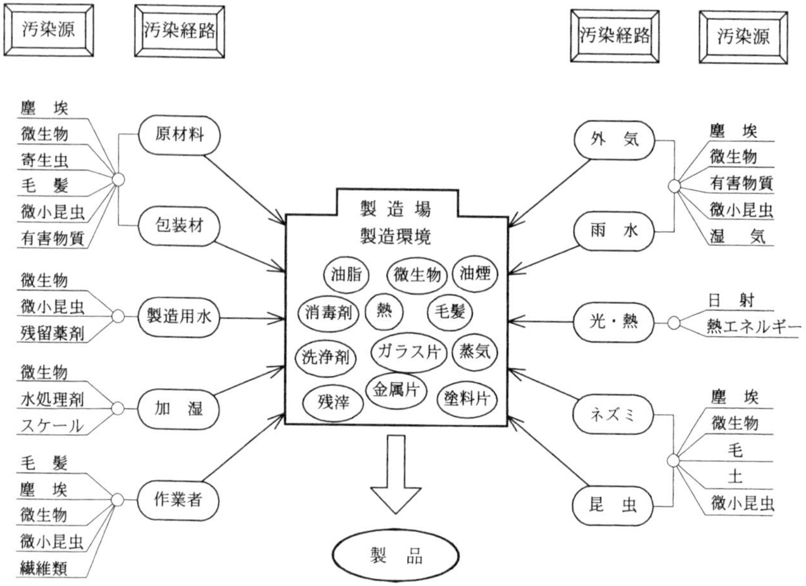

図 6.2 食品製造環境に入ってくる異物，品質に悪影響を及ぼす環境因子

うに造り，管理されなければならない.

6.3.4 食品の変質と対策

食品の変質は，物理的変質，化学的変質(酸化，変色，風味の変化など)，生物的変質(細菌，酵母，カビ，虫害)の3つに分けられ，このうち最も身近で問題になるのが生物的変質である.

生物的変質，いわゆる腐敗は微生物の増殖によるもので，この微生物の生育には，① 一定の温度，② 一定の水分，③ 栄養分，④ 酸素，⑤ 一定の pH 値が必要である.

生物的変質を防ぐには，微生物を死滅させてしまうか，微生物の増殖しない条件を作れば良く，BCR は HEPA フィルターなどによる除菌を行い，清浄域への菌の侵入，また異物の混入を防ぐものである.

6.3.5 食品工場のBCR

1) BCRの定義および規格

BCRとは，製品の，ある指定された基準を維持するため，主に空気中の生物粒子を制御対象として，清浄度，温度，湿度，室内気圧などの制御を行う設備を備えた，囲まれた空間をいい，一般には空気清浄度クラス100 000以上の清浄度を維持するものである．

一般的に，微生物はダストなどの非生物粒子に付着して浮遊しているので，工業用クリーンルームと同様にフィルターを用いた除塵方法で対処できる．

空気中の許容微生物濃度に関する基準は，NASA(アメリカ航空宇宙局)の作成した規格[4)]が一般的であったが，2001年11月にFed. Std. 209EがISO 14644-1規格に移行し，使われ始めてきた．現状BCRではNASA規格が浸透していることもありISO規格と併用して使われている．

表6.2に清浄度の規格を示す．

2) BCRの汚染源

汚染の発生は，空気経路によるものと，人・物との直接接触経路によるものがある．空気経路による汚染は，BCR内で発生する内部汚染と，外部から侵入する外部汚染に区別できる．細菌の大きさは0.3～30 μm，ウイルスは0.003～0.05 μm程度であり，一般的にこれらの微生物は空気中の粒子に付着し浮遊している．微生物が付着している大部分の粒子の大きさは，5～10 μm[4)]である．

表6.2 清浄度の規格

規格	ISOクラス	5	7	8
	粒子径(μm)	1 m³の空気中に含まれる各粒径ごとの最大粒子数(個/m³)		
ISO 14644-1	≧0.5	3 520	352 000	3 520 000
	≧5.0	29	2 930	29 300
NASA NHB 5340 生物粒子	浮遊菌(CFU/m³)	3.5	17.6	88.4
	落下菌(CFU/m²・週)	12 900	64 600	323 000
(参考) FED-STD-209 B クラス		100	10 000	100 000

表6.2においてBCRの清浄度を粒径5.0 μm以上の粒子数(個/m^3)で比較すると，クラス100 000では29 300個以下，クラス10 000では2 930個以下である．これに対して工業地帯の外気は1 750 000個，地方の外気は116 000個程度である．外気が非常に大きな汚染源であることがわかる．

3) BCRの4原則

微生物は温度，湿度，栄養分に恵まれると増殖して，時間と共に加速度的に汚染が増加する．その汚染防止対策は，主に2つの方式によっている．1つは，HEPAフィルターなどによる供給空気のろ過により，物理的に汚染物質を除去する方法で，微生物の死骸も除去できる．もう1つは，微生物を殺して，増殖ができない状態にする方法である．

BCRを維持するには，これらの手法を用いて，① 塵埃・菌を持ち込まない，② 塵埃・菌を除去する，③ 塵埃・菌を発生させない，④ 塵埃・菌をためない，ことが重要であり，これがBCRの4原則である．表6.3[5)]にBCRの4原則と主な対策を示す．各対策の中でBCRを維持する重要な機構は，除菌フィルターとその清浄空気の気流方式および清浄度別の室内圧力調整の3つと言える．

表6.3　BCRの4原則と主な対策

原　則	対　策
1. 塵埃，菌を持ち込まない．	① 無塵衣を着用し，入室の際に脱塵を行う． ② 物の持ち込みの際に脱塵を行う． ③ 建物を気密にする． ④ 内部を陽圧にし，外部からの汚染空気の侵入を防止する．
2. 塵埃，菌を発生させない．	① 無発塵性の内装材を用いる． ② 発塵しやすい物や装置の持ち込み禁止． ③ 発塵しやすい動作，作業を避ける．
3. 塵埃，菌をためない．	① 室内空気を清浄空気に置換する． ② 内装を塵埃のたまらない構造とする． ③ 内部機械を清掃しやすい配置とする． ④ 内装を清掃しやすい構造とする．
4. 塵埃，菌を除去する．	① HEPAフィルターにて，給気を清浄化する． ② よく清掃し，塵埃を除去する． ③ 気流を適正にし，汚染空気を速やかに除去する． ④ 発生塵は最寄りで排出し，拡散させない．

4) BCRの除菌フィルター

a) HEPAフィルター(high efficiency particulate air filter)

HEPAフィルターは1μm以下の粒子の除去を目的とした0.1〜1μmのガラス繊維製の乾式使い捨てフィルターで，DOP単分散エーロゾル(径0.3±0.03μm)を99.97%以上捕捉する性能がある．粒子径がこれより小さいものも拡散効果による衝突効果で捕捉されるので，実際の性能はこれより大きい．写真6.2にHEPAフィルターを示す．

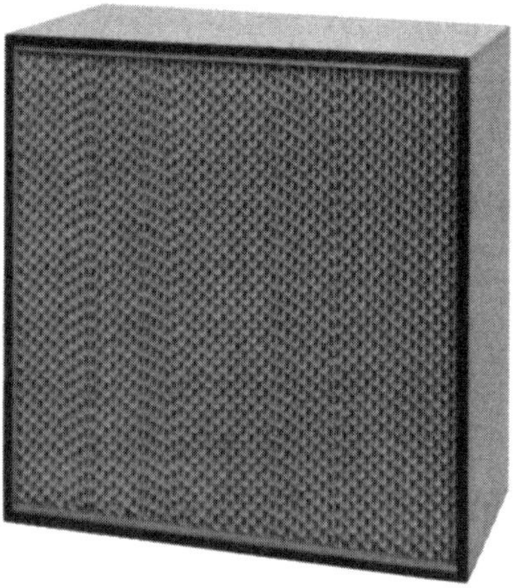

写真6.2 HEPAフイルター(日本無機㈱)
寸法：610×610×厚さ150〜290 mm

表6.4にはHEPAフィルターの除菌効果を示す．

b) フィルターの取付け

空調機周りの給気系においては，外気取入口から給気ファンまでの区間が負圧となり，ダクトや空調機の隙間から，機械室の汚染空気が給気系に侵入しうる．また，空調機の冷却コイル，ドレンパン，加湿器など水滴があると

表6.4 HEPAフイルターの除菌効果

フィルター形式	フィルター抵抗(mmAq)	捕集効率(%)		
		インピンジャー法	スリットサンプラー法	DOP法
(A) 中性能フィルター (比色法95% 0.3μm DOP 70〜75%表示)	11.0	97.1	—	91.96
(B) 準高性能フィルター (0.3μm DOP 95%表示)	16.3	下流側0個	99.64	99.987
(C) HEPAフィルター (0.3μm DOP 99.97%以上)	21.5	下流側0個	—	99.99以上
(D) HEPAフィルター (0.3μm DOP 99.99%以上)	21.0	下流側0個	—	99.99以上

注1) 細菌は*E. coli*を用いた． (北里大学：フィルターの除菌効率)
2) 測定時湿度40〜60%．
3) DOP：フタル酸ジオクチル粒子で直径が0.3μmの均一性があり，高性能なフィルターの捕集効率を求めるための試験粉体である．

ころでは菌が発生しやすい．そこで，空調給気系への粗大塵や微生物，昆虫の侵入を防ぐために空調機の手前にプレフィルター（前処理フィルター）を設け，空調機の隙間をシールする．また，空調機内で発生した菌を除去するためと，HEPA フィルター（最終フィルター）の寿命を長くするため，給気ファンの下流に中性能フィルター（中間フィルター）を設ける．要求清浄度と取入外気の塵埃濃度，室内の発塵の状態によっては中性能フィルターを最終フィルターとし，コストダウンすることもできる．HEPA フィルターはダクト内で発生する微生物を除去するために，できるだけ吹出し口の近くに設けることが望ましい．また，これらのダクト系は給気ファンが停止したときに，隙間から汚染物質が侵入しないように，できるだけ気密にすることが必要である（継手部分にシール施工を行う）．HEPA フィルターの取付けが悪く隙間を生じたり，フィルターに傷を付けると大量の微粒子がリークするので，据付け後必ずリークテストを行う必要がある．

5)　BCR の気流方式

気流方式には，乱流方式と層流方式の 2 方式があり，一般的にクラス 1 000～100 000 までは乱流方式を，クラス 100～1 000 のハイレベルには層流方式を採用している．いずれの場合も，一般空調設備と異なる次の点に注意する必要がある．

① 一般空調では温度の拡散効果を上げるため，気流を乱流とした方が良いが，クリーンルームではできるだけ広い吹出し面積より低風速で空気を吹き出して，乱流を少なくし，汚染物質の再飛散・拡散を抑える必要がある．

② 清浄空気はできるだけ清浄作業部をカバーし，汚染物質を拡散せず室外に排出できるようにし，特に床の塵埃を巻き上げないように気流を形成することが好ましい．

6)　室内圧力調整

BCR では，そのグレード順に他の室と 5 ～30 Pa のプラス圧差をつけ，外部からのクロスコンタミネーション（交差汚染）の防止を図る必要がある．これにより，ドアなどを開けた時に外部の汚染空気の侵入を防止できるほか，室全体の隙間からの汚染を防止できる．

微差圧の調整方法は，目的の室への給気と排気の差を調整すればよく，次の方法がある．

① 自動制御ダンパーによる給・排気量の制御．

② 定風量・変風量装置による給・排気量の制御．

③ 重力式ダンパー(リリーフダンパー)による圧力保持．

一般的に③のリリーフダンパーがよく用いられる．リリーフダンパーの長所，短所を次に示す．

リリーフダンパーの長所：①取付けが簡単，②低価格，③応答が速い，④故障がない，⑤ 5 ～30 Pa では安定した制御となる．

リリーフダンパーの短所：①気密度が悪い，②標準品では 5 ～30 Pa までしか安定した制御が得られない．

7) BCR の清浄空気循環量

同じ条件であれば，清浄空気の循環量(いわゆる換気回数)を増せば清浄度は良くなる．ただし，換気回数はイニシャルコストとランニングコストに大きく影響するので，計画に当っては，清浄度の試算と経験値の蓄積が必要である．

8) 室レイアウトと動線計画

人や器材に付着している汚染物質は，空気中に再飛散して空中浮遊汚染物質となったり，付着したままの状態で直接接触汚染の原因となる．これらからの汚染を防ぐには，入室前に無塵衣を着用し，粘着マットなどで履物の汚染物質を除去し，エアシャワーを用いて着衣に付着している汚染物質を極力除去してから BCR に入室する．これらによっても，汚染物質の除去は不完全であり，クリーンな状態で製造されたものが再汚染されないように，人に当った気流がクリーンな製品に流れないようなレイアウトとする．そのため，計画に当って 3 次元気流シミュレーションを行うなどは有効である．また，クリーンな作業をする人と一般作業をする人を識別する意味で，作業服の色を変えるのも良い方法である．

また，なるべく作業員が動き回らないような動線とし，清浄度の異なる場所は仕切りを設け，作業上やむを得ない場合は床のカラー表示をするなど，清浄度に対する作業員の意識を明確にする．

9)　BCR の内装

BCR では，内装材や内装の納まり部に塵埃が堆積したりして，微生物の発生源になるため，内装材の選定，納まり方法に十分留意する．

内装には次の条件が必要である．

① 気密に施工し空気の漏れが生じない構造とする．

② 帯電による塵埃の付着防止のため帯電防止材料を用いる．

③ カビの発生しにくい材質を選択し，シール材は防カビタイプとする．吸湿性のある材料，防菌・防カビ性のない一般塗料はカビの栄養源になり，剝離した場合それ自体が異物混入の原因になり，また微生物繁殖の下地になるので十分注意が必要である．

④ 表面の滑らかな発塵性のない材料とする．

⑤ 消毒液を散布したりガス滅菌をする場合があるので耐薬品性が必要．

しかしながら，これらの条件をすべて満たす材料はないのが現状であり，各施設での使用条件を十分に考慮して，条件に近いものを選定する．

10)　BCR の床のドライ化

床は他の内装面に比して非常に傷が多く，また食品材料のかすや水分などがあり，微生物の繁殖しやすい条件にある．また，吹出し口からの気流が床に当って塵埃を巻き上げ，空中浮遊菌を増加させる大きな原因となる．

一般的に食品工場では，作業後に温水や消毒剤で床洗浄による残滓の除去や消毒を行って，清浄な状態を維持している．しかし多量の温水の使用により，室の温度，湿度が高くなり結露の原因ともなり，微生物の繁殖を助長し汚染の原因を作る．したがって，温水洗浄後には除湿機により除湿したり，大量の空気で換気してやる必要があり（換気回数約 30 回/時間），エネルギー消費が大である．これに対し，床をドライな状態に保つことにより菌の増殖を防ぐ方法があり，医薬品工場，病院の手術室などに広く採用されてきている．ドライ化するには，床勾配を十分に取り，洗浄水が速やかに排除されるようにする．また，常時オープンの側溝方式でなく，洗浄の時のみ開放する桝（ます）方式が好ましい．

床と壁とが突き合うところを幅木（はばき）といい，建築的に重要な納まりである．BCR ではこの幅木の納まりは次の 2 つの条件を満たさねばならない．① 塵埃の滞留しにくいこと，② 清掃のしやすいこと．これらを満たすために，幅木に曲面(R＝40〜50 mm)をつける方法が採用される(サニタリーコーナー)．

11) BCR を構成する機器

BCR は建築内装や空調設備を含めたトータル設備であって，これらを構成する機器はそれぞれ重要な役割を担っている．アイデア製品や新製品も多く各社各様の特色が出ている．ここでは，その主な製品の概要を紹介する．

a) エアシャワー

BCR では，塵埃や細菌，カビは大部分，人や物の持ち込みにより発生する．したがって前述したように，BCR に入室する場合は，できるだけ発塵の少ない衣服とし，さらに脱塵して塵埃や菌を持ち込まないことが重要である．これに対応するのがエアシャワーである．エアシャワーには人用と物用がある．脱塵は，両側のジェットノズルから秒速 30 m 前後のスピードで，HEPA フィルターでろ過したクリーンな気流を吹き付けて行う．1 人の脱塵におよそ 30 秒かかり，体全体にジェット気流が当るよう体を回転させたり，手をたたいたりするのが有効である．また作業員はエアシャワー装置を通過することにより，清潔ゾーンに入ったという意識が明確になり，衛生的な作業を心がけるため，大変有効である．物用は製品の形状と寸法がまちまちなので，製品の形状に合わせたエアシャワーとし，場合によってはハンドシャワーで処理することが効果的である．

エアシャワーはエアロック機構(ある程度の気密性を持ち両側の扉が同時に開かない構造)を持つのが普通で，内部をプラス圧とする場合と，ドアを気密にする場合とがある．退出時にはエアシャワーは作動しないようにし，速やかに退出する．

b) パスボックス

BCR にとって，人は大きな汚染源となるので，出入りをできるだけ少なくし，動く範囲も少なくしたい．このため物の出し入れ専用にあるのがパスボックスで，ドアは機械的または電気的にインターロックをとって，両側同時に開かないようになっている．BCR 向けに，紫外線殺菌灯を付けたものや，消毒液散布装置付きのものがある．

c)　クリーンロッカー

クリーニングした無塵衣は，汚染しないように保管しておく必要がある．また保管中に殺菌ができれば好ましい．そのための装置がクリーンロッカーである．これは内部をクリーンエアで浄化し，さらに殺菌灯で殺菌を行い，無塵衣を常に清浄な状態に保つ．

d)　クリーンベンチ

基本的な機能は，HEPA フィルターでろ過したクリーンエアをベンチに供給し，作業面を高度な清浄度に維持するもので，食品では主に研究開発や，微生物検査に用いられている．目的に応じて多種多様化しており，その仕様が空調換気の設計に大きく関わるので，適切な選定が必要である．

e)　クリーンブース

BCR のコストは清浄度クラスによって大きく異なる．大きな製造ライン全体を高い清浄度クラスに維持することは，食品のコストから見て困難である．一般には BCR 全体をクラス 100 000 程度としておいて，加熱滅菌した後，その後滅菌工程のない食品を包装したり充填する時，このクリーンブースを使って無菌包装や無菌充填を行う．

クリーンブースは製造ラインの限定した場所の上部に，HEPA フィルターを隙間なく配置し，ほぼ無菌状態の空気を製造ラインに供給するものである．HEPA フィルターの外周に沿ってビニールカーテンなどで製造ラインを囲い，周囲から汚染物質が巻き込まれるのを防止する必要がある．

図 6.3 にクリーンブース併用方式の BCR の例を示す．

12)　食品工場の BCR の方式

食品工場の BCR の方式は，製品の種類，性質，価格などにより多岐にわたる．最も一般的な方式が，空調機で温湿度調整した空気を HEPA フィルターで除菌して，BCR の天井に分散して設けた空調吹出し口から室内に吹き出し，再び空調機に返してやる一般循環方式である．この場合，吹出し口からの気流は乱流（非層流式とも呼ぶ）となり，清浄度の目安は 100 000～300 000 である．この方式ではダクト内の汚染があった場合，吹出し口から汚染が拡散する恐れがあるため，HEPA フィルターを吹出し口の所に設ける HEPA フィルターユニット循環方式があり，清浄度クラス 10 000～

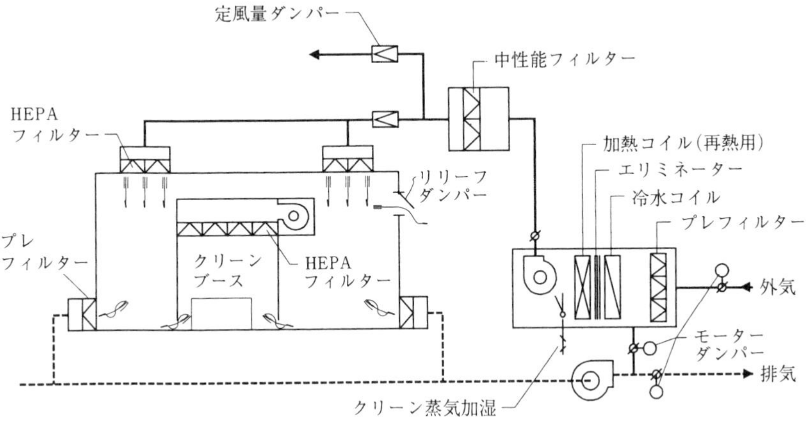

図 6.3 クリーンブース併用方式の BCR の例

100 000 程度に広く用いられている．さらに，製造工程のうち重要な部分だけをクラス 100～1 000 に保持し，全体はクラス 10 000～100 000 とするクリーンユニット方式やクリーンブース方式がある．

乱流方式に対して，天井面全体に HEPA フィルターを敷き詰め天井面全体から 0.3～0.5 m/秒程度の低速で吹き出し，層流を形成する垂直層流式があり，この場合クラス 100 が可能で一般に無菌室と呼ばれている．層流式の場合，いかに均一に吹き出すかが層流を形成するポイントであり，そのため天井内を一定圧力のチャンバーにしたり，各フィルターに小型のファンを持たせたファンフィルターユニットを用いている．もちろん，これらを複合して用いる例も多い．

図 6.4 に BCR の基本システムを示す．

13) BCR の設計上の留意点

食品工場の場合は乱流方式が主流であるが，次の点に留意して計画する必要がある．

① 製造プロセスをよく把握して，必要最小限の設備で最大の効果を上げる気流方式を計画する．そのため 3 次元気流シミュレーションを活用することも有効である．

② 排気量が多いとそれを上回る外気の導入が必要で，外気量の増大は空

	方 式 名	方　　式	換気回数(回/h)	清 浄 度
1	一般循環方式（非層流式）	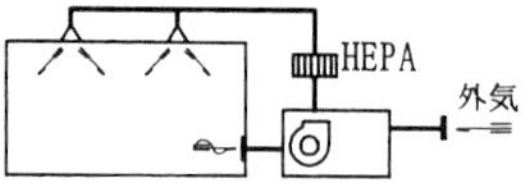	20〜30 〜 10〜15	100 000 〜 300 000
2	フィルターユニット循環方式（非層流式）	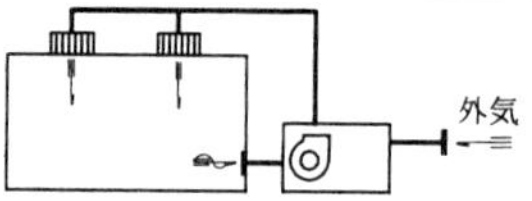	30〜60 〜 20〜30	10 000 〜 100 000
3	クリーンブース（局所層流式）	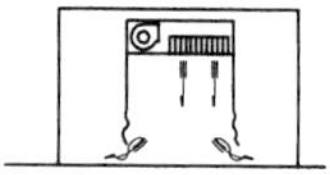	300〜500 〜 100〜200	（ブース内）100 〜 1 000
4	クリーンユニット併用方式（非層流式）	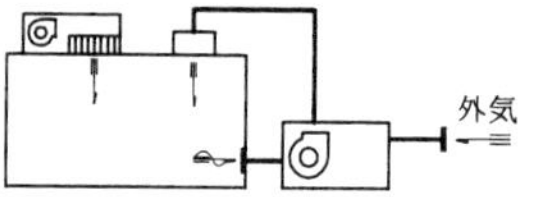	30〜60	10 000
5	クリーンブース併用方式（局所層流式）	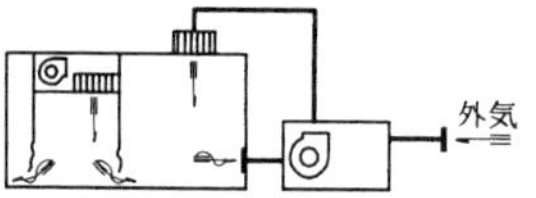	ブース内 300〜500 〜 100〜200 室内 30〜60 〜 20〜30	ブース内 100 〜 1 000 室内 10 000 〜 100 000

図 6.4　BCR の基本システム

調負荷を大きくするなどコストアップ要因となるため，排気は必要最小限で効率よく排気されるよう計画する．

③　最も高い清浄度を必要とする空間に，高清浄度の空気を供給し，順次低グレードのエリアを経て吸込み口に流れるように計画する．

④　排気は最小の空気量を，発生源の最も近くから周辺に拡散しないように排気する．

⑤　温度，湿度ともに，できるだけ低い方が菌の増殖を抑えられる点で好ましい．

⑥　ランニングコストが製品の価格に大きく影響するので，省エネルギーシステムを積極的に採用する．

⑦　BCR は日常の管理と正しい使い方が重要である．定められた管理作業基準を遵守し，正しい使い方を教育していくことが求められる．

14) 空調換気のエレメント

a) 加湿装置

(1) 水加湿

水スプレーは，水滴の粒径が 1 ～10 μm 程度なので，蒸発しないものは HEPA フィルターに捕捉され，目詰まりを促進させるとともに，微生物の繁殖原因となる．したがって BCR への適用は好ましくない．また加湿効率は約 50 %と悪く，食品製造系統では空調機出口温度が一般に低いため，さらに加湿効率が下がり加湿不足を生じやすい．

(2) 蒸気加湿

蒸気加湿は，100～130℃ の蒸気を用いるため菌が死滅し，BCR に適している．ただし，従来一般的に用いられている 1 次蒸気の直接噴霧や一般二重管による噴霧方法では，① 再凝縮による結露とその飛散，② ボイラーや配管に起因する鉄サビやスケール，防食剤などの不純物の混入の問題がある．したがって BCR に加湿する場合は，1 次蒸気の熱で純水を蒸発させて 2 次蒸気を取り出すような，無害でドライな蒸気を造る装置を用いるのが良い．

b) 空調機

空調機は気密な構造とし，ケーシング内部の保温材が吸湿したり飛散しないよう耐食性のある金属で内貼りをする．BCR 用として抗菌対策を施した空調機も出てきているが，その対策が原因で食品の汚染が生じないよう検証が必要である．

c) ダンパーおよびダクト

清浄度の異なる室のダクト系および給排気系には，運転停止時やファンの故障時に逆流が生じないような検討が必要で，気密タイプのモーターダンパーを挿入して，ファンとインターロックをとるなどの措置が望ましい．

ダクト系の消毒の有無によって，その気密度，材質が異なるので注意が必要である．また 10～15℃ の低温加工室などの給気温度は 10℃ 以下と低いため，ダクト表面に結露しないよう十分な保温が必要である．この場合，保温材をサンドイッチにしたパネルダクトを用いると，ダクトからのエア漏れも抑えることができ，十分な結露防止ができる．

6.3.6　BCR の維持・管理

BCR を適正な清浄度に維持するには，それに適した使い方と，日常の管理が必要である．BCR で作業する人は常に身体を清潔にし，化粧も好ましくなく，健康でなければならない．紙や鉛筆，消しゴム，ハンカチ，ティッシュ，段ボールなどの発塵性のものの持ち込みは不可．器材の搬出入はエアロックルームまたはパスボックスを介して行い，器材は持ち込む前に十分清浄にする必要がある．

机，椅子などの備品類もシンプルなものとし，材質はステンレス，プラスチック，樹脂加工鋼板など耐食性のあるもので，表面が滑らかなものとする．筆記にはクリーンルーム用の防塵ペーパー，ボールペンを使用する．層流式のクリーンルーム，クリーンブースでは，HEPA フィルター吹出し口のある上流側では，絶対に発塵させないことが重要であり，至近に設ける必要のある機械器具などは，発塵を極力抑えたものとする必要がある．また一番の汚染源は人であることを認識し，HEPA フィルターの至近での作業は避けねばならない．したがって，BCR の構造による清浄空気の流れ方をよく理解して行動する必要があり，作業者の教育，訓練が大事である．

また，BCR の維持に欠かせないのが清掃，洗浄，殺菌である．清掃対象は，① BCR の作業台上，床，壁，天井，窓枠，窓ガラス，その他付帯設備，② BCR のドア，エアシャワー内，パスボックス，③ BCR に近接する廊下，更衣室，前室，④ BCR 区域内の棚，ロッカー，下駄箱などの備品類である．清掃方法は，HEPA フィルターを内蔵した真空掃除機で塵埃を除去し，清浄な水に浸けよく絞ったセーム皮など繊維くずの出ない布で拭く．清掃はBCR の運転をしたまま行い，清掃後 30 分程度運転を続ける．

床や充填機，コンベアーなど食品のかすや油脂などが付着している部分は，消毒剤，洗浄剤などでブラシ洗浄を行う．この場合，洗浄後十分な換気によりドライな状態を回復する必要がある．

食品工場の BCR で，環境に対して主に用いられる殺菌方法は，オゾンガス殺菌，紫外線照射，次亜塩素酸の散布である．これらは人体に対しても有害であるので，工場が稼動していない夜間に行うなど，殺菌のタイミングに制限がある．

清掃，洗浄，殺菌などの具体的な実施方法，頻度については，衛生規範などを参考にしてマニュアルを作り，モニタリングを実施して改善を行う．HACCPでは洗浄・殺菌の状況を把握するため，ATP測定や微生物検査などのモニタリングが必要である．

清浄度のモニタリングは定期的に行い，異状の有無を確認し，作業方法の見直し，消毒方法の見直しなど，適切な措置をしなければならない．BCRの用途，清浄度クラスによって若干異なるが，モニタリングには次のものがある．

① 日常点検は，塵埃濃度，静圧差，室内温度，湿度，風量など．

② 定期点検は，塵埃濃度，空中浮遊菌濃度，換気風量，静圧差．

HEPAフィルターの交換の目安は，初期圧力損失の2倍程度を慣用としているが，プレフィルター(粗大塵除去)などの定期保守を的確に行うことにより，HEPAフィルターの性能を長く維持することができる(一般的には2年といわれているが，その倍以上の例も多い)．プレフィルターの保守点検は，24時間連続運転の場合は1～2週間ごとに，定時運転の場合は月2回以上で休業時などに点検を行う(自動巻取り型のフィルターを用いれば，点検間隔を長くできる)．

クリーンルームの機能が十分発揮されても，維持・管理が不十分であると，最終目標である品質保証は期し難い．クリーンルームにおける汚染防止の効果は，設備の性能が50％，維持・管理が50％といわれている．

文　献

1) ㈱環境企画：“クリーンルームの設計・施工実務マニュアルと実例集”，VI-15(1986)
2) 今野禎彦：クリーンテクノロジー，No.4，11(1998)
3) 宮腰隆志：*SUT BULLETIN*，No.11，25，27(1988)
4) 日本空気清浄協会編：“空気清浄ハンドブック”，p.427，439，609，オーム社(1992)
5) ㈱環境企画：“クリーンルームの設計・施工実務マニュアルと実例集”，VI-13(1986)

(宮腰隆志)

7. HACCP対応秤量装置と異物検査機

HACCPで言われている食品による危害には，生物学的危害，化学的危害，物理的危害がある．この章では生物学的危害，化学的危害を未然に防ぐための秤量の役割と，秤量装置自体が生物学的危害を誘発しないための構造，および物理学的危害を未然に防ぐための異物検査機について述べる．

7.1 HACCPにおける秤量の重要性

7.1.1 保存料，添加物の配合

食品には許可された化学物質を食品添加物として使用することが多いが，これらの化学物質は使用する量を誤ると重大な危害を与えることがあり，危害防止の観点から，その量および全体との比率を厳密に管理する必要がある．例えば保存料の配合を間違えて過小使用すると，微生物が増殖して所定期間の保存が困難になり，生物学的危害につながるし，逆に過大使用すると保存料そのものが化学的危害として人体に害を及ぼすことになる．着色料，発色料などにおいても，量的な制限の下で許可されているものがほとんどであり，使用量および比率を間違えると品質低下はもとより化学的危害に発展する．

基になる食材，添加する保存料，添加物のハンドリングに適合した自動秤量機を用いることが，人為的な秤量ミスを起こす可能性もなく，最も確実な方法である．

全自動の秤量配合設備を導入するには規模が小さい場合，あるいは機械でのハンドリングが困難な原料を扱うような場合にも，手秤量はかりとコンピュータシステムを組み合わせて，配合秤量の人為的ミスを防止する簡易システムが多く用いられるようになってきた．

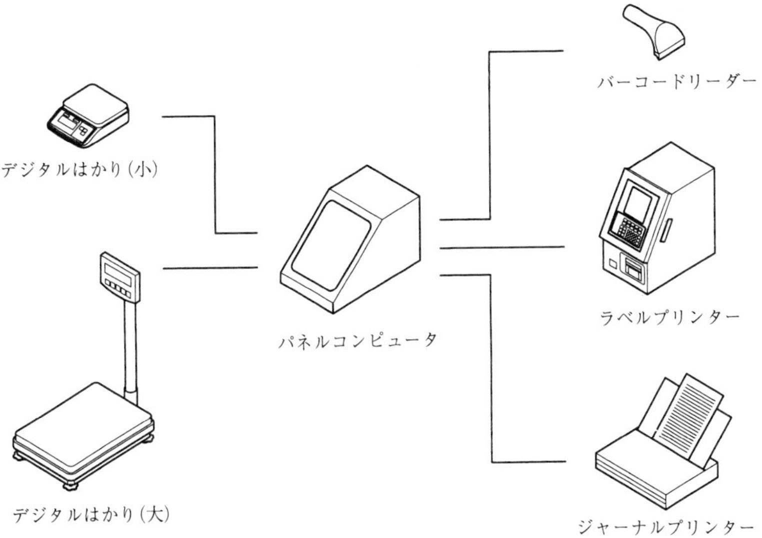

図 7.1 手秤量システム

図7.1はその例で，下記の手順で間違いのない作業ができる．

① コンピュータから作業者に秤量指示が出される．

② 秤量すべき原料容器を作業者が間違いなく持って来たかをバーコードリーダーでチェックする．

③ 大小2つのはかりのうち，目標重量から判断して精度的に秤量に適した方のはかりを自動的に選択して作業者に知らせる．

④ これらの情報をタッチパネルに確認表示する．

⑤ 秤量指示値は，最初に設定値が(−)で表示され，目標値を0とするジャストゼロ表示としてある．作業者は目標値を覚えておく必要はなく，どんな場合でも指示値が0になるまで原料を投入すればよい．したがって，記憶違いによる間違いが起きない．

⑥ 秤量後，結果の文字情報およびバーコードをラベルプリンターで印刷し，ラベルを発行する．したがって，作業者の書き間違いが生じない．

⑦ 発行したラベルを充填済容器に貼り付けて1つの秤量が完了する．後工程の管理はこのラベルで行われるので間違いが起きない．

⑧ ジャーナルプリンターで連続記録もできるため，作業者の書き間違い

によるミスを防止できると共に，集中チェックができる．また，後にデータをトレースすることも容易である．

7.1.2　熱殺菌効果と製品重量

缶詰，レトルトパウチなど，食品を容器に詰めたのち熱殺菌を行う食品では，その殺菌温度，殺菌時間などは製品が所定の重量であることを前提に設定されている．誤まって充填量が多くなりすぎた場合は，レトルト殺菌工程において熱伝達が悪くなることと，品物の熱容量が大きくなることにより，品物の中心部が所定の熱履歴を受けられなくなる．このことにより腐敗が起こるなど所定の殺菌効果が得られず，生物学的危害の原因となる．

計量する食品の性状に最適なハンドリングができる計量充填機を用いて，充填時に正確に計量することは最も大切であるが，正確に計量できているように見えても，品物の付着，脱落などに起因する誤差あるいは人為的計量誤差により，包装容器に対して正確な充填ができないことがある．ダブルチェックの意味も含めて充填機の後に自動重量選別機を設置して確認するシステムとするのがよい．

7.2　衛生面から見た HACCP 対応はかりの構造

自動はかりは一般に複雑な構造になることが多いので，特に湿潤状態で使用するはかりについては，品物の滞留をなくし，定期的に洗浄し，微生物の滞留や増殖を防いで生物学的危害を起こさないようにしなければならない．

HACCP の手順，原則の中には機械構造に関する規定はなく，基本的には作業マニュアルのなかで洗浄，除菌の作業方法を規定すればよいわけであるが，より効果的にしかも確実に行うためには洗浄，除菌，殺菌がやりやすい構造の器物を使用することが肝要である．

はかりを含む食品機械の衛生的設計基準としては，EU の欧州衛生装置設計組合(EHEDG：European Hygienic Equipment Design Group)による装置の衛生設計ガイドライン，アメリカの乳製品製造機械向けに作成された 3-A サニタリースタンダードなどがあり，これらのガイドライン，規格の

表 7.1 EHEDG ガイドラインと 3-A サニタリースタンダード

項　目	欧州衛生装置設計組合（EHEDG）ガイドライン	3-A Sanitary Standard
ガイドライン，スタンダードの作成母胎と作成の目的	European Hygienic Equipment Design Group（欧州衛生装置設計組合） 食品の安全と衛生的な加工のためのガイドラインや試験方法の作成のため，ヨーロッパ各国の公的研究機関，大学，食品企業，食品機械メーカー，イギリス農業水産食品省，ドイツ農務省が組織を作り，このガイドラインを作成した．	1950 年頃，アメリカの乳業メーカー，乳機メーカー，国が乳製品の安全供給のために，食品機械の衛生面について統一的指標を定めたのが 3-A の起こりである．自主管理のための規格であるが，世界的に一般食品機械の衛生面の指標となっている．ここに取り上げたのは，その中でチーズ，ドライミルクなどの生産設備に関する基準で，乳・食品・環境衛生者の国際協会，アメリカ公衆衛生局，乳産業委員会により 1979 年に制定された No.27-01 である．
1. 衛生的な装置の設計基準	表面は洗浄できるものでなければならないほか，食品中に表面の成分の一部が浸出して有毒な危害になるようなものであってはならない．食品接触面はすべて，食品はもちろん洗浄剤や消毒剤に耐性があるものでなければならない． 食品接触面は， ① 非毒性であること ② 食品，洗浄剤，消毒剤などに対して非吸収性で，かつ耐性のある材料からできていること ③ 補強剤やエラストマー（弾力性材）には，食品の浸透性がないこと ④ 表面は水切りできる構造であること（勾配≧3°） ⑤ 表面粗さは $R_a \leqq 0.8\,\mu m$ であること 食品接触面にあっては以下のことは避けること． ① 溶接以外の金属対金属の接合 ② 装置およびパイプの接合が不適合であってはならない ③ シールガスケットにクレバスがあってはならない ④ Oリング（特別な場合でない限り） ⑤ スクリュー状の繊条 ⑥ 鋭角なコーナー（好ましい曲率≧6mm，最低3mm） ⑦ デッドスペース	〈食品接触面（product contact surface）〉 ① 表面はピット，ひだ，クレバスがなく，表面粗さは $R_a \leqq 0.8\,\mu m$（それに見合う研磨仕上げは＃150）．乾燥した食品に限定して No.2B 仕上げのステンレス板の使用も可． ② 溶接は平坦な連続的溶接のこと．溶接できない場合，銀はんだも許容．溶接および銀はんだ部は，ピット，ひだ，クレバスがなく，表面粗さは $R_a \leqq 0.8\,\mu m$. ③ めっきの厚さは0.005mm 以上．特定の部分は0.05mm 以上． ④ 点検，洗浄が容易なこと．部品は容易に外せること． ⑤ 自然に水切り，自己浄化ができる構造であること． ⑥ 充填機と一体のホッパーは，ドロップフランジを設けること（詳細省略）． ⑦ 充填装置は，動作中に必要な調整が行えること． ⑧ ガスケットの詳細な規定（省略）． ⑨ 135°以下の内角部の半径は6.4mm 以上のこと．ただし特別な場合（省略）を除く． ⑩ カバーなどから汚染物質が容器，食品接触面に流れ込んだり，落ちたりしない構造のこと． ⑪ 潤滑油がもれたり，食品接触面に流れ込まないこと． ⑫ 潤滑の必要な軸受は食品接触面の外側に，食品接触面との間を25mm 以上離して設置すること．

項　目	欧州衛生装置設計組合（EHEDG）ガイドライン	3-A Sanitary Standard
	⑧　洗浄性，無菌性が維持されやすいこと	⑬　食品の通り道に露出したネジ部を設けないこと． ⑭　軸シールは，清掃時に全ての部品にアクセスできること． ⑮　サニタリー接続は3-A 基準 No.08-17による． ⑯　コイルスプリングは，無負荷時に2.4mm 以上の隙間を有すること．清掃，検査時に容易にアクセスできること． ⑰　エアコンプレッサーおよび空気配管は，圧縮空気3-A 基準 No.004-03による． 〈食品非接触面（non-product contact surface)〉 ①　耐腐食性のある材料を使用．塗装する場合は強固なものであること．清掃時に取り外すことができ，食品接触部と非接触部の両方を持つ部品には塗装しないこと． ②　滑らかで，ピット，ひだ，クレバスがなく，かつ清掃が容易で，塗装部分は塗装の効果が十分であること． ③　防塵構造でない装置の機構部の点検と掃除を行うためには，カバー類は工具なしで容易に外せること．
2.　構成材料 2.1 金　属	ステンレス鋼の選択は，食品製造プロセスにおける耐食性，洗浄液への耐性および溶接性などに応じて決める． 塩素を含まない溶液にあっては，AISI-304（JIS SUS 304）を一般的に使用する． a．塩素を含む液体の場合，高濃度では孔食腐食を起こす．塩素を含む製品の場合には，モリブデンを含む AISI-316（JIS SUS 316）タイプのステンレス鋼が，また時には耐食性に優れたチタンを使用する． b．塩素を含み，使用温度が60℃以上の時には，AISI-316および AISI-316L を使用する． c．塩素による AISI-316タイプのステンレス鋼の応力腐食割れは，60℃以下では起こらないが，60～150℃の温度範囲で起こる．AISI-316は，バルブ，ポンプのケーシング，ローター，シャフトなどに使用する． d．AISI-316L は溶接性が優れているので，パイプの接合やベッ	食品接触面は AISI-300シリーズのステンレス鋼または同等の耐腐食性があり，無毒で浸透性のない金属を使用しなければならないが，下記は例外とする． ①　軸受は，ニッケル，クロムあるいはそれらと同等の耐腐食性がある無害なめっきを施した金属で製作してもよい． ②　食品に接触する表面，または汚染物質が容器の中に流れ込む可能性のある部分の表面には，その使用条件で耐食性があるなら，無毒で浸透性のない金属を使用してもよいし，クロム，ニッケルまたはそれと同等の耐食・耐摩耗性があり，無害で浸透性のない金属でめっきした金属の使用も可． 溶接される部分のステンレス鋼の炭素含有率は0.08％以下とする． 銀はんだされた部分および銀はんだ材料は，無毒で耐食性があ

項　目	欧州衛生装置設計組合（EHEDG）ガイドライン	3-A Sanitary Standard
	セルに使用する． e. AISI-410, AISI-409, 二層鋼板 AISI-329は，耐食性があるので特殊用途に使用する． （DIN の番号が併記されているが省略）	ること．
2.1 プラスチック	以下のようなプラスチックは洗浄性に優れ，衛生的な設計に使用できる素材である． ① ポリプロピレン ② ポリ塩化ビニル（非可塑化）（PVC） ③ アセタールコポリマー ④ ポリカーボネート（PC） ⑤ 高密度ポリエチレン（PE） ポリテトラフルオロエチレン（PTFE＝テフロン）を使用する場合，PTFE はポーラスなものにできるが，それだけに洗浄性が劣ることを考慮しておく必要がある． したがって，例えば永久的なシール用には使用できないほか，無菌処理用の材料には不適である． また，プラスチックに用いられた補強剤（ガラス，炭素繊維，ガラス繊維）は食品と接触してはならない．	プラスチック材料を食品に接する容器，接着または取り外し可能なガスケット，ダイアフラム，構成部品，シールなどの部品に使用してもよい． プラスチック材料を上記の用途に使用する場合，別途定めるプラスチック材料の3-A 基準 No.20-08（省略）によること． （No.20-08は，プラスチックのテスト方法などを主体に定めた基準であるが，基本的には FDA に適合し，その材料名が FDA の適合品リストに記載されたものを使用するように奨めている．）
2.2 エラストマー	シール，ガスケット，連結用リングなど，いろいろなタイプのエラストマー（ゴムなどの弾力性物質）が使用されている．使用目的に応じて最高のエラストマーを選択する． ① エチレン-プロピレン-ジエンモノマー（EPDM）（耐油性がない） ② ニトリルゴム ③ ニトリルブチルゴム（NBR） ④ シリコーンゴム（180℃までの高温に耐えられる） エラストマーは基本的には食品接触面に使用してはならない．固体表面間の接触に使用されるときには，食品または装置の熱膨張を考慮に入れて，エラストマーの圧縮が制御されなくてはならない．	① ゴムおよびゴム様の材料をフレキシブルコンテナー，充填用ノズルおよび自在継手，接着または取り外し可能なガスケット，ダイアフラム，充填バルブの構成部品，シールおよびそれらと同等な用途の部品に使用できる． ② 別途定めるゴムおよびゴム様の材料の3-A 基準 No.18-00に従い使用する． ③ 食品接触面を持つガスケットに使用するゴム，プラスチックなどの材料は，想定される使用環境下または清掃と殺菌作業下にさらされても，その表面および形態の性状が保持される成分でなければならない． ④ サニタリータイプの使い捨てガスケットを，清掃のために分解する部品に対して使用してもかまわない．

項　　目	欧州衛生装置設計組合（EHEDG）ガイドライン	3-A Sanitary Standard
2.3 接着剤	ガスケットに用いられる接着剤は，装置メーカーの勧告に従うことが必要である． 接着剤によってステンレス鋼の局部腐食を起こしてはならない．また接着の目的が達成されるよう，ベースの材料と分離した状態であってはならない．	ゴムおよびプラスチック材料の接着に使用する接着剤は無害であること． （接着剤，ガスケット，シール剤は，FDA適合品を使用するのがよい.）
2.4 潤滑油	FDAの規制（特にFood Drug Cosmetic Law Reports §178.3570）に適合したグリースおよび潤滑油であることが要求される．	（規定文はないが，当然FDA適合品であることが要求される.）
2.5 断熱材	水が浸入してステンレス鋼の表面に塩化物を生成することによって，応力腐食割れや，孔食腐食を起こす．また，断熱材に水が浸入することは，微生物の発育場所を提供することになり，結果として微生物汚染源になる．したがって，断熱材を装置に付けるときは外部から水が浸入して湿ることがないような方法で工事をする必要がある．	
3. 表面仕上げおよび溶接	食品と接触する表面は，規定の表面粗さの仕上げ面を有し，ピット，ひだ，クレバスなどがないことが求められる．表面積が広い装置の場合は，食品接触部分の表面粗さは，$R_a \leqq 0.8\,\mu m$ であることが望ましい． 溶接については，永久的な接合部の金属対金属は連続的に溶接されていることが要求され，不完全であってはならない．溶接が適正に行われている場合には，溶接後の処理（グラインドまたはポリッシュなどの仕上げ作業）は不要となる．パイプの接合にはautomatic orbital welding machineを使用することが望ましい．	食品接触面は，ピット，ひだ，クレバスなどの欠陥がなく，表面粗さは $R_a \leqq 0.8\,\mu m$（それに見合う研磨仕上げは＃150）と同等以上であること． 乾燥した食品に限定してNo.2B仕上げステンレス板の使用も可．
4. 解放装置衛生的設計のための具備条件	タンクの構造；底部の出口部分は完全に中身が水切りできる構造であること． タンクの底部には丸みを付けること． タンク底部横方向の出口には液体が滞留しないよう3°以上の勾配を付ける． 装置の上端部；解放式の二重釜，ニーダーなどの上端部のリムは，	

項　目	欧州衛生装置設計組合（EHEDG）ガイドライン	3-A Sanitary Standard
	ほこりや食品が堆積しないような構造にする．そのためには，例えば上端部全体に緩い傾斜を付けることが推奨されている． 蓋付きタンク；蝶番による蓋の固定部にはデッド部分ができ，非衛生的になりやすいので，デッド部分ができないような構造にする． 混合装置；撹拌のためモーターおよび撹拌棒が直結したタンクにあっては，製品からの水蒸気がモーター部分に凝縮したものが再び食品内に滴下して食品を汚染することになる．これを防ぐために，凝縮物が滴下しないよう遮蔽板を撹拌棒に取り付け，装置外部に落とす工夫をこらす． タンクの設置；タンクと地表部が近すぎると，地表部から汚物が飛び込む可能性があるので，両者に適当な空隙が必要である．	
5. 食品包装機の据付け（設置条件）	① 上部にダクト，照明，配管などがない場所とする． ② 周辺の空間を十分とり，掃除，洗浄，メンテナンスが容易にかつ効果的にできるようにする． ③ 排水溝をまたいで据え付けてはならない． ④ 床に正しく密着されたパッドまたは留め金で固定する． ⑤ 食品製造ラインとは最短距離の場所に据え付ける． ⑥ 食品製造ラインと包装機の連結部はトンネルかまたはカバーをする． ⑦ フィルターでろ過した清浄空気で包装機の環境を陽圧にすることが望ましい．	1. 装置の支持は脚またはキャスターによるか，スラブまたは台上に設置されなければならず，下記に適合のこと． ① 脚またはキャスターは，装置の底面がどの縁からでも320mm以下の場合，装置の底面と床の間に100mm以上の間隔を確保すること．また装置の底面がどの縁からでも320mm以上ある場合，装置の底面と床の間隔は150mm以上とする． ② 脚がある場合，その端面は丸味を有し，全体として滑らかにし，かつ露出したネジがないこと． ③ 脚を中空材で作った場合は封止すること． ④ キャスターがついている場合，容易に清掃ができて，丈夫で，かつ装置の移動が容易なサイズとする． ⑤ 装置をスラブまたは台に載せる場合，2項に示す方法でスラブまたは台をシールし，かつ，装置の内部の清掃，水切りおよび乾燥ができるように設計すること． ⑥ 安全基準によりガードが要求され，そのガードが清掃や点

項　目	欧州衛生装置設計組合（EHEDG）ガイドライン		3-A Sanitary Standard
			検の妨げになる場合は工具なしで外せること. 2. 装置をスラブまたは台上に据付けする場合，装置のベースがスラブまたは台から25mm 外にはみ出るようにする. スラブまたは台は全ての供給取合点が床より100mm 以上となるようにする. スラブまたは台の表面は亀裂を生じることなく硬化する耐水モルタル材などで厚く被覆する．また，装置のベース部との接合部はシールする.
6. 熱交換器の要件	（省略）		
7. 衛生的な包装機の洗浄・消毒および運転中に監視されるべきパラメーター：EHEDG 勧告	工　程	パラメーター	
	洗　浄	化学剤（種類，濃度，温度，流速） 清浄性	
	機械の消毒		
	全ての方法	温度，時間	
	乾熱・熱水・蒸気	湿り度，温度	
	液化化学剤	濃度，温度	
	ガス状化学剤	濃度，温度	
	製造ライン・ポンプ・ノズルの消毒	温度，時間，圧力	
	包装材料の殺菌（任意）		
	化学剤	温度，時間，濃度，残留濃度	
	紫外線	エネルギー強度，暴露時間	
	空気の除菌		
	燃焼	温度，流速	
	ろ過	圧力低下，保持時間	
	空気供給システム	空気流速，流れ方向	
	包　装	位置，密封性	

考え方を取り入れた機械を選定し，その思想に沿った洗浄作業を行うのがよい．

EHEDG ガイドラインと 3-A サニタリースタンダードは，思想上は非常に似ているので，双方の思想が理解しやすいように，EHEDG の項目を主体に 3-A の同じような内容の規定を併記して表 7.1 にまとめた．ただし，対照表現としたことなどにより，全訳したものではない．

7.3 洗浄用に設計されたはかりと洗浄方法の例

器物の洗浄作業に配慮して設計されたはかりと，その洗浄作業について，自動はかりの中でも構造の複雑な組合せはかりを例に説明する．

写真 7.1 は，バラ物食品を 1 パックごとの重量に小分け計量するための組合せはかりと呼ばれるはかりである．図 7.2 はその断面図で，中央のトップコーン部に供給された品物は，図のリニアフィーダーパン，フィードホッパー，計量ホッパー，メモリーホッパー，集合シュート，集合ホッパーという順で，振動フィーダートラフ，ゲート付き容器(ホッパー)，シュートといった構造物を経由して流れる．

組合せはかりは高速計量が可能であるが，図からも明らかなように，機械の集積度が高く，構造が複雑である上に部品点数が多い．ともすれば洗浄作業に多大の時間を要する．

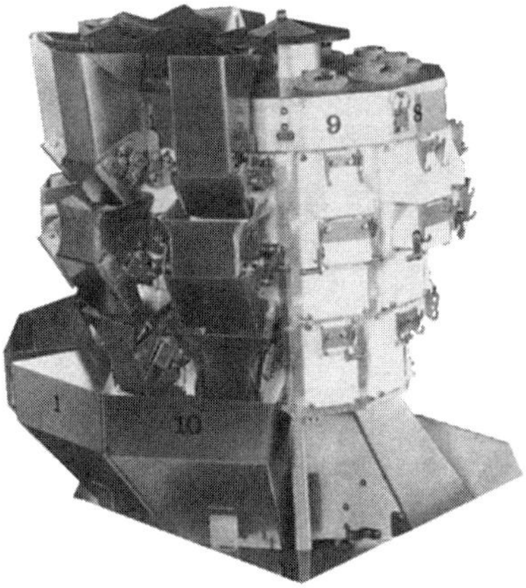

写真 7.1 HACCP 対応組合せはかり

7.3.1 設 計 思 想

写真 7.1 の組合せはかりは 3-A スタンダード，EHEDG ガイドラインに準拠した次の思想で設計されている．

1) 品物が滞留しない，付着を最小限にする．
2) 洗浄に要する時間，洗浄のための部品の取り外し，取付け時間を

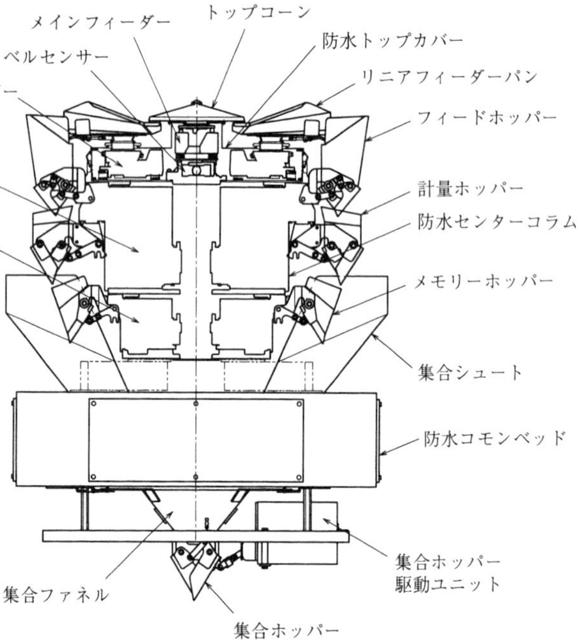

図 7.2　HACCP 対応組合せはかり断面図

最短にする．

3)　コイルスプリングなど，本来洗浄が困難な部品は使用しない．

4)　容器構造の部品のコーナー部分は全て 6.5 mm 以上のアール(曲面)とする．

5)　複雑な構造物はカバーで覆って微細な部分への品物やほこりの侵入を防止する．

6)　電気配線などは水がかかってもよい構造とする．

7)　品物に直接接する部品は全て工具なしで取り外して洗浄，殺菌ができるようにする．

8)　部品は洗浄作業に耐える強度とする．

9)　壊れた品物がほこりになって間接的に接する部分や，大きくて取り外しが困難な部品(本体など)も，できるだけシンプルな防水構造とする．

10)　水洗時に洗浄水の飛沫がかかる恐れのある電機部品なども防水構造とする(例えば操作表示盤，プリンターなど)．

7.3.2 洗　浄　方　法

次に，このはかりの具体的洗浄方法について述べる．

写真 7.1 の左半分は通常の運転状態を示し，右半分は洗浄のためにパーツを取り外した状態を示している．

洗浄作業手順は下記のようになる．

① リニアフィーダーパン，各ホッパー，集合ファネルなどを図 7.3 のように本体から取り外す(工具なしで外れる構造となっている)．

② 残った本体部を洗浄剤を希釈した温湯または水で洗浄する．この際，装置の上部から下部の順で洗い流す．

③ 取り外したパーツは自動洗浄機にかけるか，洗浄剤を用いて温湯または水で手洗いする．

④ 温湯で洗浄剤を洗い流す．汚れが完全に除去されたことを肉眼で確認する．

⑤ 本体部および取り外したパーツは，計量する品物の種類や予想される危害のグレードに応じて下記の殺菌手法を実施する．

　殺菌剤(アルコールなど)による清拭

　殺菌剤の噴霧

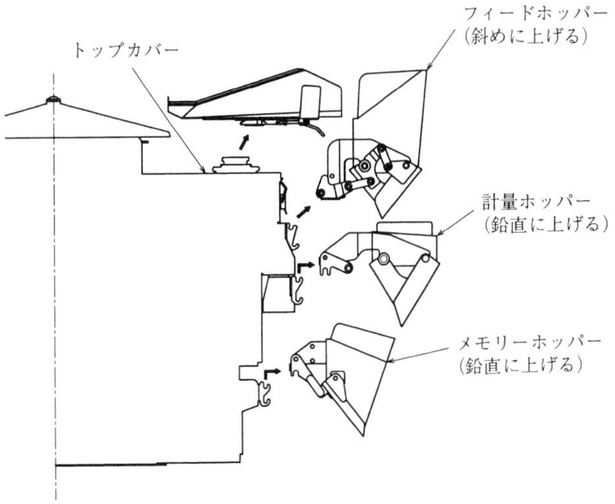

図 7.3　組合せはかりの分解洗浄法

殺菌剤を希釈した温湯または水への浸漬
熱湯あるいは蒸気による殺菌
乾燥機での一定時間の高温・乾燥状態維持

殺菌剤，特に食品添加物以外の殺菌剤を使用した場合は十分な量の温湯または水で殺菌剤を洗い流す．

⑥　装置の周辺部および床面も同様に洗浄剤，殺菌剤などを用いて洗浄する．

⑦　本体部および取り外した部品が確実に洗浄され，水が十分に取り除かれたことを確認して装置を元の状態に組み立てる．

⑧　元の状態に組立て後，部品の欠落がないことを肉眼で確認する．

⑨　洗浄，殺菌担当者は洗浄・殺菌したことを記録する．

7.3.3　機械のグレードとコスト

乳製品などを計量するための厳密に 3-A スタンダードで設計されたはかりは，上記で説明した構造以外に，品物が直接通るプロダクトゾーンと品物が通らないノンプロダクトゾーンを明確に分ける壁を設け，プロダクトゾーンの部品はピン 1 本に至るまで工具なしで分解できる構造になっている．しかし，容器詰め後加熱殺菌する食品などは，そこまでの厳密性は必要ない．

機械の材料について，塩素系殺菌剤を高濃度で用いる場合は，腐食防止のため使用するステンレス鋼のグレードを上げる必要があるし，熱湯や蒸気殺菌を行う場合は耐熱材料にする必要がある．

分解，洗浄作業性の低い機械を導入した場合，生産作業性については大差がないものの，洗浄作業性が悪いため生産作業終了後に長時間を必要とし，結果的に実質生産時間を短縮せざるを得ないことになる．これでは投資コストを安くできてもランニングコストが高くつき，全体として高い投資になってしまう．機械のグレードとトータルコストについて，発注時にメーカーとよく打ち合わせて適正な仕様のものを購入するようにするのが賢明である．

7.3.4　トータルサニテーション

食品機械のサニテーションの目的は，有害微生物の 2 次汚染の防止である．

この目的を達成するためには，機械のサニタリー化(ハードサニテーション)をベースとして清掃，洗浄，殺菌などの衛生管理業務(ソフトサニテーション)と，これらを実施するための作業者の健康管理，衛生慣行管理および，これらを的確に行うための衛生教育(パーソナルサニテーション)を組織的かつ総合的に行うこと(トータルサニテーション)が必要である．

洗浄作業は非生産的作業であり，生産作業の終業後に実施されることがほとんどであること，加えていわゆる3Kといわれる業態であることから，作業そのものを外注やアルバイトに依存する場合も多い．いくら洗浄しやすい構造になっていても，洗浄を行うのは人であり，機械洗浄の場合でも洗浄が完全であるかどうかの最終チェックは，科学的にも技術的にも人に頼らざるを得ないのが現状である以上，上記のトータルサニテーションが大切であることは言うまでもない．

7.4 HACCPにおける物理的危害

食品による物理的危害とは，食品中に含まれる異物の物理的な作用による健康被害のことである．異物による危害は，喫食者に精神的不快感を与えるのみでなく，例えば金属片やガラス片が商品に混入することによって発生する口腔および胃腸の障害など，身体的傷害や健康被害の原因となるものもある．また，これらは目視あるいは触感によって喫食者が容易に確認できることからPL訴訟の原因にもなる．十分に注意をはらい，これらの異物が商品に混入することを防止しなければならない．

異物の種類

東京都の平成5年度の食品衛生関係苦情処理集計によれば，表7.2に示すように異物混入は全体の20.9％を占め，有症苦情(食中毒と断定できなかった食品摂取による健康障害)に次いで2番目に多い．異物別件数で見ると，消費者の身体的傷害などに影響を及ぼす鉱物性異物は12.7％と高い比率を示しており，さらに鉱物性異物の内訳を見ると，金属異物が60％以上を占めている．そこで，これら大きな比率を占める異物の混入を検出し，異物混入商品の出荷を防ぐための金属検出機とX線異物検査機について，その原

表 7.2　要因別苦情件数

要　因	総数		異物別		鉱物異物	
	件数	%	件数	%	件数	%
有症苦情	534	25.2				
異物混入	442	20.9				
虫			197	44.6		
動物性異物			71	16.1		
鉱物性異物			56	12.7		
金属					34	60.7
ガラス					15	26.8
石砂					5	8.9
その他					2	3.6
寄生虫			32	7.2		
救急絆創膏			10	2.3		
プラスチック			7	1.6		
その他			69	15.5		
異味，異臭	189	8.9				
食品などの取扱い	136	6.4				
カビの発生	125	5.9				
腐敗，変敗	113	5.3				
その他	579	27.4				
合　計	2 118	100	442	100	71	100

理と用途を以下に述べる．

7.5　金属検出機

7.5.1　金属検出機の原理と検出ヘッドの構造

写真 7.2 に一般的な金属検出機の外観を示す．金属検出機の検出ヘッドの構造にはクローズドコイルシステムとスプリットコイルシステムがあるが，まずクローズドコイルシステムで基本原理を説明し，その後スプリットコイルシステムとの得失を述べることとする．

図 7.4 A はクローズドコイルシステムのサーチコイルの配置図である．中央に 1 つの発信コイルがあり，その両側に 2 つの受信コイルがある．発信コイルに高周波電流を流すことにより高周波電界が発生し，この電界を受信コイルで検出するが，2 つの受信コイルは発信コイルからそれぞれ等しい距

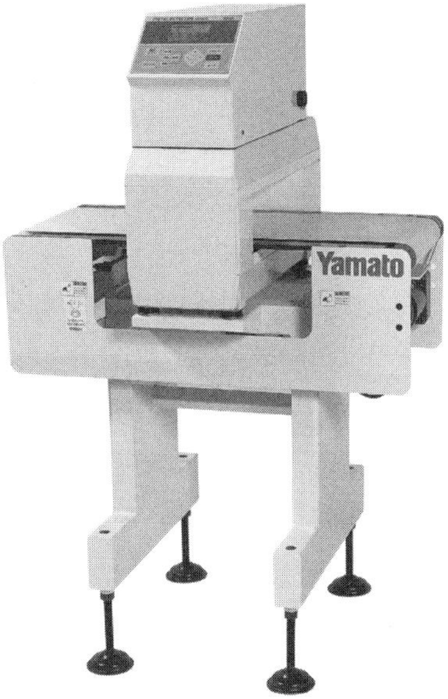

写真 7.2 金属検出機

離だけ離れており，2つの受信コイルはそれぞれ同じ信号を電界から拾う．そして2つの受信コイルはシリーズに逆位相になるように接続されているので，2つの信号は互いにキャンセルされ，通常の状態(2つの受信コイルが接続された状態)で検出コイルの出力は0になる．このことをバランスドコイルシステムという．

図7.5に示すように，発信コイルの作る電界の範囲内に鉄などの磁性体が持ち込まれると電界を歪ませ，影響された側の受信コイルに誘導される電圧を高め，その結果として検出コイルに不平衡電圧が生じる．ステンレス鋼のような非磁性金属は磁性金属の場合とは反対の効果を持ち，非磁性金属が持ち込まれると影響された側のコイルに誘導される電圧を減少させる．その結果として検出コイルに不平衡電圧が生じる．さらに金属でなくても導電性のあるものは電界を歪ませ，金属と同様の信号が出る場合がある．例えば，水分と塩分を含む食品などがそうである．

検出コイルには，磁性金属，非磁性金属の通過のほか，検出する品物自体，あるいは器物自身の振動，周囲の金属構造物の振動の影響などで絶えず何ら

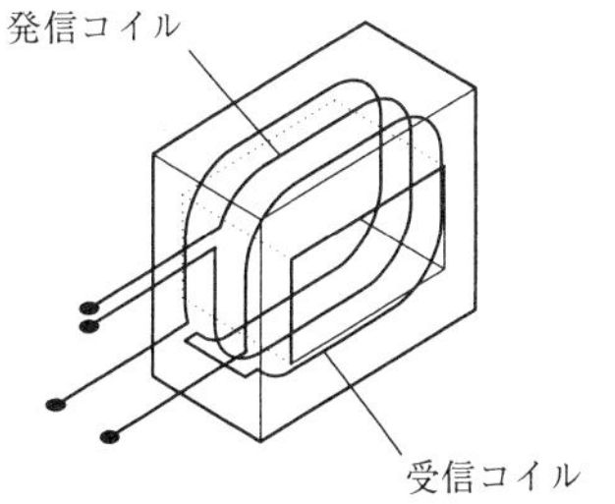

図 7.4A クローズドサーチコイル

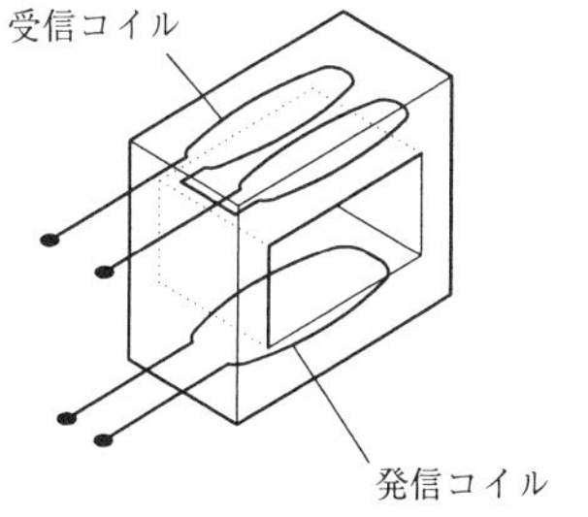

図 7.4B スプリットサーチコイル

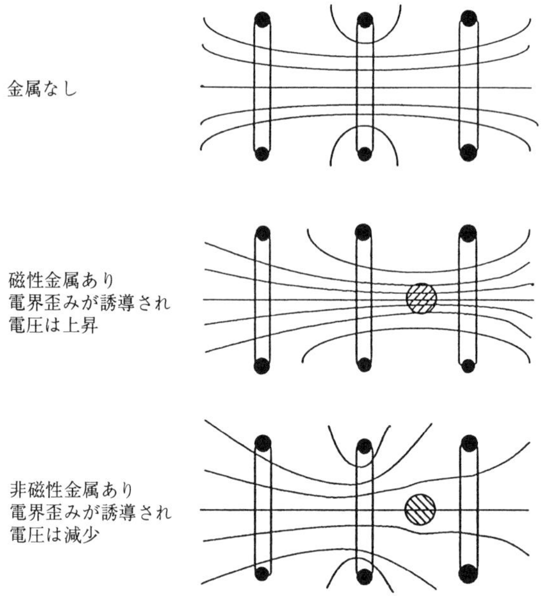

図 7.5　電界歪み詳細

かの不平衡電圧が出ており，これらの信号成分の中から信号処理により外乱，ノイズ成分を取り去り，金属が通過した信号のみを取り出して金属が通過したことを判定する．

図 7.4 B はスプリットコイルシステムの配置図で，1つの発信コイルと 2 つの受信コイルが上下に対向して配置されている．両者の得失を表 7.3 に示す．

7.5.2　金属検出機の種類

サーチコイルの構造による検出機能上の分類を前項で述べたが，被検出物の搬送方法別に分類すると次のようなものがある．

1)　コンベアー搬送対応型

下記の用途に使用され，検出する製品により，金属検出機のタイプ，大きさ，コンベアー大きさが決まる．

原材料の荷受検査，製品のチェックのどちらにも使用する．

表 7.3 サーチコイルの構造と得失

	クローズドサーチコイル（図 7.4A）	スプリットサーチコイル（図 7.4B）
長所	・検出感度勾配が小さく，開口部内に不感体がない．開口部中央で感度が最小になる． ・検出ヘッドが一体型のため，ノイズ，振動に強い． ・位相ずれがない．	・開口部が分解できる． ・開口部高さを変更できる． ・平面型の開口に有利． ・比較的安価．
短所	・一体型のため分解できない． ・一体型のため開口部高さの変更ができない． ・比較的高価．	・検出感度勾配が大きく，検出開口部の両端では感度が最小になり検出できない． ・したがって開口部の縦横比の小さいものには不向き． ・電気ノイズ，機械的振動に弱い． ・上下コイルの位相がずれると自動バランスできない．

(1) 塊状物(肉塊，魚介類，冷凍原料，果物，根菜，チーズ，キノコ)

(2) 個装品(ビスケット，焼菓子，キャンデー，冷凍食品，パン，ケーキ，弁当，総菜，チーズ)

(3) 小袋物(小麦粉，砂糖，スナック食品)

(4) 大袋，箱物(穀物，小麦粉，段ボール梱包製品)

2) 自然落下汎用型

自然落下する粉粒体(穀物，小麦粉，チーズ，薬品)の金属を検出するもので，小分け計量はかりと包装機の間に取り付けて，包装直前の最終段階の製品をチェックしたり，原料あるいは中間プロセスのパイプラインに設置して連続チェックする用途に使用する．

3) コンベアー搬送アルミ蒸着フィルム包装対応型

アルミ蒸着フィルムで包装された製品の中の金属異物を検出できる特殊対応のもの．検出感度は一般のものより若干劣るが実用レベルに進歩してきている．

4) その他

防水構造，オールステンレス製防水構造，コンベアーをワンタッチ着脱できるタイプなどの特殊タイプもあり，用途によって選定する．

7.6　X 線異物検査機

前述したように，東京都の食品衛生関係要因別苦情処理集計によれば，鉱物性異物件数のうち金属異物が約 60 %を占めているが，金属検出機を設置すれば異物検出の大半をカバーできる．このように金属異物がほとんどであること，金属検出機が比較的安価であることなどの理由により，今までは食品の混入異物の検査は金属検出機でほとんどがまかなわれてきた．

しかし今一度，前掲の表 7.2 を検討すると，金属以外の鉱物性異物も残りの約 40 %を占めており，HACCP 問題，PL 問題の面から避けて通れない．

一方，X 線技術と画像処理技術の進歩で，X 線による鉱物性食品異物の自動検査装置がいろいろなメーカーにより開発され，オンライン用として価格的にも手の届く範囲となって来つつある．X 線異物検査機を用いれば，金属を含む鉱物性異物のほとんどが検出できるので，金属検出機の守備範囲をもカバーできることになり，その上，金属検出機では検出が不満足であったり，不可能であったアルミ蒸着フィルム，金属製容器の中の異物，塩分を含むウエット食品の中の異物まで検出することが可能になる．

写真 7.3 に X 線異物検査機の一例を示す．

本体寸法：奥 行 600 mm，幅 780 mm，高 1 500 mm．

スキャン幅：175～235 mm．

ベルト速度：10～60 m/min．

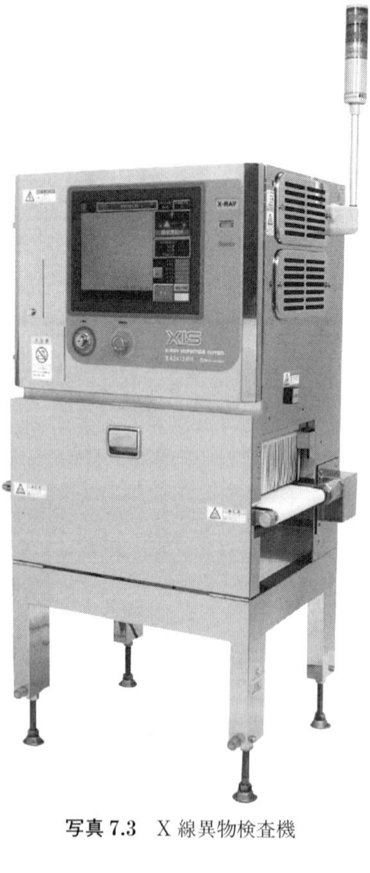

写真 7.3　X 線異物検査機

7.6.1 X 線異物検査機の原理

X 線異物検査機は X 線発生器，ラインセンサー，データ処理コンピュータの 3 つのコンポーネントで構成される.

図 7.6 は X 線投・受光部の動作原理図で，X 線は X 線管と呼ばれる真空管で造られる．X 線管は冷却用のオイルの入った容器の中に入っており，電子を放出する陰極フィラメントと陽極を対向させ，陰極・陽極間に電子を加速させるため 30〜60 kV の電圧を印加する構造となっている．これにより管内を電子が走り，陽極に設けられたタングステンのターゲットに衝突する．このとき，陽極ターゲットから円錐形状に焦点を結んだ X 線ビームが発射される．このビームを光学システムにより約 1mm の厚さの扇形の面状ビームに変換する．被検査物(以下，品物と言う)はコンベアー上を図の左か

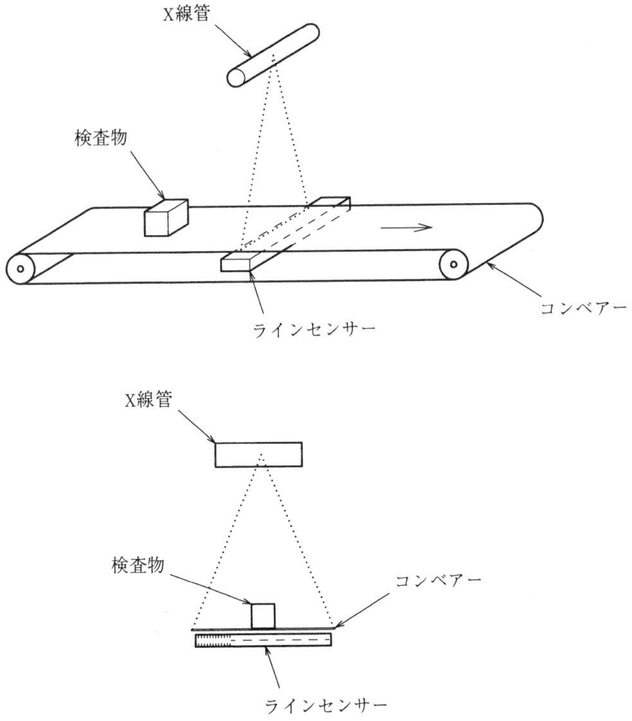

図 7.6 X 線投・受光部の原理図

ら右に流れる過程で順次直線状のX線の照射を受ける．

X線ビームは品物を貫通するが，そのときエネルギーの一部を失い減衰する．減衰量は貫通品の密度と厚さに依存する．品物を貫通した直線状のX線はコンベアーベルトの下のラインセンサー(リニアダイオードスキャナー)に入力される．ラインセンサーはX線信号をリン(Pb)のシンチレーター層を経由して光に変換し，その光をダイオードで受けて電気信号に変える．その信号は電子回路でスキャンニングされ，順次データ処理と検出のためシステムコンピュータに送られる．

図7.7は透過X線信号の中から異物を見分ける処理についての原理図である．縦軸は透過量，横軸は流れ方向の時間軸，曲線は被検査物のX線透過量を2次元処理した上で，流れ方向を横軸としてグラフ化したものである．曲線が下方にカーブしていることはX線の減衰が多くて透過量が少なく，その部分は品物の中に密度が高い部分があることを意味する．この曲線の中

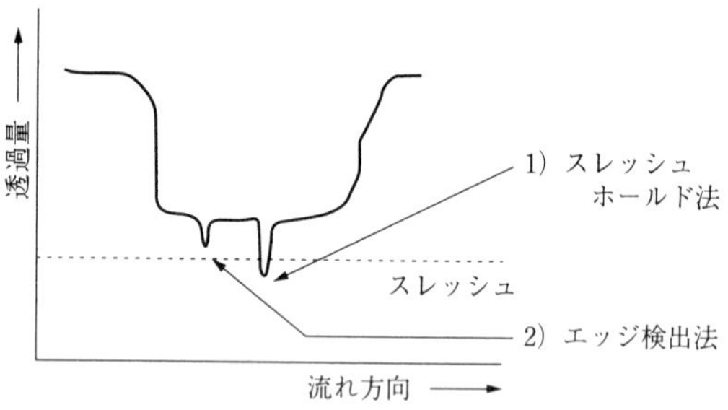

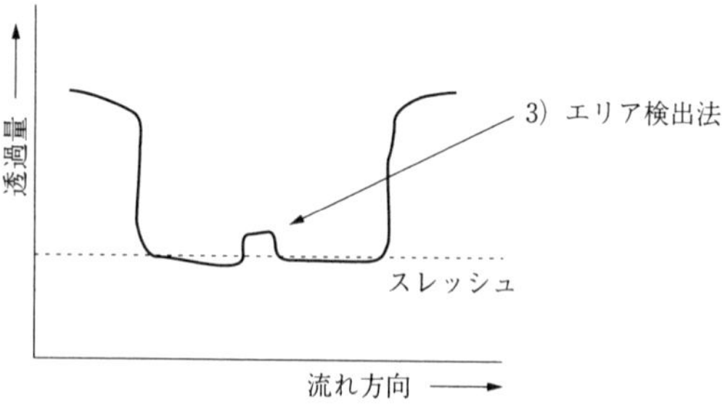

図7.7　異物判定原理

から異物あるいは異常を見分ける方法として次の三通りがある．

1)　スレッシュホールド法

透過信号が，設定したある一定レベルより低い場合は密度の高い部分があるとして異物と判定する．

2)　エッジ検出法

透過曲線の傾きの変化を見てピークであること，すなわち周囲より密度の高いものがあるとして異物と判定する．

3)　エリア検出法

異物検出ではなく，欠品検出として使用する場合の判定方法で，一定レベル以上のエリアがあると通常より密度が低い，すなわち欠品と判定する．

7.6.2　X線異物検査機の検出適用性

前述のように，検出の基本原理はX線の透過率であり，それを左右するのは密度と透過距離(厚さ)である．食品の密度は一般に1 g/cm^{3}前後であることから，密度の大きいものは検出が可能であるが，小さいものは検出が困難になる．また，食品の厚みが大きいと，食品自体のX線透過率のばらつきの中に密度差による透過率の変化が隠れてしまい判定が困難になる．製品厚みをできるだけ薄く，均一に設計すること，また薄くなる方向に置いて，均一な状態で検査機を通すことが効果的な使用方法となる．

このような条件により，適用対象食品，検出対象物および，それぞれの検出感度はケースにより異なるが，おおむね下記の適用が可能である．

1)　検査対象食品

缶詰食品，アルミ蒸着フィルム包装食品，一般包装食品，畜肉，鶏肉，穀物，ケーキ，チーズ，スナック菓子，液体包装品，冷凍食品，レトルトパウチ，総菜など．

2)　検出対象物

金属，石，骨，ガラス，プラスチックの固まり，ある種のゴムなど，密度が食品より格段に大きいもの．

3)　検出(判別)できないもの

木，プラスチックフィルム，絆創膏，昆虫，種子，頭髪，ゴムバンド，ひもなど，密度が食品に近いもの．

7.6.3 X 線異物検査機の副次的メリット

X 線異物検査機は，金属検出機にはないメリットとして，欠品の検出ができるほか，異物の存在箇所を表わすことができることから，肉製品などで検出異物のみを取り除いて製品を生かしたい場合の使用に対して，発見異物の除去を手助けできる利便性がある．

7.7 異物検査機の使用上の注意

金属検出機，X 線異物検査機などにおける異物検出条件は，適用する食品の性状や大きさ，形状，目標とする異物の種類などにより異なり，検出感度などの設定条件は生産する製品により異なる場合が多い．機器を最適条件で使用するためには，そのときの生産品目に応じてこまめに設定値を変更する必要がある．幸い，最近の機器は複数の製品ごとの設定条件を記憶しておき，製品に対応した設定プログラム番号を呼び出すだけで再現が可能になっている機種が多い．

プログラムの設定ミスの有無，検出機器の経時変化の確認などの目的で，これらの検出機器は 1 日に 1 回および，製品の品種替えのたびごとにテストサンプルを使用して感度の確認を行い，記録を残しておくようマニュアルに定める必要がある．

7.8 異物検査機の設置場所

生産工程の最終段階に金属検出機，X 線異物検査機などの異物検査機を導入し，異物の混入した商品を出荷しない処置をとることは常識的に必要かつ効果的な方法であるが，各工程の途中にも異物検査機を設置するか，または目視などの検査工程，除去装置を設けることにより，次のようなメリットが考えられる．一見重複投資のように見えるが，メリットを分析すると有効投資であることが分かる．目的と必要に応じて工程内の各所にこれらの機器を設置することが望ましい．

1) 入荷工程への異物検査機の導入メリット

① 原料の種類，混入異物の種類，混入程度の関連性を分析すること，すなわち原料入荷前の上流工程の異物混入経路の推定を行うことにより問題点を把握し，根本的な対応ができる．

② 異物が大きい段階で検査するので発見しやすい．

③ 異物が後の工程で破砕し，製品へ分散・混合をしてしまう前に発見できるので被害を最小限にくい止められる．

また，機械の刃物破損など，異物により2次的に金属異物を出したり，設備被害を発生させたりすることを防止できる．

2) 中間工程への異物検査機の導入メリット

① 原料を粉砕あるいはすりつぶした状態で検出機，除去機などを通すことができるので，通過口を小さくすることにより検出機の感度を上げて使用できる．

② 包装後の工程で異物が検出された場合は，食品のほか，包材と包装作業，不良品の廃棄作業に至るまでの全てが無駄になるが，中間工程であればこれらの無駄はほとんど生じない．

③ 最終包装がアルミ蒸着フィルム，缶などの場合，最終工程での金属検出機，X線異物検査機の検出感度を上げることができないので，そのような場合は中間段階でのチェックが有効になる．

3) 最終工程への異物検査機の導入メリット

原料混入異物，製造過程での混入異物，最終包装工程での混入異物の全てをチェックする最後の関所として必要．

文 献

1) 種田耕藏：ジャパンフードサイエンス，**37** (5)，64(1998)
2) 大和製衡：技術連絡会資料．
3) 大和製衡：金属検出機技術資料．
4) CINTEX社：インサイトX線システム技術資料．
5) 食品産業戦略研究所・HACCPシステム実践講座．
6) 日本缶詰協会："自主管理のためのHACCP計画マニュアル"，日本缶詰協

会(1998)
7) 3-A Sanitary Standard for Equipment for Packaging Dry Milk and Dry Milk Products.

(見方義孝)

8. HACCP対応 無菌充填包装機

8.1 食品殺菌基準と衛生管理

本章では，無菌充填包装機の中でも，飲料用ボトリングラインを中心に解説する．飲料といっても非常に多くの種類が存在する．果汁飲料，炭酸飲料，水，ビタミンを加えた飲料やスポーツ飲料，乳酸菌飲料，嗜好飲料と称されるコーヒー，紅茶，緑茶，麦茶，ウーロン茶，それに複数の茶類を混ぜた混合茶，コーヒー・紅茶にミルクを入れたものなどがある．フレーバーを中心にした軽い飲み物であるニアウオーターも多く上市されている．また，野菜ジュース，果汁と野菜ジュースを混ぜたものもある．これら飲料は各々の飲料の特性によって殺菌基準が決められている．清涼飲料水[1)]を例にとると以下のようになる．

a. pH 4.0 未満のもの：中心部を 65℃，10 分間加熱または別法．

b. pH 4.0 以上のもの(ただし c. を除く)：85℃，30 分間加熱または別法．

c. pH 4.0 以上かつ A_w 0.94 以上のもの：原材料等に由来して当該食品中に存在し，かつ発育しうる微生物を死滅させるのに十分な効力を有する方法または b. の方法で殺菌．

なお，容器包装内の CO_2 圧力が 20℃ で 1.0kgf/cm^2 (98 kPa)以上で，かつ動・植物組織成分を含有しないものは殺菌不要となっている．また，その他の食品については次のようになっている．牛乳，殺菌山羊乳，部分脱脂乳，脱脂乳，加工乳，特別牛乳，クリームについては，62～65℃，30 分間またはこれと同等以上の効果を有する加熱殺菌法．乳飲料は 62℃，30 分間加熱殺菌または別加熱殺菌法．乳酸菌飲料では，原液製造用の原料(乳酸菌および酵母を除く)は混和後 62℃，30 分間加熱殺菌または別加熱殺菌法，原液を薄めるのに使用する水等は使用直前に 5 分間以上煮沸または別法．ミネラルウオーター類は，中心部を 85℃，30 分間加熱または清涼飲料水 c. を適用する（容器包装内の CO_2 圧力が 20℃ で 1.0kgf/cm^2（98 kPa）以上のもの等は殺菌または除菌不要）．そして，レトルト食品（容器包装詰加圧加熱殺菌食品）では，a. 原材料等に由来して当該食品中に存在し，かつ増殖できる微生物を死滅させるのに十分な効力を有する方法，b. pH 5.5 以上，A_w 0.94 以上の食品では，中心部を 120℃，4 分間加熱または別法，と規定されている．

微生物の殺菌方法としては，HTST（high temperature short time）殺菌法がある．高温短時間殺菌法である．加熱温度は 100～120℃ が用いられる場合が多い．その他に UHT（ultra high temperature short time）殺菌法がある．この方法は超高温短時間殺菌法といわれている．135～150℃，2～6 秒間の殺菌により微生物を死滅させる．またナチュラル・ミネラルウオーターのように加熱殺菌ではなく，セラミックフィルターや中空糸フィルターを利用する除菌方法もある．

以上，飲料の種類（原料由来）の違いや pH の違いによる殺菌方法について述べた．このほかにも微生物の制御方法としては，包装後の容器転倒殺菌（充填された製品温度を利用し，容器の口部内面空間部とキャップ内面を熱により殺菌する），パストライザー（高温のシャワーを一定時間かけることにより殺菌する）による殺菌，塩分と糖分の添加，化学添加剤の添加などがある．また，包装技法としては，ガス置換（N_2 など），無菌化包装がある．

著者らが経験した食品包装機と無菌充填包装機に関していえることは，潜在的危害について，前工程できちんとした基本設計（計画）がなされ，実行されているならば，後工程の負荷は小さくてすむということである．つまり，初発菌数や汚れが多い原料や容器，キャップの場合は，装置や機械の負荷が，より大きくなってしまう（大きな機械になったり，多くのユーティリティを使用することになる）．また，製品が汚染される確率も高くなることを経験として知っている．このほか，装置や機械を長期にわたって使用していくうちに汚れも堆積していき，細菌やカビ，異物による事故に繋がる．装置や機械は，生産が始まる前や生産終了後に，製品液の通路や装置・機械外面などについても，きちんとした洗浄や殺菌を実施することにより，始めて安全な製品を生産することができる．さらに生産現場の環境（部屋のゾーニングや清浄度，鼠族(そぞく)(ネズミ)・昆虫などの防除)や衛生管理(施設・設備，機械・機具，使用水，排水，廃棄物，従業員)，従業員に対する衛生教育，施設・設備，機械・機具に対する保守点検，食品などの衛生的な取扱い，製品などの回収方法，製品などの試験検査に用いる機械器具の保守点検，これら一般衛生管理プログラムをきちんと実施することにより，より安全性の高い製品の生産が可能な環境が整備されることになる．

8.2 HACCP 導入の手順と前提条件

HACCP(Hazard Analysis Critical Control Point：危害分析・重要管理点)方式[2)]に従ってボトリングラインを眺めて見ることにする．

8.2.1 HACCP 導入のための 12 手順

HACCP の導入のためには，次のような手順を踏むことになる．

1) 準備の 5 段階

(1) HACCP 専門家チームの編成

トレーニングコースで資格を与えられたものが中心になってチームを編成する．

(2) 製品についての説明

品名，使用原材料リスト，食品添加物とその使用目的，容器サイズ，保管・流通方法，賞味期限．

(3) 製品の使用法についての説明

(4) 当該製品のフローダイアグラムの作成

製造工程一覧図，施設の図面，衛生標準作業手順書の作成．

(5) 現場確認

フローダイアグラムについて現場で確認する．

2) HACCP の 7 原則

(1) 危害分析(Hazard Analysis：HA)―原則 1

使用する原材料や製造工程にどんな潜在的危害があるかを，生物的危害(微生物：細菌，カビなどによる初期汚染，工程所要時間の遅延による微生物の増殖，作業操作ミス(密封不良)による微生物の再汚染，加熱殺菌の逸脱による有害微生物の生残や再汚染)，化学的危害(許可されていない農薬の残留，自然毒，許可されていない添加物，洗浄剤，殺菌剤の残留，基準値が設定されている水に含まれている成分：スズ，鉛，ヒ素，カドミウム)，物理的危害(異物：金属片，ガラス，石，毛髪など)に分けて確認・評価し，重要な危害については制御する手段を明確にする．

⑵　重要管理点の設定(Critical Control Point：CCP)—原則 2

生物的危害としては，原材料の受入れ，糖液のUV照射，密封，加熱殺菌工程などがCCPになる．化学的危害は，原料受入れ，添加物の計量工程など，物理的危害は異物が入ると思われる工程を設定する．

⑶　管理基準の設定(Critical Limit：CL)—原則 3

危害の発生を防止するためCCPの管理基準を設定する．殺菌条件の温度と時間，食品衛生法で基準値があるものは，その基準値が管理基準となる．また数値化できない管理基準がある場合は，社内基準を設けておく(表8.1参照)．

表 8.1　衛生管理社内基準[3)]

1．	食品と接触する水，および食品接触面に使用される水は衛生的であること．氷はこの衛生的な水からつくられること．
2．	調理器具，手袋，作業者は衛生的であること．
3．	交差汚染の防止対策（作業場のゾーニング，装置レイアウト，作業員動線，調理器具の区分け，清浄空気による差圧管理，製品間熱交換器の圧力差関係など）
4．	従業員の手指の洗浄と消毒，トイレは清潔さを保持すること．
5．	潤滑油，燃料，殺虫剤，洗剤，消毒剤などの化学物質による食品および食品接触面の汚染がないこと．
6．	有毒物には適正なラベルを貼り，適正に保管し使用すること．
7．	従業員の健康管理を励行すること．
8．	有害虫を駆除すること．

⑷　モニタリング方法の設定(Monitoring)—原則 4

CCPが適正に機能し，その管理限界を逸脱していないかどうかを，連続記録計で監視する．または，定期的に目視あるいは計測機器を用いて監視・記録する．

⑸　修正措置の設定(Corrective Action)—原則 5

CCP からの逸脱が発見された場合，その製品を廃棄し，やり直す．修正によって製品の安全性が保証できることが判明した場合は，その経緯と修正措置の具体的内容を記録しておく．修正措置が適正であるかどうかを検証する．

⑹ 検証方法の設定(Verification)—原則 6

危害分析，重要管理点の設定，管理基準の設定，逸脱に対する修正措置など HACCP 計画の内容そのものが適正かどうか？ 使用材料，レシピに変動はないか？ 管理基準の逸脱記録および逸脱の修正記録が適正かどうか？ モニタリング機器の精度検定記録，最終製品の衛生管理に問題がなかったか？ 一般衛生管理プログラムの実施記録などを総括する．

⑺ 記録の維持管理(Recordkeeping)—原則 7

記録用紙には，製品名，容器の種類，ロット番号，日付，時間を記録し，担当者と責任者が署名をする．記録は少なくとも品質保持期限＋α の期間保管する．

HACCP 方式を実施するためには，以上の原則に従わなければならない．また HACCP を実施する場合の前提条件として，先にも述べた一般衛生管理プログラム(PP：Pre-requisite Programs)と適正製造基準(GMP：Good Manufacturing Practice)がある．GMP について次項で簡単に触れておくことにする．

8.2.2 GMP(適正製造基準)

以下に，その内容を示す[4]．

1) 原料の衛生的保管および保管容器製造環境の衛生管理.
2) 衛生的な製造環境(床，壁，天井の清潔維持，清浄作業区域の間仕切りなど)
3) 製造装置の衛生的材質，衛生的設計，据付け.
4) 製造ラインにおける交差汚染の防止.
5) 手洗い施設の数とその機能，トイレ施設の衛生管理とその機能.
6) 従業員の教育・訓練.
7) 従業員の衛生管理.

8) 廃棄物の適正な処理.

9) 作業場・原料保管場の洗浄.

GMPと一般衛生管理プログラムには重複している箇所があるが，一般衛生管理プログラムで管理・記録する.

なお，HACCPの位置づけについては，文献[5)]などを参照されたい.

8.3 フローダイアグラム

製品(充填される液)の種類，つまりpHにより分類される低酸性飲料なのか？　動植物性成分の含有率が低く二酸化炭素のガス圧で微生物の発育を抑制している炭酸飲料なのか？　フィルターろ過による除菌技術で充填される水製品なのか？　または，中性飲料なのか？　それぞれの特性によりボトリングラインの機種構成や，熱殺菌温度が変わってくる.

一般的なPETボトル充填・包装ラインのブロックフローの例を図8.1に示す.

無菌充填・包装ラインには様々な方式がある．そのことについては，後段で詳述することにする.

ここでは，ブロックフロー図の他に，施設の図面を用意し，次の点について確認する.

(1) 人や原料，資材，副資材，半製品，製品の動線を把握し，工場周辺に汚染の原因となる可能性のあるものはないか(例えば，雑草や廃棄物，そこで繁殖する虫などがいないか？　水がたまって澱(よど)む可能性のある場所はないか？　など).

(2) 工場の構造や基本設計は，製品の汚染を防ぐ設計になっているか(例えば，手洗い場，休憩室，更衣室，便所，検査・処理・保管場所の位置．床，壁，天井は十分に清掃し清潔を保ち，よく手入れができるようになっているか？　またダクト，パイプからの水滴や凝縮水が製品，製品接触面，包装材料を汚染しないような構造になっているか？　通路や作業場所での機械の操作やメンテナンスのためのスペースが確保されているか？　適切な隔壁，換気，密閉式システムなどの構造になっている

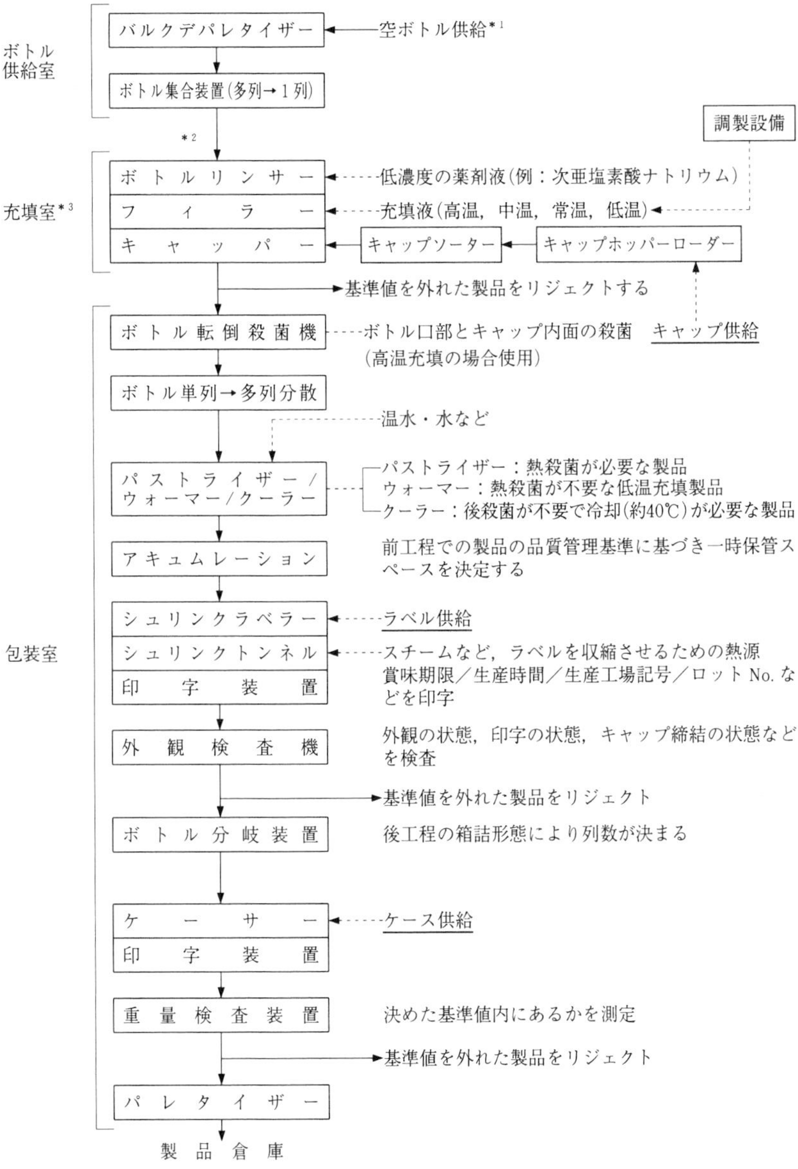

＊1　空ボトル供給：わが国ではボトル供給方式が一般的であるが，直接ブロー成形機からボトル供給する方法もある．
＊2　高速で PET ボトルを搬送する場合，エアを利用した搬送コンベアーを利用することもある．
＊3　充填室：クリーンルームまたはクリーンブース内に配置．

図 8.1　一般的な PET ボトル充填包装ライン

か？　製品，製品接触面や包装材料が微生物，化学物質，異物に汚染されないように，適切な予防策を採っているか？）.

⑶　洗浄や殺菌目的で使用する洗浄剤や殺菌剤は，使用条件のもとで，安全かつ適切に使用，保有，保管しているか？

⑷　製品や包装材料の接触面の洗浄や殺菌は，必要に応じた頻度で行っているか？　また非接触面についても，必要に応じた頻度で洗浄や殺菌を実施しているか？

⑸　製品，製品接触面，容器などに使用する水は安全で衛生的に妥当な品質か.

⑹　目的の作業に十分な水量，温度や圧力が確保されているか？　また配管は適切なサイズや材質が選定された設計になっているか？

⑺　水を使用する場所には，床に適切な排水設備が設けられているか？　また逆流しないようになっているか？　そこから虫などが入ってこない構造になっているか？　上水配管と下水配管が交差接続しない設計になっているか？

⑻　装置や用具は，十分に洗浄できる材質やデザインになっているか？　また正しく維持管理しているか？　食品接触面は，無毒性の材料を使用しているか？　耐食性がある材料を使用しているか？　汚れ（特に有機物）が堆積したりせず，洗浄・殺菌ができるような構造設計になっているか？

⑼　モニタリングが必要な場所に，測定・記録する計測器が取り付けられているか？　また精度を確保するための保守管理がされているか？

⑽　微生物や天然毒素による汚染の防止のため，提供者の保証や証明付きの材料を購入したり，汚染検査をしているか？

⑾　製造中に製品の品質が低下するような汚染を取り除くように，殺菌などを行っているか？　製造中に微生物や化学的汚染を防ぐ処置をとっているか？　また異物が混入しないように，有効な方策を講じているか？

これらGMP，一般衛生管理プログラムを十分に理解し，実施することが，非常に大事になってくる.

基本要件つまりGMPや一般衛生管理プログラムが十分満たされないままHACCPを導入した場合，危害が生産工程の下流工程で明らかになる場合が多い．その結果，管理点が予想以上に多くなったり，モニターする点数が必要以上に多くなる．しかし，必要以上にモニターし管理しているにもかかわらず，汚染源が特定できないことも多い．そのため，微生物汚染や，異物混入を減らすことができなくなり，最初からHACCPを見直すことになるのは必至である．

各工程の作業は，誰がやっても，生物的危害や化学的危害，物理的危害を被らないようにしなければならない．そのためには，原材料や資材，副資材の受入れにおける危害を防止したり，納入業者から保証書をとるとか，どんな検査をするか，その手段を明確にし，標準作業手順を決めなければならない．また，機械や装置の洗浄・殺菌の標準作業手順や，組立て前(洗浄・殺菌効果を上げるための部品取付け前の作業標準規定など)，組立て時にやらなければならない標準作業などは，誰がやっても同じ効果が得られるようにしておく必要がある．標準作業手順は，文書だけでなく，図やイラスト，ブロックフローなどを用いて，誰でもわかるようにしておかなければならない．標準作業手順については，機械や装置および電気設計の段階から考慮しておくようにする．その他，衛生管理作業手順(SSOP : Sanitation Standard Operation Procedure)を文書化し，実施記録を保管しておく．

以上を踏まえ，現場確認を行い，必要に応じて修正する．

8.4 危 害 分 析

以下に一般衛生管理プログラムも含めて列記する．

8.4.1 調 製 設 備

1) 製品に直接および間接的に接する配管や装置に微生物や有害な化学物質，異物がないか？
2) 調合室内は空調や換気により結露しにくい構造になっているか？
3) 調合に使用する水は，飲用に適しているか？　また殺菌や除菌することによって，微生物汚染が防止されているか？

4)　UHT の温度は設定どおり温度制御されているか，チャート紙で連続監視する．

5)　UHT のホールディングチューブの出口温度センサーがあるか？　また，温度が連続監視されているか？　記録されているか？

6)　温度センサーは正しく作動しているか？　また，精度の確認(キャリブレーション)を行っているか？

7)　UHT の流量は設定どおりか？　流量計で監視されているか？　また，流量計の精度の確認を行っているか？

8)　殺菌された液の圧力は，熱媒体や外気に比べて高くなっているか？

9)　UHT で殺菌された液が，決められた温度に到達した後に充填機に送られているか？

10)　製品液の配管に液だまりや空気だまりになるようなところはないか？

11)　製品液ラインは，生産開始前やラインの長時間停止，再スタート時に，ライン滅菌を行っているか？

12)　パッキンに亀裂が生じていないか？

13)　殺菌温度の低下によりフローディバージョンバルブが切り替わり，冷却されてバランスタンクに戻るシステムが組み込まれているか？

14)　フィラー側の満杯信号により，リターンバルブが切り替わり，冷却されてバランスタンクに戻るシステムが組み込まれているか？

15)　充填液の温度低下を防ぐため，UHT 後の配管に断熱材を設けているか？

調製設備以前に原料，副原料の受入れ，保管，計量，記録などがあるが，これらの履歴がわかるようにしなければならないことはもちろん，検査，分析で確認，記録しておく必要がある．

8.4.2　空ボトル搬送

1)　防虫防塵対策が講じられているか？　デパレタイザー直後のコンベアーがカバーで覆われているか？　また，カバーは中が見える透明のものがよい．最近では防虫対策用のオレンジ色のカバーも使用されている．

2) コンベアー上の防塵カバーは結露しないようにしなければならない．また結露したとしても，ボトル内に入らないよう工夫しなければならない．つまり，カバー天面に傾斜を設けるなどしてボトルの中に水滴が入らないようにする．

3) コンベアーチェーンやボトルガイドなどボトルに接触する部分や，間接的に接触する部分(コンベアーチェーンの裏側やスプロケット，軸，レールなど)については定期的に洗浄後，殺菌し，有害物質や微生物を残留させないようにする．

4) 殺菌に用いる薬剤については，人体に有害でないものや残留性のないものを使用する．

5) ボトル保管場所については，菌の増殖が起きないように，温度や湿度にも注意する．また生産終了後，残ったボトルについては，異物の混入などがないようにカバーなどでしっかり覆っておく．

8.4.3 ボトル洗浄機

1) ボトル洗浄に用いる水は，微生物や有害物質や異物の混入がないものを使用すること．

2) ボトル洗浄水はボトルの内外に接触し，さらにボトル内での洗浄効果を上げるため，ボトル内の洗浄水はボトル底部から胴壁面を流れ，ボトル外へ流れ出るようにする．

3) ボトルの洗浄性とその効果の均一化のためには，流量，圧力，洗浄時間，温度，殺菌剤の濃度をモニタリングする．特に圧力，温度，濃度については記録をとる．

4) ボトル洗浄効果を維持するために，定期的に洗浄水配管，バルブ，フィルター機器などや機械外面，特に洗浄ノズル，ボトル接触面，微生物の増殖が起きそうな場所(影となる部分)について，洗浄と殺菌を行わなければならない．洗浄できない部分については，取り外して洗浄・殺菌することが望ましい．

5) 洗浄機は水・蒸気の飛散が考えられるので，床などに水が飛び散ったり，温度の上昇により微生物を増殖させる環境をつくりださないように，隔壁や排気装置を設ける．

6)　排水は配管により室外や中和タンクへ排水するようにしなければならない．排水配管は，逆流したり，昆虫や微生物が入り込まないような構造にしなければならない．

8.4.4　フィラー・キャッパー，キャップソーター，ホッパーローダー，キャップ殺菌機

1)　製品液が接する配管，バルブ，フィラーボウル，ノズルや間接的に接するコンベアーチェーン，ボトルガイド，スクリュー，スターホイル，メインガイド，キャッパーのチャックなどの部品は生産前に洗浄・殺菌を行い，微生物や有害物，異物がないようにしなければならない(表8.2，8.3参照)．

2)　防虫・防塵対策

(1)　ボトル洗浄機とフィラー間に密閉カバーを設けること．

(2)　フィラー・キャッパーはクリーンルーム内(NASA クラス 1 000 以上の清浄度)にあることが望ましい．

(3)　ボトル洗浄機やキャッパーのボトルが通る入口や出口部の開口は可能な限り小さい方が望ましく，フィラーを中心に上流，下流に対して差圧を設け，差圧を監視すること．

3)　クリーンルームの除菌フィルターの捕集効率が落ちないように圧力計

表 8.2　クリーニング手順(無菌立上げ)例 (1)[6)]

1.　**機械組立て前の分解洗浄**
1.1　洗剤を用いた汚れ落とし
1.2　消毒用エタノールでのふき取り
2.　**機械組立て・クリーンルーム運転後の分解洗浄**
2.1　発泡洗剤・有機溶剤を用いた汚れ落とし
2.2　消毒用エタノールでのふき取り
3.　**クリーンルーム運転後のふき取り殺菌**
3.1　塩素系殺菌剤でのふき取り
3.2　消毒用エタノールでのふき取り
4.　1から3終了後クリーンルーム内のくん蒸殺菌を行う．

で監視し，室内の塵埃数を監視すること．また，定期的に落下菌の測定，洗浄・殺菌後のふき取りや製品液配管の培地チャレンジテストにより，洗浄・殺菌の効果を確認すること．

表 8.3 洗浄・殺菌手順(無菌立上げ)例(2)

1. プロダクトライン(フィラー)
1.1 無菌水洗浄
1.2 アルカリ洗浄
1.3 無菌水洗浄
1.4 酸洗浄
1.5 無菌水洗浄
1.6 スチーム滅菌
2. 機械外面洗浄(フィラー・キャッパー)
2.1 無菌水洗浄
2.2 アルカリ洗浄
2.3 無菌水洗浄
2.4 酸洗浄
2.5 無菌水洗浄

4) 室内を乾燥し，結露による落滴がボトル内に入らないようにすること．

5) クリーンルーム内の作業者は，微生物や異物を持ち込まないように，無塵衣，帽子，マスクなどを身に着け，逆性石けんなどで手を洗浄・殺菌するか，微生物や有害物，異物が付着していない手袋を着用し，靴を履き替え，靴底を洗浄・殺菌後，前室にあるエアシャワーを通り充填室に入る．

6) 直接製品液に触れる配管，フィラーボウル，ノズルの内面および間接的に触れるボトル接触部やキャップと接触するキャッパーのチャックなど(機械駆動部を除くテーブルから上面)は，定期的に付着した有機物や微生物，異物を取り除き殺菌すること．製品液に直接接するフィルターやノズル部品を取り替えたり，製品液と間接的に接する部品の取り替えであっても，微生物や異物，有害物に汚染される場合は洗浄・殺菌を行った後で運転を再開しなければならない．

7) ボトル転倒殺菌装置による容器の殺菌を行うためには製品液の温度を一定範囲に保持しなければならない．そのためには配管などを保温し，温度が下がらないようにするとともに，充填直前の温度の監視を行い記録する．また，ボトルに充填した時の温度は環境温度と経過時間を絡めて降下温度の危険限度を把握しておく必要がある．危険限度を外れたものは系外へリジェクトしなければならない．

8) CIP/SIP(定置洗浄/定置殺菌)時の排水，排気や機械外面洗浄時の排水は，ボトル洗浄室と同様に(微生物の増殖による汚染を防ぐため)機械の排水配管により室外や中和タンクへ排水しなければならない．排水配管は逆流，昆虫や微生物の侵入を防ぐ構造にしなければならない．

9)　充填室内の機械の下，装置の下，壁面や天井の洗浄や殺菌を行い，異物を除去して微生物の増殖を抑え，製品への混入を防ぐこと．

10)　キャッパーでは，キャップの要求仕様(ヘッド荷重や巻締め角度)どおりの仕事をしたか？　キャップをする目的は，ボトル外からの汚染を防いだり，ボトルからの漏れを防ぐことであり，ボトル口部がキャップによりきちんとシールされていなければならない．PET(ポリエチレンテレフタレート)ボトルと樹脂キャップ(PE：ポリエチレン，PP：ポリプロピレン製)の組合せであることや，熱による影響(ホット充填：例えば製品液が85℃の熱をもった状態で，キャップの巻締めをする)を考慮し，巻締め時にボトルに対して物理的力による影響，すなわちボトルのねじれや縦荷重の影響を受けないようにボトルを保持し，キャップを締めなければならない．一般的にキャッパーによる巻締めは，キャッパー本体が動いている時に巻締めを行い，停止している時には巻締めを行わない．巻締めが開始されたら，キャッパー本体の動きの影響を受けない独立した個々のサーボモーターに設定された回転数指令値と巻締めトルク指令値により巻締めを行う方式のサーボキャッパーがある．サーボキャッパーによる巻締め時のデータを用いて，巻締めの判定を行うことも可能である(図8.2参照)．

11)　キャップに直接触れたり，間接的に触れたりする部品などに微生物，有害物や異物がないこと．

12)　キャップに直接かかる圧縮空気は，除菌されたものを使用すること．

13)　キャップ搬送部は，定期的に洗浄・殺菌する．殺菌剤については残留しないようにすすぐか，有害でない殺菌剤あるいは残留しない殺菌剤を使用すること．

14)　作業者がキャップやキャップに直接・間接的に接する部品などに触れるときは，微生物，有害物や異物がそれらに付着しないように，殺菌済みの手袋などをしなければならない．

15)　キャップ殺菌機

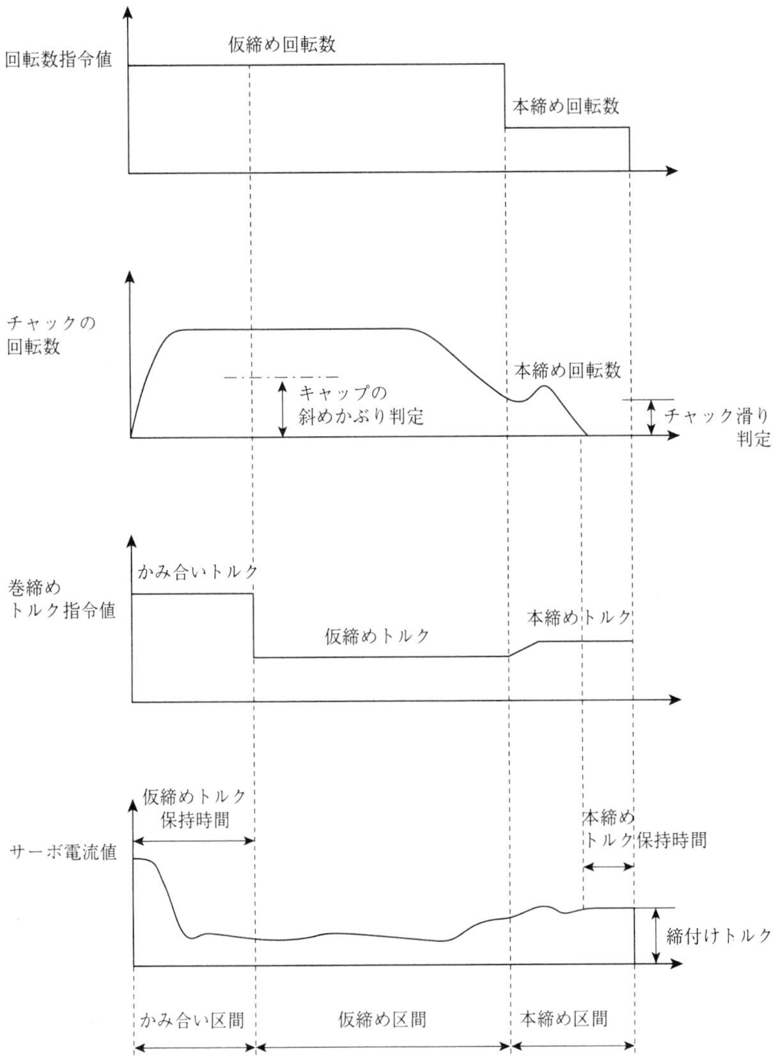

図 8.2 サーボキャッパーの巻締めコントロール例

(1) 紫外線殺菌装置は温度および湿度がコントロールされている環境で使用し，指標菌によって必要な照射線量(mW·s/cm²)と時間を決定し，モニターおよび記録しなければならない．

⑵ 加熱殺菌では指標菌と必要な殺菌レベルから温度と時間を決定し，モニターおよび記録しなければならない．昇温時にも殺菌効果が期待されるため，装置の設計時には，殺菌温度に達するまでの昇温時間についても留意しなければならない．

⑶ 化学殺菌剤では⑴，⑵と同様に目標とする殺菌レベルを決め，殺菌剤の濃度，温度および流量などをモニターおよび記録しなければならない．殺菌剤を使用する場合は残留がないように無菌水などで十分にすすぐ必要がある．

⑷ 殺菌装置の効果は定期的に検証しなければならない．また，殺菌に関連する装置に用いる計器についても校正(キャリブレーション)が求められる．

⑸ 殺菌装置も定期的に洗浄し，影の部分を含め殺菌しなければならない．

16) キャップ保管場所は乾燥した部屋で，温度コントロールが可能でなければならない．使用途中のキャップについても，汚染を防止するためカバーなどで覆って保管しなければならない．

17) クリーンルーム除染

無菌充填システムが配置されているクリーンルームは，メンテナンスとして除染工程を定期的に組み入れることで微生物的リスクが軽減される．

クリーンルーム内で作業を行う人の数の制限や人の健康管理と同時に，定期的な清掃や除染工程を組み込みたい．

ここでは，過酸化水素蒸気除染について紹介する．

⑴ 除染工程

指標菌の殺菌に用いる薬剤の濃度や除染レベルを決め，部屋の大きさに応じた過酸化水素の拡散量や除染時間をチャレンジテストにより確認する．同じ条件でテストを3回繰り返し，再現性を確認する．チャレンジテストで得たデータを利用し実施する．

また，用いる除染剤については腐食性があるので，事前に部屋内の材質について確認しておく必要がある．

除染手順

(a) 濡れているところを無菌布などでふき取る.

(b) HEPA フィルターの吹出し口や排気口をシートで覆う.

(c) ドアなどの隙間に目張りをする.

(d) チャレンジテストで得たデータを用いて過酸化水素蒸気除染を行う.

過酸化水素蒸発器より発生した過酸化水素蒸気を拡散させる.

さらに，一定時間保持後，触媒・エア循環ユニットで，部屋の中に残っている過酸化水素を繰り返し希釈し，濃度を低下させる.

(e) 終了後，部屋の残留過酸化水素濃度が安全領域まで低下したことを確認する.

残留過酸化水素の許容濃度[7)]については，ACGIH（American Conference of Governmental Industrial Hygienists）では，時間荷重平均値で 1 ppm となっている.

(2) 事前に用意するもの

(a) 過酸化水素蒸発器ユニット＋ポンプユニット

(b) 触媒・エア循環ユニット

(c) 過酸化水素濃度計

8.4.5 転倒殺菌装置

1) ボトルが転倒している有効殺菌時間(昇温時間を含む)を決めなければならない. ……機械設計以前に決定されていること.

記) 殺菌開始時に気泡が存在すると熱伝導率が低下し，殺菌効果が低減するため，転倒殺菌装置のボトル保持部に傾斜を設けてボトル口部の内壁面とキャップ内天面部が製品液に浸されるようにし，振動を与えることによって気泡を除去する.

2) 環境温度とボトル温度により，充填後の製品液の温度が何度になるのかを踏まえ，本装置までの経過時間と本装置内での経過時間により製品液の温度が何度になるのかを検証し，フィラー部での製品液の許容限界温度を決定すること.

記） フィラー部で許容限界温度を外れた場合は系外にリジェクトする．

8.4.6 パストライザー

1） 殺菌に使用するシャワー水の温度をモニタリングする．温度は連続記録用紙に記録する．

2） ボトル内の液温が実際に決められた温度で，決められた時間保持されているかをトラベリングサーモメーターなどで測定し，検証する．

3） 温度計は定期的に精度を検証する．

8.4.7 付 帯 設 備

1） 洗浄・殺菌

(1) 洗浄・殺菌する機械や部屋は，洗浄が容易なようにコーナーにアール（曲面）がとってあること．

(2) 殺菌に薬剤や高熱を使用する場合は，耐薬品性と耐熱性を考慮した材料を使用すること．

(3) 接液部や間接的に製品液に接するところを自動洗浄・殺菌する場合は，影の部分をつくらないようにすること．また，部品の組合せで汚れがたまりそうな部分については，洗浄が可能なように工夫するか，取り外して洗浄・殺菌をすること．

(4) 有機物が付着していたり，こびりついたりしている場合は，洗浄しないと殺菌しても効果がなかったり，効果が低下したりする．このため，汚れに適応した洗浄剤や洗浄方法が必要である．

(5) 原料投入口から充填機（抽出装置，調合装置，プレートヒーターなどの殺菌装置を含む）まで接液する配管，バルブ，タンクなどは全てCIP/SIPや分解洗浄などの方法により，微生物，汚染物を取り除くことができる構造であること．CIP/SIP後は微生物，有害物や異物が存在しないこと．

(6) 定期的（期間は汚れに応じて決める）に調製室や充填室（洗浄機室も含む）の床，壁面，天井，ステージ，機器外面，原料計量容器，ドレン配管，製品液に間接的に接する配管・機器なども洗浄すること．

(7) 定期的に落下菌の測定，ふき取り検査を実施し，必要であれば配管中に培地をチャレンジして洗浄・殺菌の効果について確認する.

2) 水，圧縮空気，炭酸ガスおよびスチーム

(1) 原水は飲料に適する水であることが原則だが，原水タンクや製品に使用する水タンク内では，微生物が増殖できないように制御することが可能であること.

(2) 製品を調合するときに使用する水は，フィルターによりろ過・殺菌後の水を使用しなければならない.

(3) 殺菌に使用する紫外線殺菌装置やプレートヒーターなどは，照射線量や使用時間，殺菌温度の監視を行い，記録しなければならない．塩素を使用した殺菌水の場合は濃度を監視・記録する.

(4) ろ過や除菌に使用する活性炭やフィルター，フィルターハウジング，パッキンなどは使用時間(購入日)を記録し，定期的に交換するようにする．また交換から交換の間も洗浄・殺菌を行うこと.

(5) 水の配管やタンクなどは定期的に洗浄・殺菌する.

(6) 製品液に直接あるいは間接的に接触したりするところに使用する圧縮空気，炭酸ガスおよびスチームは，0.2 μm 以下のフィルターで除菌したものを使用しなければならない．圧縮空気はオイルフリーで乾燥状態のものを使用する．フィルターなどは定期的に洗浄・殺菌を行い，使用時間を記録し定期的に交換しなければならない.

(7) 各工程ごとにサンプリングなどにより微生物，有害物の残留や異物の存在がないことの検証を行うこと．微生物汚染から製品を守るには微生物の汚染経路(微生物の由来：原材料か 2 次混入か？)と対象となる微生物の種類を知り，可能な限り微生物の内的増殖因子(水分，pH，酸素濃度，浸透圧，食品成分など)や外的増殖因子(温度，湿度)をコントロールすることにより各工程における微生物の増殖を抑え，加熱殺菌，冷殺菌，除菌(ろ過，遠心分離，洗浄など)，制菌(低温保持，水分低下＝濃縮または乾燥，脱酸素＝ガス置換，化学物質や天然物質の添加，発酵)，遮断(クリーンルーム，コーティング，コーキングなど)などを行うことが必要である.

8.5　HACCP管理基準書の作成

前節では危害分析(HA)とともに重要管理点(CCP)，管理基準の設定(CL)，モニタリング方法，修正措置，検証および記録について述べるとともに，一般衛生管理プログラム(PP)や適正製造基準(GMP)に相当することについても述べた．

HACCP管理基準書は製品ごとに，ステップ(ブロックフロー)と危害，重要管理点，管理基準，モニタリング方法，基準に合致しない時の対策のマトリックス表を作成し，HACCP管理基準書とする(表8.4参照)．また，汎用的な管理基準書としては，一般衛生管理プログラムの管理事項について，各部屋ごととかステップごとのチェックシートを作成して記入する．さらに，例えば異物混入を重視する場合は，異物混入防止の管理基準書(施設・管理対象物・管理項目/管理基準・管理方法・実施記録)を作成し，異物混入の防止策とする．管理基準書とは別に，衛生管理に関する標準作業手順(SSOP)を決め，各々の衛生標準作業手順書を作成しておくとよい．HACCP導入のためには12の手順を踏み，管理基準書を作成し，一般衛生管理プログラムとともに運用することが非常に重要であるが，実際に生産に従事している作業者を含む全従業員が，このプログラムを運用しながら，より深く理解することができるならば，安全で安定した生産が可能になるものと考えられる．

8.6　無菌充填包装機

8.6.1　無菌包装と無菌化包装

一般的なボトル充填包装手法は，ホット充填またはレトルト処理を行う加熱殺菌処理法である．この方法は最も安全な方法ではあるが，加熱による品質の劣化という問題がある．この品質の劣化を補うための手法が，高温短時間(HTST)殺菌法と超高温短時間(UHT)殺菌法である．HTST殺菌温度は一般的に100～120℃の範囲を指す場合が多く，牛乳の殺菌や果汁の無菌充填用殺菌に用いられる．また，UHT殺菌は135～150℃の温度範囲で行われることが多い．UHT殺菌法はミルク入り飲料や混合茶などの無菌充填用殺菌

表 8.4　HACCP 管理基準書（例）

製造工程フロー	危　害	重要管理点	管 理 基 準	監視・記録	基準を外れた時の対策
1 バルクデパレタイザー	1.1 空ボトルの微生物汚染，異物の混入		1.1.1 空ボトルの受入れ基準 微生物○○○以下 異物の検出 1.1.2 先入れ先出しの確認	1a 受入れロットごとに微生物検査，異物検査；記録	・微生物汚染がある場合，ロットを返品する ・洗浄機で除去できない異物がある場合，取り除き破棄する
2 空ボトルコンベアー	2.1 結露による2次汚染		2.1.1 防塵・防虫カバーに結露がないか？　生産前と午後○時に確認する	1a 結露がないこと，落滴がないことを確認・記録	・結露を無菌布でふき取る ・防塵・防虫カバーの天面部の角度を急傾斜のものに変更する
	2.2 異物の混入		2.2.1 カバー密閉性の確認	1a 作業場に浮遊している虫がいないか確認する	・出入口を二重にする ・窓の網の破れを点検修理する
洗浄水				1b カバーがきちんと固定されているか確認する	・カバーを固定する
殺菌剤添加			2.2.2 コンベアーチェーンが汚れていないかを確認	2a コンベアーチェーンの汚れを目視確認する	・汚れを洗浄し，ふき取りにより乾かす
3 ボトル洗浄機	3.1 ボトルの微生物汚染	CCP	3.1.1 微生物汚染 微生物○○○以下	1a 殺菌剤の濃度管理・記録	・停止し，ボトルを除去する ・殺菌剤の自動供給装置を点検修理する
充填液	3.2 異物検出	CCP	3.2.1 異物の検出	1a 洗浄水を各ノズルに分配する手前部で水圧測定 ○～△ kPa	・停止し，ボトルを確認する ・異物のあるものを取り除く
4 フィラー	4.1 充填温度降下	CCP	4.1.1 温度の確認	1a ロータリージョイント手前の温度測定 基準温度範囲 ○○～△△℃	・基準を外れたボトルを系外へ排出する ・温度が基準値まで上昇したのを確認し，最初の○本を系外へ排出後，生産運転に入る

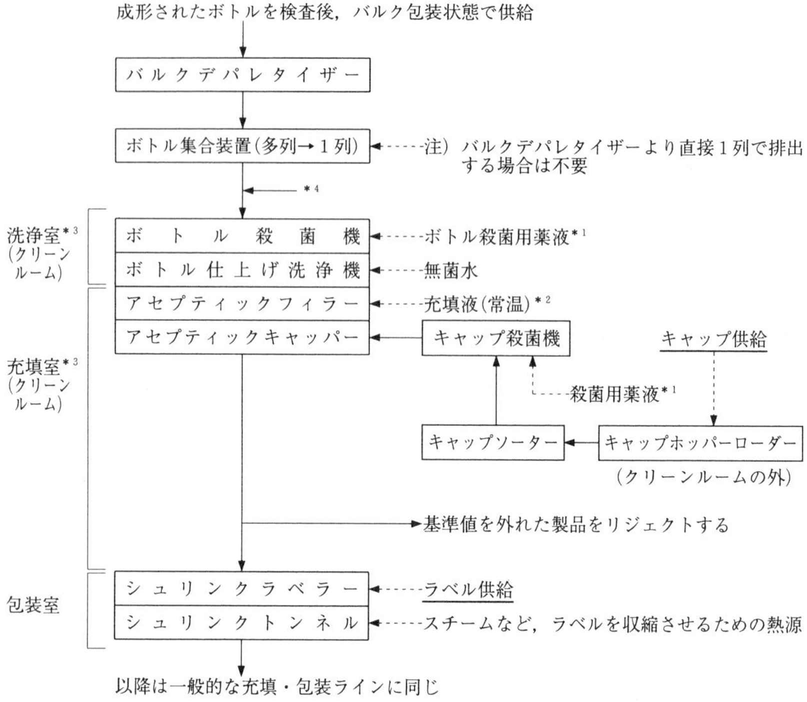

＊1　ボトル殺菌用薬液：目的に応じ薬剤の種類を選定する．また，ナチュラル・ミネラルウオーターの中には殺菌用薬液を使用しないで熱殺菌だけの製品もある．
＊2　充填液：UHT 後すぐ製品温度を下げる製品や，ナチュラル・ミネラルウオーターでフィルター除菌(中空糸フィルター，セラミックフィルターを利用)だけの製品もある．
＊3　クリーンルーム：ボトル殺菌，ボトル仕上げ洗浄，キャップ殺菌，充填，キャップ締め，各グレードに応じ，各機ごとにグレードを分ける．
内部圧力は充填部を最も高くし，充填部を中心に差圧を設ける．
また，クリーンルームに代えてステンレス板で囲ったチャンバー構造のものもみられる．
＊4　高速で PET ボトルを搬送する場合は，エア搬送コンベアーを使用する場合が多い．

図 8.3　PET ボトル無菌充填包装ライン(1)

に用いられている．UHT 殺菌では，超高温で殺菌した後，直ちに常温まで冷却し，品質の劣化を防いでいる．また，加熱以外の殺菌方法として超高圧殺菌法もある．

この無菌化した常温の液体を，無菌化された環境で無菌化されたボトルに充填し，無菌化されたキャップでボトル口部をシールする．これらの一連の組合せを無菌充填包装という．ここでいう無菌(aseptic)とは，商業的無菌を

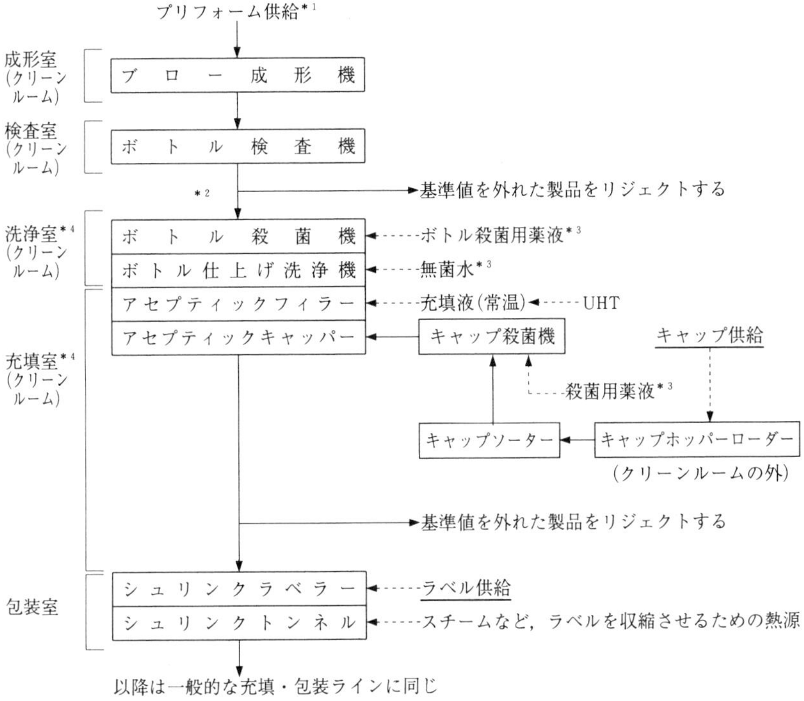

＊1　プリフォーム供給：PET ボトル充填包装ラインでは，一般的にボトルは，プリフォームをブロー成形機で製作するが，プリフォームの前段階のレジンからプリフォームを作り，連続してブロー成形によりボトルを製作することもある．前者を2-ステージ，後者を1-ステージという．

＊2　高速で PET ボトルを搬送する場合は，エア搬送コンベアーを使用する場合が多い．

＊3　薬液，無菌水：薬液や無菌水による殺菌・洗浄と，無菌水による洗浄方式を採らないプラズマ滅菌技術や電子線滅菌技術がある．また，薬液によるボトル殺菌や無菌水洗浄も行わない無菌充填方式もある．

＊4　クリーンルーム：グレードに応じ，各機ごとにグレードを分ける．また，内部圧力は充填部を最も高くし，充填部を中心に差圧を設ける．
また，クリーンルームに代えてステンレス板で囲ったチャンバー構造のものもみられる．

図 8.4　PET ボトル無菌充填包装ライン (2)

意味する．商業的無菌とは，腐敗菌，食中毒菌，病原菌が存在せず，常温流通下において腐敗や経済的損失をもたらすような微生物が存在しないことを意味するもので医学的な無菌とは異なる．このほか，微生物的レベルが商業的無菌にまでは至らないが，可能な限り無菌下で充填包装し，冷蔵流通させ

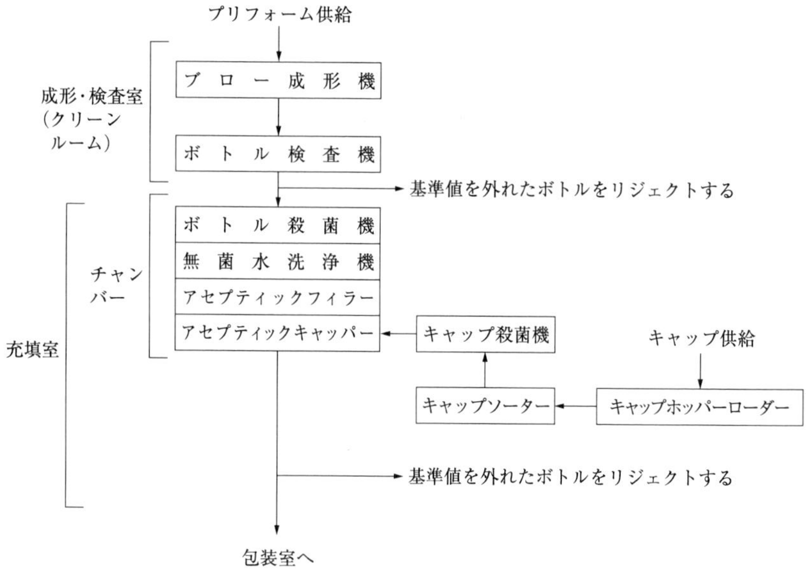

記） 1 ブロー成形機，ボトル検査機，ボトル殺菌機，無菌水洗浄機，アセプティックフィラー，アセプティックキャッパーを一体で構成する方法もある．
2 無菌水洗浄機を外して構成する方法もある．
3 ボトル殺菌装置には熱殺菌や薬剤による殺菌方式、薬剤を使用しない電子線殺菌方式などがある．
対象とする製品や充填環境のつくり方により適正な方法を採用したい．

図 8.5 PET ボトル無菌充填包装ライン (3)

ることにより流通期間を延長させている無菌化包装（semi-aseptic packaging）もある．牛乳などでESL（extended shelf life）と称している方法も無菌化包装に相当する．ESL 方式による乳飲料は従来の方式より品質保持期限が 5 日間程度延長されるといわれる[8]．わが国では，近年急激に PET ボトルの無菌充填包装機が導入されており，2006 年現在，累計で約 70 ラインを数える．

PET ボトルの無菌充填包装のボトリングラインの流れを図 8.3～8.6 にブロックフローで示した．ボトルの殺菌方法には種々の方法があるが，わが国では酸化的殺菌力を利用する方法が主流を占めている．殺菌剤としては過酸化水素や過酢酸系薬剤を利用することが多い．過酢酸系薬剤は過酢酸と過酸化水素を主成分とし，その外観は無色透明で水に比べて重く，酢酸系の臭いがする無泡性の殺菌剤である．一般に使用濃度 2.5～3.5%，温度 40～65℃

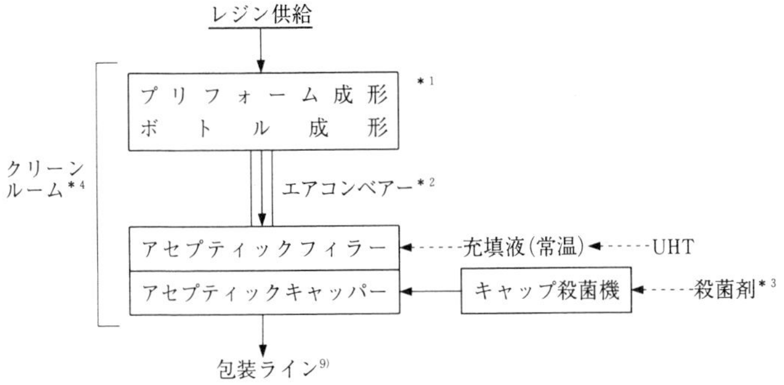

＊1 プリフォーム成形：160℃×4時間乾燥したPET樹脂を280℃で溶解し，無菌プリフォームを成形[9].
プリフォーム成形からボトル成形間はUVランプが照射されている.
プリフォームコンディショニングエア，ブロー用エア，キャビン内エアは除菌フィルターを通したエアを使用している.

＊2 HEPAフィルターユニットにより除菌されたエアでエア搬送される[9].

＊3 殺菌剤：高温の過酢酸系薬剤→無菌水リンス→高温の過酸化水素噴霧→乾燥[10].

＊4 クリーンルーム：プリフォーム成形，ボトル成形，エアコンベアー，アセプティックフィラー，アセプティックキャッパーはクラス100，これらの機械とキャップ殺菌機械を囲むクリーンルームはクラス10 000[9].

図8.6 PETボトル無菌充填包装ライン(4)

の範囲で使用される．また，腐食性があるため，本剤に接触する材料はステンレス(SUS 304以上)やテフロン，ポリエチレンなどの合成樹脂を使用する．

PETボトルの過酢酸系薬剤による洗浄・殺菌方式としては，ボトルに薬剤を満注充填し，一定時間経過後，ボトル内の薬剤を排出し，無菌水ですすぐ方式がある．その他の方法として，ノズルからの噴流を利用したボトルリンサー方式がある．ボトルリンサー方式は，一定時間薬剤噴流により，ボトルの内外面に薬剤を接触させることによって洗浄・殺菌を行う(特に内面は逆さになったボトルの底部から胴壁面，口部への洗浄液の流れをつくる)．次に無菌水によりボトルのすすぎを行い，ボトルの洗浄と殺菌を完了させる．

同じく酸化的殺菌剤である過酸化水素を利用する方法もある．過酸化水素は，無色透明で水より比重が大きい液体である．本剤を用いる場合の設備材料は，ステンレス(SUS 304以上)，ポリエチレン，テフロン，ポリプロピレンなどを使用する．35%の過酸化水素の pH は 2.2〜2.8，沸点は 108℃ である．過酸化水素は濃度が高くなるほど pH 値が小さくなり，沸点が高くなる．PET ボトルの過酸化水素による殺菌方式としては，凝結ミスト法(過酸化水素を気化し，大気中に放出することにより凝結させてミストを形成する)により，ミストをボトルに均一に一定量付着させ，熱風で乾燥させて殺菌を完了する．

8.6.2　無菌充填包装の特色[11)]

1)　無菌充填包装のメリット

(1)　高温短時間で殺菌されているので食品に与える熱履歴が少ない．したがって風味，色調，栄養価などの食品本来の品質を維持しており，新鮮である．

(2)　常温での短期保存が可能である．

(3)　常温流通が可能なため，低温流通に必要なエネルギーが削減できる．

(4)　大型容器での包装ができる．

(5)　シェルフライフが長く，計画生産ができる．

(6)　包装材料は包装前に殺菌処理を行うので，レトルトに要求されるような耐熱性は必要ない．このため，PET ボトルではボトル重量を削減できる．

2)　無菌充填包装のデメリット

(1)　一般的に装置が大型で，滅菌機および無菌充填包装機などの設備が高価であるため，イニシャルコストが高くつく．

(2)　操作と管理に多大の注意を要する．

(3)　一度でも汚染すると最初から無菌操作をやり直さなければならない．

(4)　製造充填ラインはシステム化されており，少量のロット生産には不向きで，汎用性に欠ける．

(5)　流動性の少ない高粘度食品，大きな固形物を含む食品への応用は難しい．

表 8.5 無菌充填包装システム一覧[12)]

包装形態		包材	包材・容器の滅菌法	使用例	主なメーカー
複合紙容器	ロール紙供給方式	紙・Al 箔・PE を貼り合わせた複合紙	過酸化水素浸漬，熱風乾燥	牛乳，果汁，豆乳，アイスクリームミックス，豆腐，酒	テトラパック（スウェーデン） 四国化工機(日)
	カートン供給方式	同上	あらかじめ EOG で滅菌したものに充填直前，過酸化水素をスプレーし，熱風で乾燥	牛乳，果汁，クリーム，スープ，酒，清涼飲料，乳飲料	インターナショナルペーパー，エクセロ(米) ヤーゲンベルク(独) 四国化工機，大日本印刷(日)
プラスチック容器	シート供給方式	底材：プラスチックシート 蓋材：Al 箔＋接着剤	過酸化水素浸漬，熱風乾燥，UV 照射	コーヒー用クリーム，デザート，ジャム，フルーツソース，たれ，だし汁，シロップ	ボッシュ，ベンヒル，ハッシア(独) エルカ；プラスチメカニク(仏) コノファースト(米) 大日本印刷，CKD(日)
	カップ供給方式	同上	過酸化水素スプレー，熱風乾燥	プディング，ゼリー，ヨーグルト，デザート	ハンガー・ガスティ・ベンヒル(独) フォームパック(英) 四国化工機，大日本印刷(日)
	ボトル供給方式	PET	過酢酸＋過酸化水素，過酸化水素スプレー，乾燥	果汁，茶，水，牛乳，乳飲料	セラック(仏) プロコマック，シモナッチ(伊) クロネス(独) テトラパック*（スウェーデン） 大日本印刷，東洋製缶(日)
	缶供給方式	底材：PP 蓋材：Al 箔＋PP	過酸化水素スプレー，UV 照射，熱風乾燥	酒，コーヒー，スープ，離乳食（電子レンジ加熱可）	四国化工機(日)
	ブローボトル方式	PE または PP	樹脂押出し時の加熱（200～230℃）	牛乳，果汁	Rommelag ストーク（オランダ）
	バッグ方式	PVDC，ナイロン，PE，PP など	γ線，EOG（オフライン）	トマトピューレ，ケチャップ，濃縮果汁，調味料，酒，ワイン，水，スープ，牛乳，果汁，チーズ，たれ，クリーム	藤森工業，オリヒロ，キッコーマン，クレハ化学，大日本印刷，凸版印刷(日) Asepack，FranRica，Sholle(米) Tito（イタリア） Steriglen（オーストリア） ガウリン(米)
その他	金属缶方式	内面コート金属	ドライスチーム（200～226℃）	スープ，クリーム，濃縮果汁	ドール(米) APV(英)
	ガラス瓶方式	ガラス	蒸気		アポセット(米)

＊ 著者追記.

8.6.3 無菌充填包装システム

無菌充填包装システムの一覧表[12]を表 8.5 に示す.

文　献

1) 好井久雄(好井久雄他編):食品の微生物規格・基準, “食品微生物ハンドブック”, p. 551, 技報堂(1995)
2) 有馬和幸:食品機械装置, **35** (9), 51(1998)
3) 森　光國:日清研 “第 8 回講演集”, p. 9(1998)
4) 森　光國:*Beverage Japan*, No. 198, 41(1998)
5) 横山理雄:石川県地場産業振興センター講演会資料(1998)
6) 加藤昌憲他:日清研 “第 8 回講演集”, p. 70(1998)
7) 後藤　稠, 池田正之, 原　一郎編:“産業中毒便覧”, 増補版, p. 1502, 医歯薬出版(1981)
8) 日刊工業新聞, 9 月 22 日(1997)
9) 加藤昌憲他:日清研 “第 8 回講演集”, p. 66(1998)
10) Field Report, *Beverage Japan*, No. 200, 76(1998)
11) 伊福　靖:食品機械装置, **35** (10), 66(1998)
12) 八木直樹:“食品保存便覧”, p. 342, クリエイティブジャパン(1992)

(田端修蔵・西田穣一郎)

9. HACCP対応 モニタリング技術

9.1 は じ め に

HACCPは食品の安全性が強く問われている中で，国際的に注目され，米国，EU(欧州連合)で導入が始まった．近年，消費者ニーズの多様化に対応した，調理・半調理食品や高鮮度な素材の需要が伸びている．これらの食品はHACCPによる衛生管理が求められ，シビアな温度コントロールが必要になっている．そのため，その温度管理を間違えれば品質の低下や，さらには食中毒菌の増殖を招く危険を有している．従来から，食品の加熱調理，保存・流通過程の微生物制御で最も重要なのは，各食品で注意すべき食中毒菌の温度特性を熟知することである(表9.1)．多くの食中毒菌の増殖は低温管理を徹底させることで防ぐことができ，それとともに保存期間の延長が可能になる．そのため，保存・流通過程では，ますますシビアな温度管理が求められる方向にあり，食品の流通形態は一層複雑になりつつある．

また，平成7年のPL法の施行，平成8年の食品衛生法の改正による総合衛生管理製造過程(HACCP)の承認制度の発足によって，病原性大腸菌O 157による集団食中毒事件など，危害の未然防止対策や事故発生時の責任所在の明確化が重要になっている．HACCPは，食品の製造・加工から保存・流通，消費者が摂取するまでの微生物危害の要因を分析し，これを防止するための管理項目を定め，微生物制御を行う管理基準を設定する科学的品質管理手法である．この管理基準としては，温度-時間管理が一般的に用いられている．

生鮮食品，冷凍食品などにおける指定温度での配送ニーズ(低温宅配便など)が高まってきているが，実際に輸送温度を管理・記録しているのは少ないのが現状である．食品製造・流通現場での品質保証を求める環境は厳しく

表 9.1　保存温度と優勢微生物

保存方法	温度	食品例	注意すべき微生物
1. 冷凍	−15℃以下	魚介類，肉類，冷凍食品など	ほとんどの細菌は増殖しない．ただし，細菌が凍結により死滅するわけではないので解凍後に注意する必要がある．(*Flavobacterium, Moraxella, Micrococcus, Staphylococcus, Acinetobacter*)
2. 氷温またはパーシャルフリージング	−2〜−5℃	生鮮魚介類，肉類	*Pseudomonas, Moraxella, Flavobacterium-cytophaga, Acinetobacter*
3. 低温保存	2〜10℃	生鮮野菜，生鮮魚介類，スライスハム，ソーセージ，肉類，乳製品，総菜類など	*Lactobacillus, Micrococcus, Flavobacterium, Pseudomonas, Vibrio, Escherichia, Streptococcus, Yersinia, Serratia, Aspergillus, Penicillium, Candida, Saccharomyces, Salmonella, Staphylococcus* など
4. 常温保存	10〜30℃	菓子類，パン，もちなど	ほとんどの細菌，カビ，酵母
5. 高温保存	65℃〜	飲料，中華まんじゅう，フランクフルト，フライドチキン，天ぷら，フライ類など	*B. coagulans, B. stearothermophilus, Clostridium thermoaceticum, Desulfotomaculum nigrificans* など

なってきているため，食品の保存・流通過程を通じて食材などとともに移動し，温度の変化を簡便かつ正確に記録する温度計測器が必要となってきている．

9.2　温度管理用機器

温度管理の基本機材は温度計であり，食品の製造・流通分野で重要な役割を果たしており，表 9.2 に示すようにその種類および用途は多岐にわたっている．温度測定方法で分類すると，接触式と非接触式がある．接触式は被測定物に温度センサーを直接接触させて測定するもので，温度測定範囲は低温から高温まで対応することができる．非接触式のものは，放射温度計に代表される熱放射を利用するもので，被測定物に接触することなく遠隔測定ができる．温度計測技術動向は，接触式から測定対象物へ影響を与えない非接触式へ進んでいくと考えられる．

表 9.2　温度計の種類と測定原理

温度計の種類	測定原理(利用する現象)	測器の名称	感温部の大きさ*1	接触・非接触方式	精度*2	特徴	
						利点	欠点
ガラス棒状温度計	水銀，アルコールなどの体膨張	水銀温度計，アルコール温度計，アスマン通風乾湿計，ルサフォード最高・最低温度計，フース型温度計	中	接触	0.1℃～	電源不要	破損しやすい，屋外では切れやすい，隔測不能，応答性悪い.
バイメタル温度計	異種の2金属の温度膨張の変位	バイメタル自記温度計，丸型温度計，液体充満圧力温度計	大	接触	1℃	記録，制御可能	隔測不能，応答性悪い.
熱電対温度計	異種の2金属線を接触させると，そこの温度に対応した熱起電力が生ずる（ゼーベック効果）	熱電対温度計と総称．検出部は使用する材料により，T型（C-C線），K型（CA）などの名称が付される.	中～小	接触	0.2℃～	正確，安定，遠隔測定，記録自動制御可能，微小空間内温度の測定が可能，応答性よい	細い線は切れやすい.
抵抗温度計	金属，半導体の電気抵抗の温度依存性	抵抗温度計と総称．検出部の材料により，白金抵抗温度計などと称する.	大	接触	0.2℃～	正確，安定，遠隔測定，記録自動制御可能	感温部が大，応答性悪い.
		サーミスタ温度計 ダイオード温度計	大～小	接触	0.1℃～	同上．センサー形状多様	互換性に難点あり.
放射温度計	赤外線放射の感知	赤外線放射温度計	大	非接触	0.2℃～	非接触．微小，広大いずれも測定可能	視野角の選定，放射率の設定がむずかしい.

＊1　保護管の大きさにもよる．素線で使用可能な熱電対温度計では，かなり小さくできる．
＊2　目盛りの付け方，記録計のフルスケール（スパン目盛り）により変わる．そこで，ここには最良の場合のみ記した．

食品の低温流通において，環境温度を測定したり食品の内部温度を測定するには，接触式で測定する．接触式の温度センサーは，安価で技術的に安心して使用できるものが多く，サーミスタ，白金測温抵抗体，熱電対などがある．

HACCP 用温度計の条件としては，測定記録が残せること，防水・防滴で汚れや振動に強く，過酷な使用環境の食品製造現場でも耐えられること，さまざまな食品の種類に対応できること，再現性に優れていること，工程間で連続測定ができ迅速にその結果が得られること，操作方法が簡単でコンパクトであること，価格が安価であることなどが挙げられる．

9.2.1 熱 電 対

熱電対は，両端を接合した異種の金属の両接合点の温度差によって生じる熱起電力(ゼーベック効果)を利用した温度センサーである．金属の種類とその組合せにより，測定できる温度範囲と起電力が異なり，JIS では 7 種類の金属の組合せが定められている．食品製造・流通における温度測定では，銅-コンスタンタン熱電対(T 型熱電対)が主に使用される．熱電対の特長として，広範囲の温度測定に利用できる，感温部が小さく応答も速い，種々の形状のセンサーが製作できる，安価，といった点が挙げられる．精度はあまり必要としないが，多くの測定点が必要な場合に向いており，マルチチャンネルのデータロガ(温度記録装置)に用いられることが多い．サニタリー性が重視される食品工業では，食品の内部温度を測定するために，ステンレス鋼シース(保護管)と熱電対素線の間を絶縁物で充填した構造のシース熱電対がよく用いられる．シース熱電対を対象物に挿入して温度を測定するが，食品へのダメージを少なくするために，できるだけ細いシースを用いるのが望ましい．

熱電対は，測温接点の温度と基準接点の温度の差が熱起電力となるので，基準接点の温度が周囲温度の変化などにより変動すると誤差が生じる．そのため，一般的な温度計測器には基準接点の温度変化を補償する温度補償回路が内蔵されている．

9.2.2 測温抵抗体

測温抵抗体は金属の電気抵抗値が温度により変化することを利用したもので，代表的なものに白金測温抵抗体があり，JISに定められている．この白金測温抵抗体は安定性が良く，耐熱性・耐食性に優れ，圧力の影響を受けず精度が高い，熱電対より高精度などの特徴があり，精密な温度管理が必要なところに使用される．しかし，感温部が大きいため応答性が悪く，高価であるなどの欠点もある．抵抗値が小さくリード線の抵抗を無視できないので，これを補償するため3導線式と4導線式のものを使用するのが一般的であり，温度計測器は白金測温抵抗体の仕様に合わせて選択する．白金測温抵抗体は，冷凍・冷蔵装置や食品加工装置などの温度制御用センサーとして多く用いられているが，比較的機械的衝撃に弱いため使用環境に注意し，要求精度に合ったクラスを選定する．

9.2.3 サーミスタ

サーミスタは，遷移金属酸化物の焼結体を用いた半導体素子の一種で，食品流通において広く使用されている．このサーミスタは半導体の電気抵抗値の温度依存性を利用したもので，温度上昇により抵抗値が極めて大きい変化を示すNTC型のものが多く用いられる．サーミスタは，応答速度が速い，感度が良く小型で多様な形状にできるため微小温度変化の測定ができる，比較的安価などの特徴を持つ．サーミスタは抵抗-温度特性が直線にならないため温度計測器はサーミスタとの互換性に注意する必要がある．最近では，感温体を薄膜状にした抵抗値精度の高い薄膜サーミスタも開発され互換性が向上している．サーミスタは汎用より専用のものが多く，家電製品や自動車などに大量に使用されている．

9.2.4 放射温度計

食品本体の温度は非接触式で測定することが望ましいが，非接触式の放射温度計が進歩し，次第に食品工業で使用され始めている．放射温度計は精度こそ接触式に比較して落ちるが，小さく動きの激しい対象物や高温の対象物および表面温度の測定に適している．全ての物体は，その温度の4乗に比例した大きさの放射エネルギーを放射する(Stefan-Boltzmannの法則)が，これを検知して対象物の表面温度を測定するのが放射温度計である．物体からの放射エネルギーをレンズなどの光学系を通して，内部のサーモパイルや集電型温度センサーで検出し温度に換算する．放射エネルギーは対象物の放射率に関係するので，黒体のような完全放射体ではない食品の温度測定では，あらかじめ食品の放射率を調べて機器に設定しないと精度の高い温度測定はできない．

放射温度計では困難な赤外線を通しにくいガラス越しの温度計測には，光ファイバー温度計を用いる．光ファイバー温度計は，温度検出部に光ファイバーを用いており，他の温度センサーが使用できない高周波や高電圧下，電子レンジ中などの特殊環境下で用いられる．

9.2.5 温度計の管理

正確な温度測定のため，温度計測器には適切な管理が求められる．熱電対や測温抵抗体は，高温で腐食性の雰囲気では劣化が大きく進むが，使用温度が低く雰囲気が適していればほとんど劣化しない．温度計測器，指示計器の経年変化の可能性を考え，接触式温度計では使用現場の環境に応じて3か月～1年間隔で点検または校正を行う必要がある．

9.3 HACCPにおける温度監視・記録

HACCPとは，食品の製造において，原料の受入れ，加熱・冷却，包装，保管，流通まで各段階で，食品の安全性について危害を徹底的に分析・評価し，防御手段を講じて，それを重点的に管理することによって製品の安全確保を図るシステムである．HACCPを適用するための7つの原則では，原則3で重要管理点(CCP)を適切に管理するための管理基準を定め，原則4では管理基準の管理状態を監視するモニタリング方法を設定すると定められている．この管理基準には，温度と時間，pH，水分活性，食塩濃度，有効塩素，食品の外観などがあるが，食品の製造工程で簡単にモニタリングできる方法が求められる．食品の調理加熱基準では，食品の中心部を75℃，1分間加熱することが求められているように，食品製造における加工・調理，保存などでは，HACCPの管理基準として温度と時間をモニタリングする方法が現実的に行われる場合が多い.

例えば，加熱食肉製品の製造にHACCPを適用するとき，その重要管理点の1つに加熱殺菌工程の管理があるが，温度，時間を確実に測定し記録することが重要である．また，HACCPでは食品の製造後消費されるまでの流通・保存における温度管理が求められている．冷凍食品では−18℃以下，チルド食品では5℃以下の低温管理が必要であり，特に輸送時の食品の温度が正確に管理されていることが重要である.

食品製造・流通における温度管理技術は，エレクトロニクスの進歩に伴い小型，高精度かつ取扱いの簡便な機器が数多く開発されている．食品の製造工程中の温度を経時的に測定する温度記録装置(データロガ)は，HACCPにおける活用とともに，レトルト殺菌，蒸し煮，焼き工程など加熱工程に用いられてきた．この温度記録装置は，PL時代を迎えて，製造工程だけでなく，保存工程，輸送貯蔵中の温度管理などに広く用いられてきている．温度履歴用データロガの特徴は，食品の製造→保存→出荷→輸送→保存→販売といったコールドチェーンの中で，これまで各点でしか測定できなかった温度データが温度履歴という温度の流れとしてとらえられることにある．食品が製造され消費者の手元に届くまで適切な温度管理がなされているかどうか，食中毒などの事故を防ぐための一種の品質保証のツールとして重要なものとなる．また，製品品質に関する責任所在も明確になり，低温流通管理も徹底されてくると考えられる.

9.4　温度記録装置(データロガ)の機能とHACCPにおける用途

マイクロプロセッサー，LSIの発展に伴い装置の多機能化，小型化が図られ，各種センサーと組み合わせて温・湿度などの測定，記録，監視を行うデータロガが開発されている．また，電子メモリーを内蔵し，小型，軽量で電池駆動の装置も開発されている.

このデータロガは外部電源や記録計を必要としないため，流通・保管時の長期にわたる温・湿度の計測に最適である．これら電子メモリーを内蔵したデータロガの多くは，双方向のインターフェース(RS-232 Cが多い)を有し，測定チャンネル，測定項目，測定開始時刻，測定間隔などの設定がコンピュータ側からできるようになっている．また，測定データをパーソナルコンピュータに転送し，パーソナルコンピュータ上でのデータ解析が可能である．温度1点のものから多数の入力ができるマルチチャンネルのものなど多くの機器が販売されている．これらの機器を使用する場合，食品の流通・保管条件は低温高湿度条件の場合が多いため，水漏れや結露に十分な注意が必要である．このデータロガは，冷凍でも使用するため，低温でも起電力の低下しないリチウム電池を使用するものが多い．

温度記録装置は小型・軽量であり，製造から流通，販売までの温度変化を一定間隔で測定記録させ，パーソナルコンピュータなどによりデータ解析を行うものである．ゼンマイとスクラッチ記録を組み合わせた使い捨ての安価タイプのものから，センサーとマイクロコンピュータを組み合わせたものなど数多く開発されている．

温度は，HACCPによる食品管理において最も基本的なものであり，データロガの用途としては次のものがある．

① 製造工程：加熱調理，殺菌工程における重要管理点のモニタリングと熱履歴データの記録

② 保存工程：冷蔵庫，冷凍庫，倉庫などの庫内温度管理，食品温度のモニタリングとデータの記録

③ 輸送工程：保冷車，保冷コンテナの庫内温度のモニタリングとデータの記録

④ 販売工程：店舗のバックヤードからショーケース陳列中の温度管理のモニタリングとデータの記録

9.5 温度履歴計の機能

9.5.1 形　　状

最近の温度履歴計は小型軽量化が進み，カード型，コマ型，円筒型など

種々の形状があるが，カード型が多い．温度センサー，CPU，電池を内蔵した一体密封構造のものや，内蔵センサーに加えて，温度あるいは湿度測定用の外部センサーをオプションとして取り付けられるものもある．また，液晶画面で温・湿度，時刻を表示したり，設定キーを設置したものもある．電池寿命は長いものが多く，防水構造になっているものも多い．

9.5.2 温度測定範囲と測定精度

温度測定範囲はセンサー自身よりも，電池の動作温度やマイクロコンピュータなどのエレクトロニクス部品の保護のために制限される．外部センサー型のものは，120℃の高温を測定できるが，内蔵センサー型のものは，−50～80℃が限界となっている．外部センサーの形状も食品内部など測定対象物に応じて各種のものがある．温度測定精度は±0.5～±1℃，分解能は0.1～0.5℃のものが多い．

9.5.3 測 定 期 間

連続測定期間は，データ容量と測定間隔によって決まる．半導体メモリーが大容量化して，数万データまで対応しているものもあり，1年以上の測定も可能となっている．

9.5.4 使 用 方 法

カード型の温度履歴計の多くは，本体でのキー操作を少なくし，パーソナルコンピュータで測定開始時刻，測定期間，測定間隔，温度積算による鮮度警報などの測定条件を設定することにより，自動的に温度履歴を収集する．

測定終了後は本体を回収して，専用のインターフェースを用いたり，非接触の赤外線通信方式などによりパーソナルコンピュータで読みとり，データを解析する．

パーソナルコンピュータを用いずに，温度履歴計本体のキー操作により測定の開始時刻や終了時刻を設定し，記録したデータも読みとれる表示・操作機能が充実したものもある．

9.5.5 データの解析と保存

温度履歴計には標準ソフトウェアが添付されており，温度測定データを時間経過に対してプロットできる．また，数個のデータを表示したり，グラフの拡大，最高・最低・平均温度や温度積算値の演算表示，タイトルやメモ記入の機能もある．さらに，データのファイルフォーマットには，EXCELL や LOTUS などの市販データベースソフトと互換性を持たせているものも多く，使用者がこれらのソフトを用いて，必要に応じた表示や解析をすることが可能になっている．

以下に温・湿度記録システム「クールメモリー」(三洋電機)について説明する．

9.6 温・湿度記録システム

9.6.1 形　　状

図 9.1 に示すように，温・湿度記録システムは，温度を収録・記録するカード型のクールメモリー，クールメモリーが収録したデータを読み込むクールメモリーリーダー，データを処理・解析・保存するパソコン，データを印刷するページプリンターから構成される．本体ケース内に温度センサー，マイコン，メモリー，電池，通信部，温度表示用液晶，電池切れ表示ランプ，鮮度警告表示ランプなどを内蔵し，用途に応じて種々の温度測定用の外部センサーを別途取り付けられる．また，湿度測定用センサーを内蔵するものもある(写真 9.1)．クールメモリーおよびクールメモリーリーダーの仕様を図

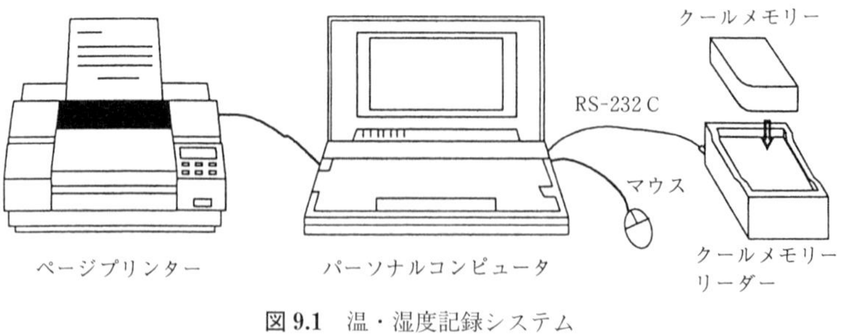

図 9.1 温・湿度記録システム

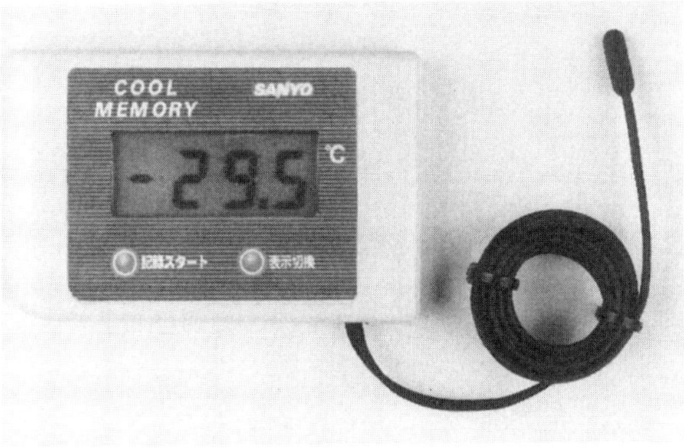

写真 9.1 クールメモリー(三洋電機)

9.2 に示す．

センサーには，温度変化に比例して金属の電気抵抗が変化する性質を利用したサーミスタを採用している．電池は高温・低温特性に優れ，電気容量も大きい塩化チオニル電池で，標準的には 5 年間使用できる．

9.6.2 操 作 方 法

OS に Windows を搭載したパソコンにより解析ソフトの立ち上げ処理を行う．図 9.3 に示すように，測定前にデータのシリアル番号，測定期間，スタート方法，測定開始日時，鮮度警告などの開始条件を設定することにより，指定日時に測定を開始する．

鮮度警告は，設定した積算開始温度以上になった時に温度の積算値(℃×時間)をデータロガが計算し，これを鮮度の目安とすることができる．この値が設定した鮮度警告値以上になると鮮度警告を表示する．

温度履歴を記録したクールメモリーをクールメモリーリーダーにセットしてパソコンにデータを取り込む．取り込んだデータは，表示したいものについてデータファイルを選択し表示を指示すると，図 9.4 のようなグラフが CRT に表示される．1 画面に表示できるデータは 5 点であり，色分けされて表示される．マウスで拡大範囲を指定すると対応する部分が拡大される(図 9.5)．グラフ上でマウスを移動させると画面上に温度，時間データがリアルタイムで表示される．積算値の表示は，あらかじめ設定した基準温度以

SEC-CD20TCD

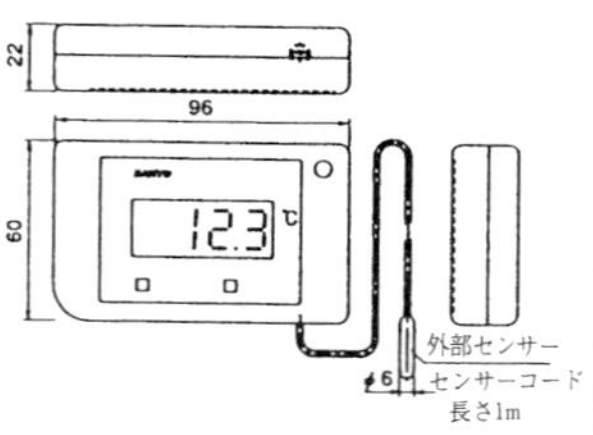

SEC-CD20TSD

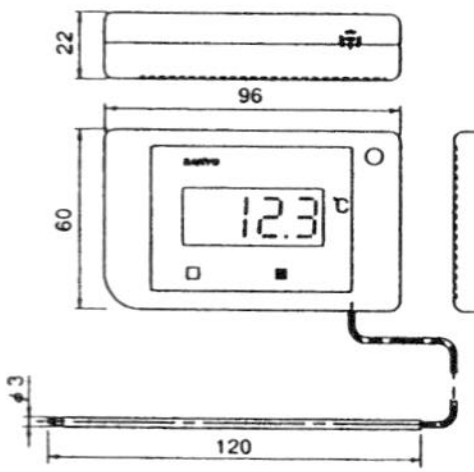

SEC-CD25TSD

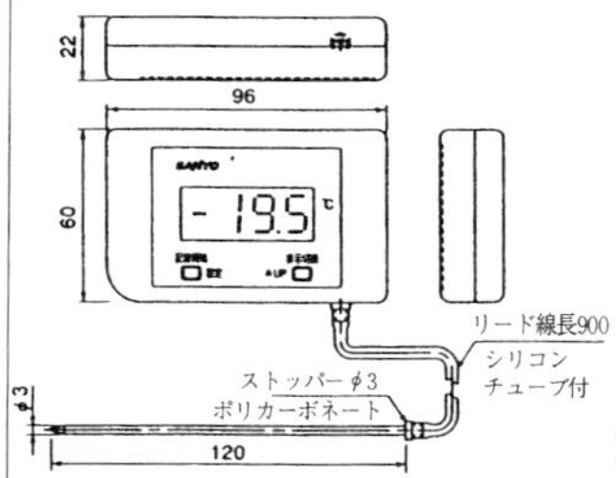

SEC-CD22TC SEC-CD20TC SEC-CD24HC

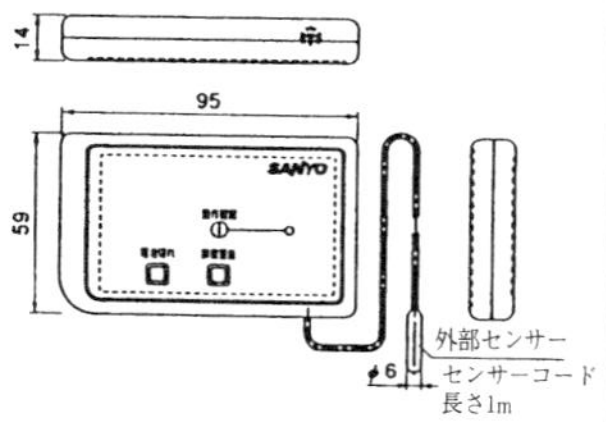

注)
SEC-CD24HCは外部センサーが付属されていません.
SEC-CD22TC・CD24HCは電池切れ・鮮度警告表示はありません.

品番	SEC-CD20TCD	SEC-CD20TSD	※1 SEC-CD25TSD	SEC-CD22TC	SEC-CD24HC	※2 SEC-CD20TC
液晶温度表示付タイプ	○	○	○	—	—	—
測定温度範囲	−50～+50℃(外部センサー) −20～+50℃(内部センサー)		−20～+100℃(外部センサー) −20～+ 50℃(内部センサー)	−20～+80℃ (内部・外部センサー)	−30～+50℃ 測定湿度範囲：20～85％	−50～+50℃ (内部・外部センサー)
本体動作温度範囲	−25～+50℃			−20～+80℃	−30～+50℃	−50～+50℃
外形寸法	幅96×奥行60×高さ22mm(外部センサーを除く)			幅95×奥行59×高さ14mm(外部センサーを除く)		
測定点数	2点(内部センサー・外部センサー)				2点(内部センサー)	2点(内部センサー・外部センサー)
連続測定期間	365日／MAX(1チャンネル) 200日／MAX(2チャンネル)					
測定間隔	1分・2分・5分・10分・15分・20分					
質量	約100g(外部センサー含まず)			55g(外部センサー含まず)	55g	55g(外部センサー含まず)
電源電池	リチウム電池 3.0V			リチウム電池 3.6V		

図 9.2 クールメモリーの仕様

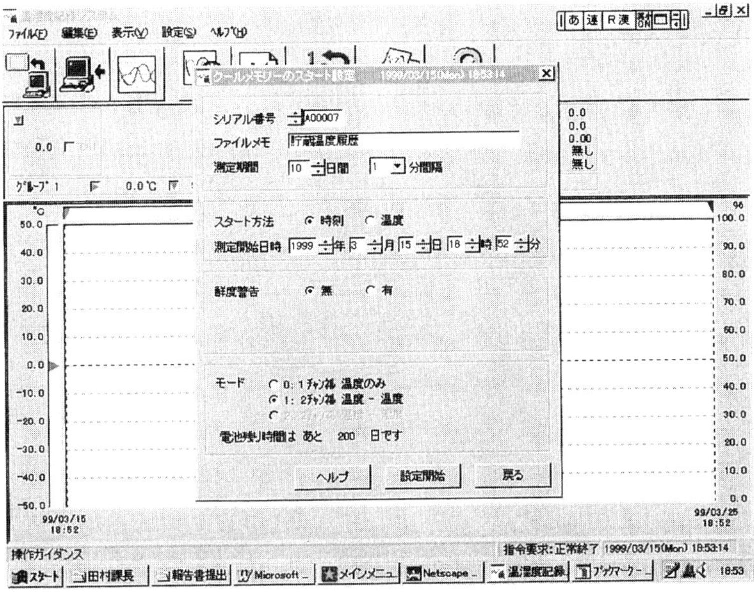

図 9.3　クールメモリーのスタート設定

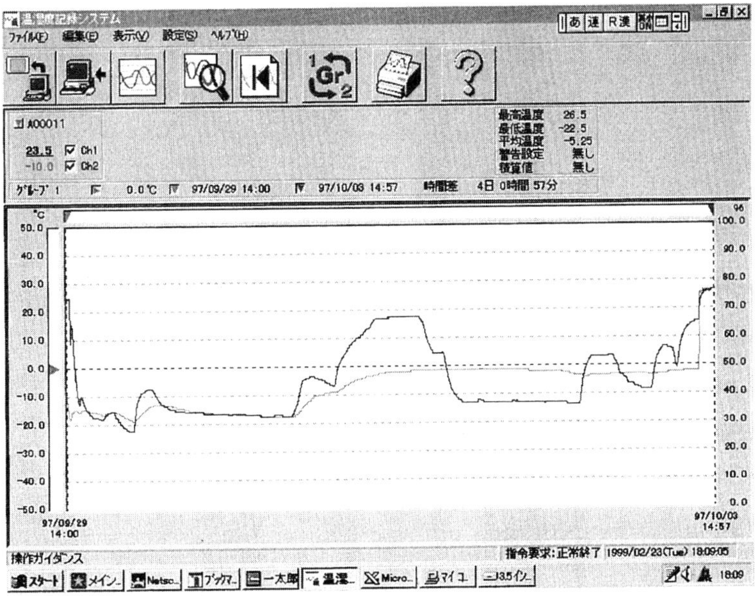

図 9.4　温度履歴測定データの表示例

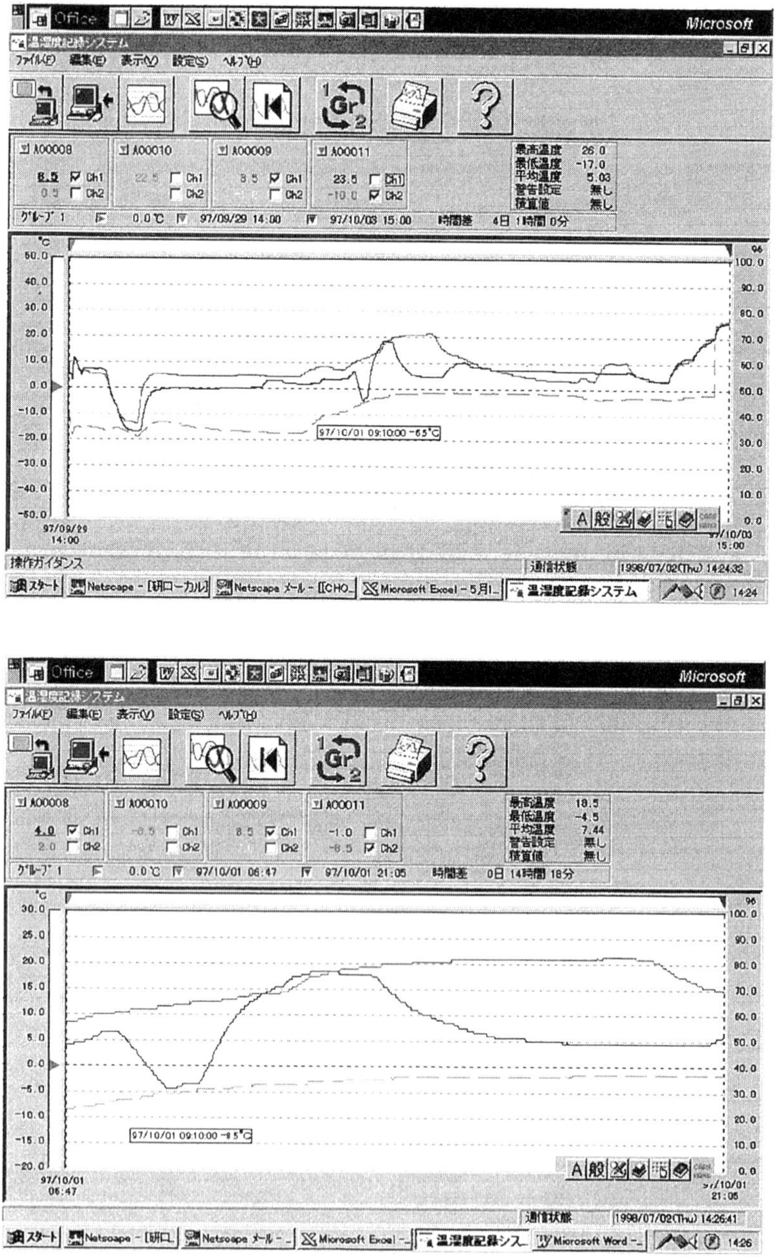

図 9.5　温度履歴測定データの拡大

上にどのくらいの期間置かれたかを数値化して示したもので，鮮度保持の目安として用いることが可能である．また，食品の鮮度低下と積分値との関係があらかじめ分かっていれば，鮮度警告値として設定することができ，クールメモリー本体で鮮度警告表示をすることが可能となる．

9.6.3　測　定　例

1)　生鮮マグロの管理状況

海外から，多くの生鮮魚介類が航空便で輸入されており，この流通過程(輸送，保管)における細菌の増殖に対して，品温管理などの衛生的取扱いが予防対策上重要である．しかし，国際空港でのこれら生鮮食品の取扱いについては，冷蔵庫で保管されないなど温度管理面での問題が多い．

東南アジア産生鮮マグロについて，輸出国の包装処理施設から成田空港で通関するまでの，保管空気温度，品温の経時的変化をクールメモリーにより測定した．測定結果を図 9.6 に示す．生鮮マグロは木製のカートンにドライアイスとともに入れられてくるが，カートン内の空気温度は全流通期間で10℃を越え，品温は輸出国における包装処理時には 5 ℃以下であったが，

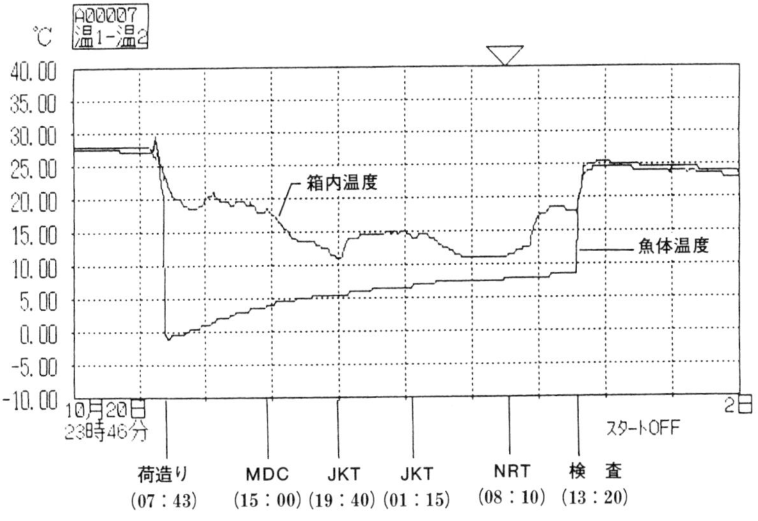

図 9.6　マグロの温度履歴測定データ

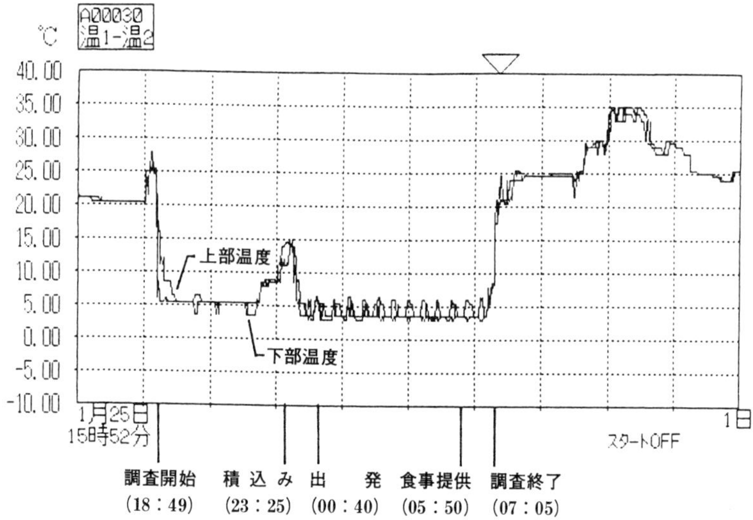

図 9.7　機内食の温度履歴測定データ

流通段階を経るごとに品温が上昇し，市場到着時には 9℃に達していた．特に，空港到着後の保管段階で品温が上昇し，温度管理面で問題のあることがわかる．

2)　機内食の保管温度

航空機で提供される機内食は，食中毒の防止のため，調理および調理食品の保存については，HACCP による厳密な衛生管理が行われている．しかし，機内食が航空機内に積み込まれてから提供されるまでの温度管理状況は明らかになっていない．中距離国際線の機内食の保管温度をクールメモリーにより測定した．測定データを図 9.7 に示す．調理後，機内に積み込むまでに 12〜14℃まで上昇し，品質管理上問題のある温度帯に食品が置かれていることがわかる．

9.6.4　HACCP 管理対応モニターレコーダー

最近では，加熱調理機器には HACCP 対応のため，モニターレコーダーを装備されているものが多くなった．このモニターレコーダーは外部にパソコンがなくても温度履歴データの記録・再生表示が可能であり，別な場所で

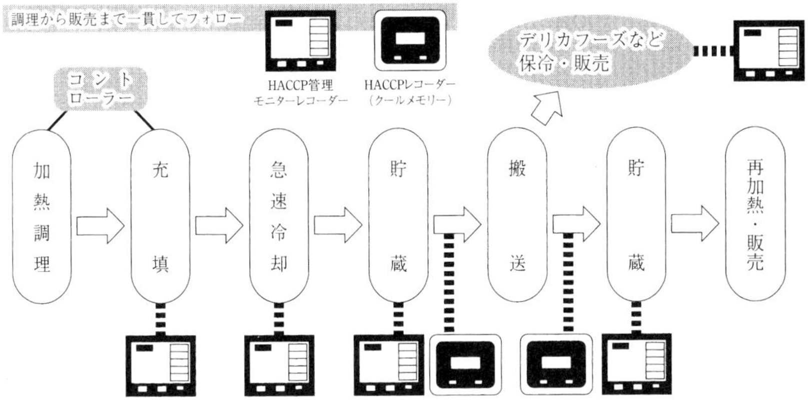

図 9.8　調理食品のモニターレコーダーによる HACCP 管理

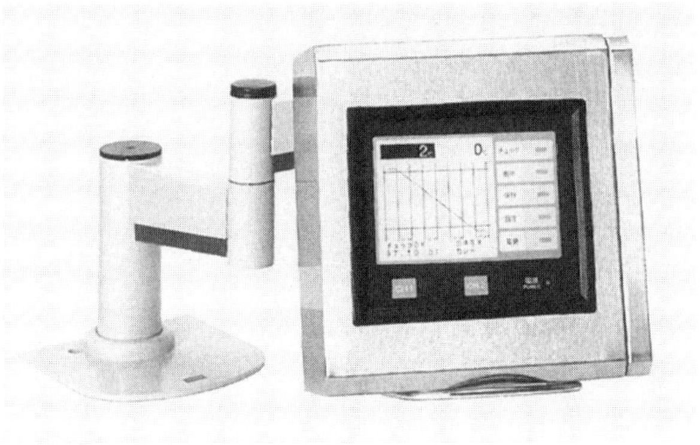

写真 9.2　HACCP モニターレコーダー（三洋電機）

のパソコンによるデータの再生，確認も可能になっている．モニターレコーダーは液晶モニターを本体に内蔵しており，温度と時間をリアルタイムでグラフ表示するため，現場の作業者が HACCP の管理基準の適否を確認しながら作業できる．また作業経過も確認できるため，現場での管理が容易にできる（図 9.8）．さらに，HACCP の管理基準を逸脱した時には，モニターにあらかじめ設定しておいた処置内容を 20 字以内で表示でき，調理作業者がその場で対応できる．また，HACCP 管理に必要なデータは，モニターレコーダー部でフロッピーディスクに記録できるほか，過去のデータを再生して画面にグラフ表示することもできる（写真 9.2）．

9.6.5 HACCP遠隔監視システム

スーパーマーケットやコンビニエンスストアなどでは，ショーケースや冷凍機などの遠隔監視が行われ始めている．食品の製造，保存・流通現場においても，HACCP管理のため製造現場の加熱調理機器や冷蔵庫などにモニターレコーダーや温度履歴計を搭載し，各工程でのHACCP管理状況，機器運転状況，現場作業状況などの情報を，関係部門がコンピュータネットワークを通じて得ることができる．

9.7 お わ り に

食品製造・加工には，加熱，調理，保存，流通工程が付きものであり，HACCP管理では温度管理が重要である．温度記録計(データロガ)をはじめとする温度計測機器の発展は著しく，精度良く食品の温度を測定できるようになった．HACCPによる管理を行う場合，食品製造の各工程における温度管理は重要である．しかし，温度の測定結果が必ずしも食品の品質管理に結びついていない場合も多く，食品の温度と品質との関係を総合的に明らかにし，測定データの有効活用を検討する必要がある．また，PL法の施行，HACCPの導入による食品の安全管理への要求の高まり，高鮮度の追求，グルメ化志向は，食品の温度管理をさらに高度なものにしていく．食品の製造，保存・流通現場における温度計測は，システム化，自動化，インテリジェント化がさらに進み，今後ますます重要なものとなっていくと思われる．

文　　献

1) 河端俊治："HACCP—これからの食品工場の自主衛生管理—"，p. 174，中央法規出版(1992)
2) 小綿寿志：計測機器('96年版農産物流通技術年報)，p. 123，流通システム研究センター(1996)
3) 食品と開発，**31** (7)，44(1996)

（田村敏行）

10. 微生物測定方法と測定装置

10.1 は じ め に

食品微生物検査は，検査の目的から，食品保健行政上監視指導などを目的とする行政検査と，食品製造者が製造工程の衛生管理を目的に行う自主検査とに大別される[1].

行政検査は，食品衛生法[2]や都道府県・政令指定都市で規格基準や指導基準[3]が定められ，試験法として公定法あるいは，公定法に準じた方法が用いられている．公定法は，膨大な検査データの蓄積の上で，感度や精度に対する信頼性が確立された試験法であり，食品微生物検査の成績は公定法でなければ公的に通用しないとされる．しかし，検査結果が得られるまでに相当時間がかかることや，操作が煩雑であったり，判定に熟練を要するなどの難点がある．また，公定法はある特定の食品について示されたものであり，公定法のない試験項目も数多く残されている[4]．一方，食品の期限日付表示の義務化や製造物責任法(PL 法)の施行により，製造者の製品に対する責任が一段と厳しくなってきている．現在，食品製造の分野においても，今までのような官主導ではなく，企業が自己責任を果たすべく，いちはやく自主管理体制を確立せねばならないという大きな変革期を迎えている．そのため，食品製造工程の衛生管理に必要な自主検査の重要性がますます高まってきている．事実，HACCP システムを導入した「総合衛生管理製造過程」の承認制度は，自主的な衛生管理システムの具体策として食品衛生法に追加された．

この HACCP システムでは，製品の安全確保を維持するために各々の製造工程においてモニター検査が不可欠となっている．日常のモニターとして微生物検査を実施する際においても，速く，簡便で，経済的な試験法の選択が必須となる[5]．このため自主検査の試験法として公定法に加え，公定法に比べ多少精度や信頼性に欠けるが，公定法の操作法のみを簡便化したものから測定原理の全く異なるものまで様々な簡便法や迅速法が開発され普及している．したがって，現時点の自主検査の試験法は，食品製造工程の衛生管理すなわちモニター検査としていわゆる簡便・迅速法が使用され，最終の製品検査には公定法を使用するというように，用途により使い分けされているものと思われる[6]．

そこで本章では，日常の自主検査として実際に行われている代表的な衛生指標菌検査，食中毒起因菌検査，環境微生物検査について述べ，併せて最近普及しはじめた話題の検査法なども紹介する．

10.2　衛生指標菌検査

すべての食品からあらゆる食中毒菌を検出することは事実上不可能であるし，日常の自主検査という目的からみても非現実的である．そこで，食品の安全性，腐敗や変敗，食中毒発病の危険性など衛生学的品質を総合的に評価する検査として衛生指標菌検査がある．この場合，その指標菌が多いか少ないかが評価の対象となる．しかし，菌数が多いから食中毒を惹起するとはいえないし，少ないということだけで即その食品は安全であるともいえない．むしろ衛生指標菌検査は，食品製造工程でどのくらい衛生的な関心が払われていたのかを推測するための指標と考えるのが妥当である．ここでは，一般によく行われる衛生指標菌検査として，一般生菌数，大腸菌群検査，糞便系大腸菌群検査を解説する．

10.2.1　一 般 生 菌 数

一般生菌数とは，標準寒天培地を用いて，好気的条件で発育した中温性の細菌数のことで，標準平板菌数ともいわれる．菌数の多い場合は，食品の衛生的な取扱いが悪かった可能性があり，腐敗を起こす危険性の高い食品と判定される．また，ヒトに病原性のある食中毒菌の多くが中温性細菌であることから，病原性菌の存在を疑う指標ともなりうる．現在法的には，氷雪，粉末清涼飲料水，氷菓，生食用かき，生食用冷凍鮮魚介類，冷凍ゆでたこ，冷

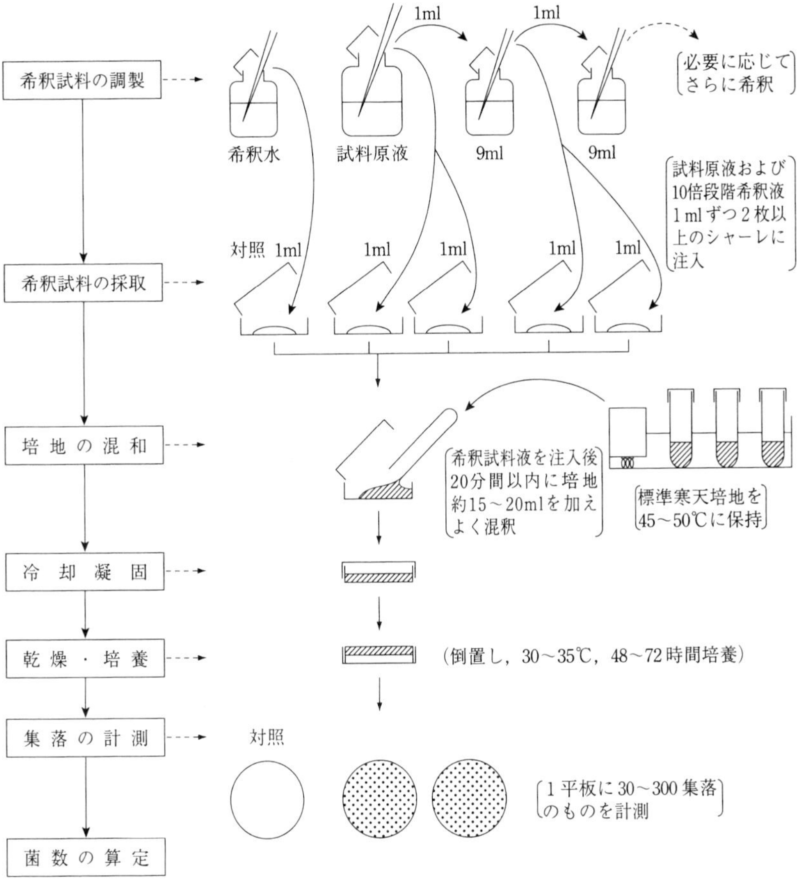

図 10.1　一般生菌数検査法[7)]

凍食品および乳，乳製品全般について，一般生菌数の公定法での規格基準がそれぞれ定められている[8,9)]．そこで，規格基準が定められていない食品類もこれに準じ，一般生菌数の評価基準を自施設で目的に沿って検討する必要がある．

具体的な測定法として混釈法を図 10.1 に示す．試料原液を予想菌数に応じて，希釈水で 10 倍段階希釈を順次行う．汚染状況にもよるが通常 10^6 倍まで希釈する．次いで，同一希釈について通常 2 枚の深型シャーレ(直径 90 mm)を用意して，それぞれに各希釈試料液を 1ml ずつ分注する．あらかじめ高圧滅菌後50℃に保温しておいた標準寒天培地15～20 mlを無菌的に各シャーレに注ぎ，直ちに希釈試料液と培地がよく混ざり合うように十分にかつ静かに混和し，培地が完全に固化するまで静置する．この時，希釈水のみと培地を混合したものを，無菌であることを確認するための対照として用意する．希釈試料液をシャーレに分注してから希釈試料液と培地を混合するまでの操作は20分以内に終了する．凝固水の影響を防ぐために，培地が固化後，シャーレを倒置して蓋をずらして，ふ卵器内で15～60分間，培地の表面を乾燥させる．培養は通常，30～35℃で48～72時間行う．ちなみに公定法での培養条件は，35±1℃，48±3時間である．判定は，1平板当り30～300個の範囲で発育が認められた平板の発育集落を計測し，2枚の平板の集落数を算術平均し，希釈倍率を乗じて，食品1gまたは1ml当りの一般生菌数として算出する．なお，すぐに判定ができない場合は，5℃の冷蔵庫に保存し24時間以内に判定する．

表面塗抹平板法という方法もある．すなわち標準寒天培地をあらかじめシャーレに分注し，平板として固め，培地表面に試料液の0.1 mlまたは0.05 mlを接種し，コンラージ棒で均等に塗抹し培養する．培養条件や後操作は混釈法と同様である．本法は混釈法に比して操作が簡便であるし，培地を前もって用意できる利点がある．しかし，培地上の集落数を観察する際に発育集落が広がりやすく計測に苦労することがあるので，培養に入る前の培地表面の乾燥を怠らない方がよい[1,7]．

10.2.2 大 腸 菌 群

大腸菌群とは，グラム陰性の芽胞を作らない桿菌で，乳糖を分解して酸とガスを産生する好気性または通性嫌気性の細菌群である．したがって，細菌分類学でいう大腸菌のみではなく，多くの腸内細菌科に属する菌種を包含する．

従来，大腸菌群が食品中に存在すると，糞便汚染があったとみなされ，出所を共にする赤痢菌やコレラ菌，サルモネラなどの腸管系伝染病や食中毒菌の存在の可能性がある不潔な食品と判定されてきた．しかし，大腸菌群は自然界にも広く分布し，ヒトや動物の糞便とは全くかかわりのない場所からも検出され，常に糞便汚染を意味するものではなく，また必ずしも腸管系病原菌の存在を意味するものでもない．今日では，大腸菌群は環境衛生管理上の汚染指標菌または食品の品質を評価する衛生指標菌とする意味合いが強い．例えば，加熱処理された食品からの検出は，不適当な加熱処理や加熱した後の2次汚染など取扱いの悪さを示す．また，未加熱の生の食品からの少量の検出は衛生学的にはあまり意味をなさないが，菌量の多い場合は糞便などの不潔な物による汚染を疑い，腸管系病原菌の存在を考慮に入れなければならない．このように大腸菌群検出の評価は，食品の種類，由来，取扱い経歴などを十分に考慮して行わなければならない．

公定法には，特定の食品について試料の調製法や使用培地などの培養条件が決められており，しかも推定→確定→完全試験の3つのステップからなる複雑な手順を踏まなければならない．そこで本項では，あくまでも自主的な日常のモニター検査という目的から，より適切な定量検査法について述べる．

大腸菌群定量検査には，定量的実測値が求められる寒天平板を用いる平板培地法と，定量理論値が求められる発酵管を用いる液体培地法の2つがある．

平板培地法は図10.2に示したように，一般生菌数検査と手技的には大差はない．デソキシコレート寒天培地は，グラム陽性菌の発育を阻止し，乳糖分解後の酸の産生を培地に含まれた指示薬で見ることのできる培地である．一般的に，汚染菌数の多いと思われる検体にこの方法が適用される．一般生菌数検査で調製した試料原液またはその10倍段階希釈試料をそのまま検査用試料として使える．これらの1mlを各希釈試料液について通常2枚のシャーレにとり，あらかじめ加温溶解(高圧滅菌しない)して50℃に保温しておいたデソキシコレート培地を15～20 ml注ぎ十分混釈する．培地が固まったら発育集落の観察をより一層確実にするために，同培地を薄く重層する．凝固後シャーレを倒置してふ卵器内で35℃，24時間培養する．判定は，デソキシコレート寒天培地中に出現した赤色集落を，一般生菌数検査の要領に従って計測して大腸菌群数を算定する．デソキシコレート寒天培地では，試料中に糖が多く含まれている場合，大腸菌群でなくても赤色集落を形成する

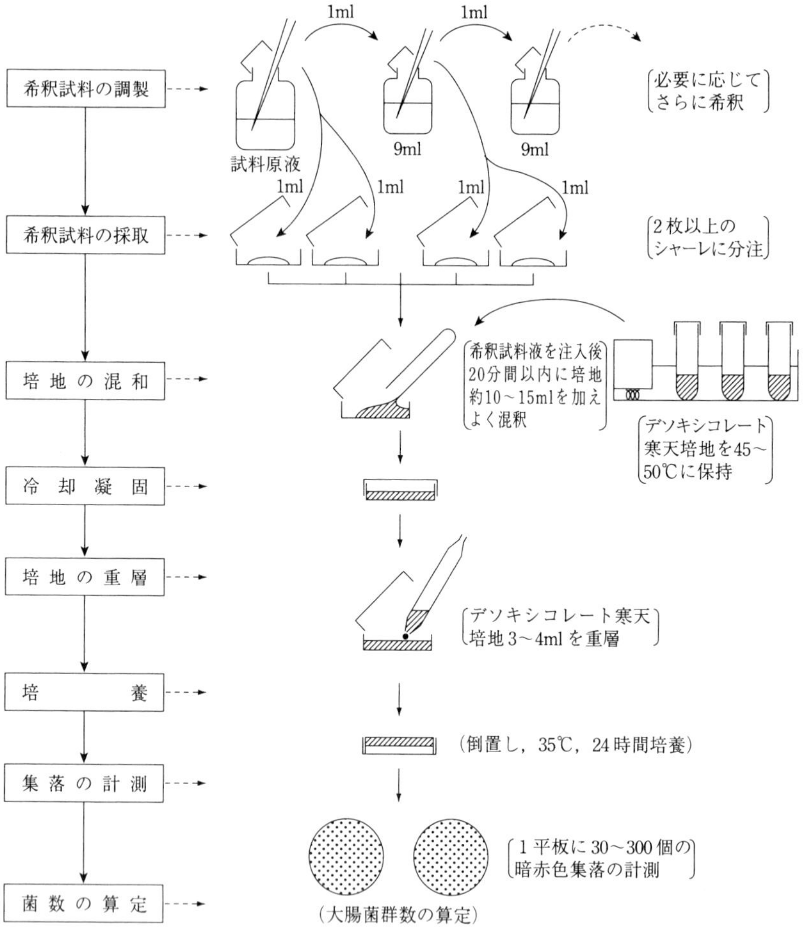

図 10.2 大腸菌群検査法：平板培地法[7)]

ことがあるので，EMB 培地で赤色集落が乳糖分解菌であることを確認することが望ましい．

図 10.3 に液体培地法での測定手順を示す．BGLB 培地はブリリアントグリーンと胆汁末が含まれ，グラム陽性菌の発育を抑制し，大腸菌群が選択的に発育する．BGLB 培地は，牛乳や加熱食肉製品および乾燥食肉製品など栄養素を多く含む食品全般に使用できる．試料原液またはその 10 倍段階希

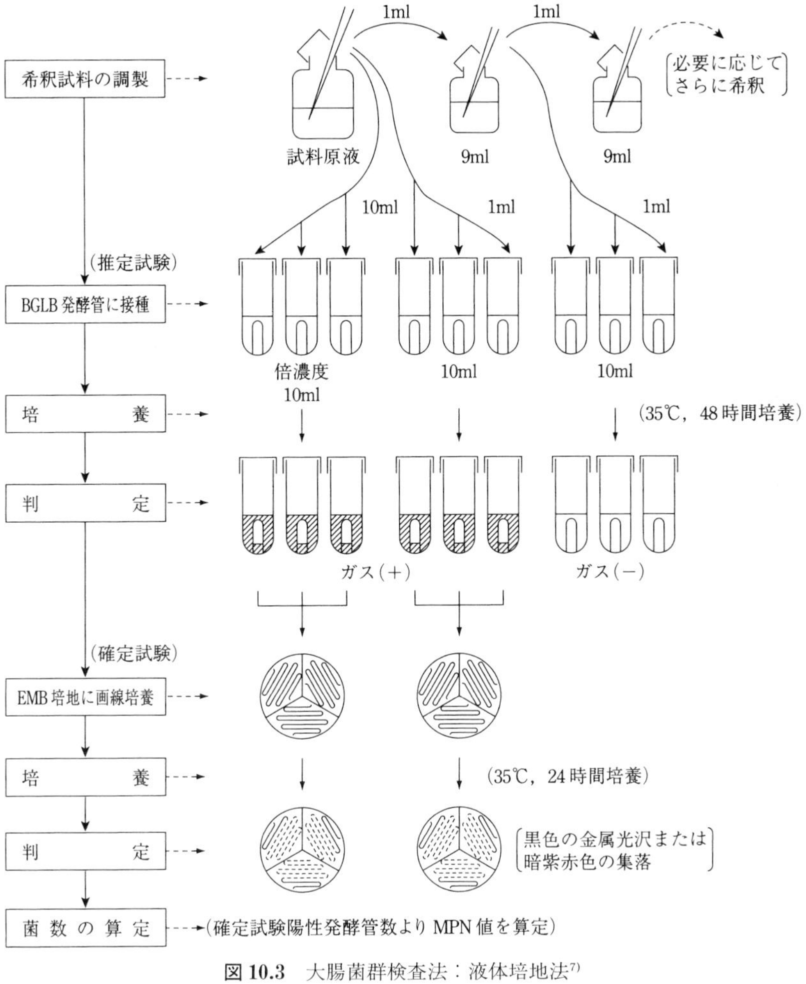

図 10.3 大腸菌群検査法：液体培地法[7)]

釈液を 10，1，0.1 ml と連続する 3 段階について，それぞれ 3 本(または 5 本)の BGLB 培地発酵管に接種するが，このとき試料液を 10 ml 接種する BGLB 培地は倍濃度のものを使用する．また，水や氷雪のように細菌の発育栄養素を含まない検体では，まず乳糖ブイヨンを発酵管に接種する．BGLB 培地発酵管は 35°C，48 時間まで培養し，ガス発生の認められた発酵管から 1 白金耳を EMB 寒天培地に画線塗抹して，35°C で 24 時間培養する．

判定は，EMB寒天培地上に金属光沢～暗紫赤色の定型的集落を形成した発酵管数から検体中の大腸菌群の最確数(MPN)を求める．最初に乳糖ブイヨン発酵管からスタートした場合は，35℃で48時間培養後，ガス発生の認められた発酵管から1白金耳をBGLB培地発酵管に移し，35℃で24時間培養してガス発生の認められた発酵管数からMPN値を求める[1,7]．

10.2.3 糞便系大腸菌群

大腸菌群の中には糞便と直接関係のない菌種も含まれていることから，より糞便汚染を的確に把握する目的で糞便系大腸菌群が指標菌として使用される．この方法の根拠は，大腸菌群の中の糞便由来のものは44.5℃でよく発育できるという事実に基づいている．つまり，大腸菌群の中で44.5±0.2℃で発育して乳糖を分解しガスを産生する菌群を糞便系大腸菌群という．食品衛生法では，*E. coli* と表現している．

糞便系大腸菌群は大腸菌群と比較してヒトおよび動物の糞便に存在する可能性が高く，しかも自然界では死滅しやすいという特徴をもつ．そのため，これらの菌の食品中の存在は，直接あるいは間接的に比較的新しい糞便汚染を示すものと考えられている．したがって，糞便系大腸菌群が検出された食品では，大腸菌群が検出された場合よりも，一層不潔な取扱いを受けたことが推察され，それだけ腸管系病原菌の汚染の可能性が高いことになる．法的には，乾燥食肉製品，生食用かき，加熱後摂取冷凍食品(冷凍直前加熱以外)などにおいて糞便系大腸菌群を *E. coli* とし，陰性または規定された菌量(MPN値)以下という規格が定められている[7]．

図10.4に糞便系大腸菌群の測定手順を示す．手技的には大腸菌群の液体培地法と同じである．すなわち，大腸菌群検査の液体培地法に準じて，連続する3段階の試料液を3本(または5本)のEC培地発酵管に接種する．44.5±0.2℃で24時間培養し，ガス発生の認められた発酵管から1白金耳をEMB寒天培地に画線塗抹して，35℃で24時間培養する．判定は，EMB寒天培地上に定型的集落を形成した発酵管数から検体中の糞便系大腸菌のMPN値を求める．EC培地には胆汁酸塩が含まれ，大腸菌群検査に使用するBGLB培地よりやや選択性が高い．また，培養温度44.5±0.2℃を

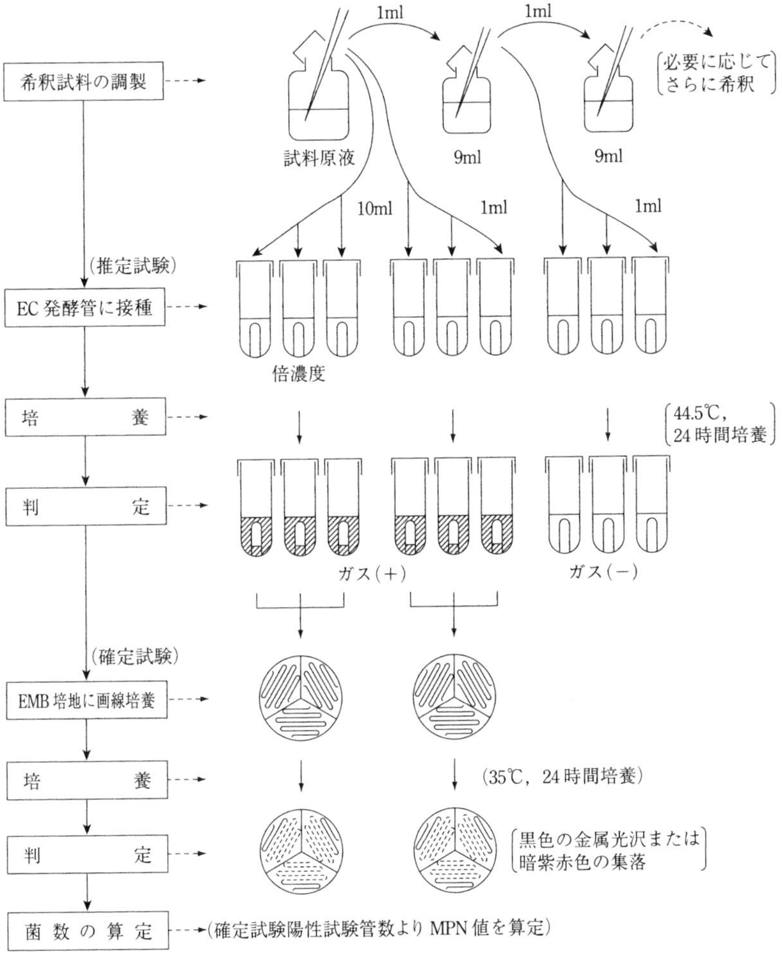

図 10.4　糞便系大腸菌群検査法[7)]

厳守する必要があるため，精度の高い恒温水槽を用いなければならない[1,7)].

10.3　食中毒起因菌検査

食中毒は病因の種類により，細菌性食中毒，自然毒食中毒，化学性食中毒の 3 つに分類できる．なお，飲食物を介する場合であっても，コレラ，赤痢，チフス，ペストなどによる伝染病や特異体質に起因する散発性のアレルギーは食中毒の対象外とされる．食中毒起因菌検査の対象となるのは細菌性食中毒で，感染型と毒素型に分けられる．

感染型食中毒とは，あらかじめ食品内で増殖した多数の食中毒菌が食品とともに摂取され，その結果腸管内粘膜を冒し，急性胃腸炎症状を呈するものをいう．代表的なものとして，サルモネラ，腸炎ビブリオ，病原性大腸菌，セレウス菌，ウエルシュ菌などによる食中毒が挙げられる．一方，毒素型食中毒とは，細菌が食物内で増殖する際に作られる毒素を食物とともに摂取し，腸管に吸収されて発病するもので，一般に感染型食中毒より潜伏期間が短い．したがって，この型は細菌の有無は直接には関係せず，形成された毒素が問題となる．代表的なものとして，黄色ブドウ球菌やボツリヌス菌がある．

ここでは，細菌性食中毒起因菌として検出頻度の高い黄色ブドウ球菌，サルモネラ，腸炎ビブリオに対する日常的な検査を紹介する．

10.3.1　黄色ブドウ球菌

黄色ブドウ球菌はヒトの手指，鼻前庭，頭髪，体表などに分布する．さらに，自然環境に抵抗性が強い細菌であるので，自然界にも広く分布している．黄色ブドウ球菌食中毒は，本菌が食物内で増殖する過程に産生した菌体外毒素(エンテロトキシン)を摂取することで起こる代表的な毒素型食中毒である．また，エンテロトキシンを産生するのは全体の 30～70 %といわれる．そこで黄色ブドウ球菌の評価は，原料あるいは調理食品または加工食品を対象に，定量的に菌が多いか少ないかでなされる．食品中に本菌が検出された場合は，調理環境や加工場内の環境の細菌検査，あるいは従業員の手指や体表，衣服などを検査し，食品への黄色ブドウ球菌汚染の防止策を検討する．特にヒトの手指から汚染する場合が多いので，従業員が食品に対し非衛生的な取扱いをしたかどうかの指標となりうる．特に本菌数が多い場合は，食品内での増殖が懸念され食中毒に結び付く危険性がある．黄色ブドウ球菌食中毒の場合，原因食品中に菌数で 10^6 個/g 以上の増殖があるといわれる．

黄色ブドウ球菌の測定手順を図 10.5 に示す．試料原液およびその 10 倍段

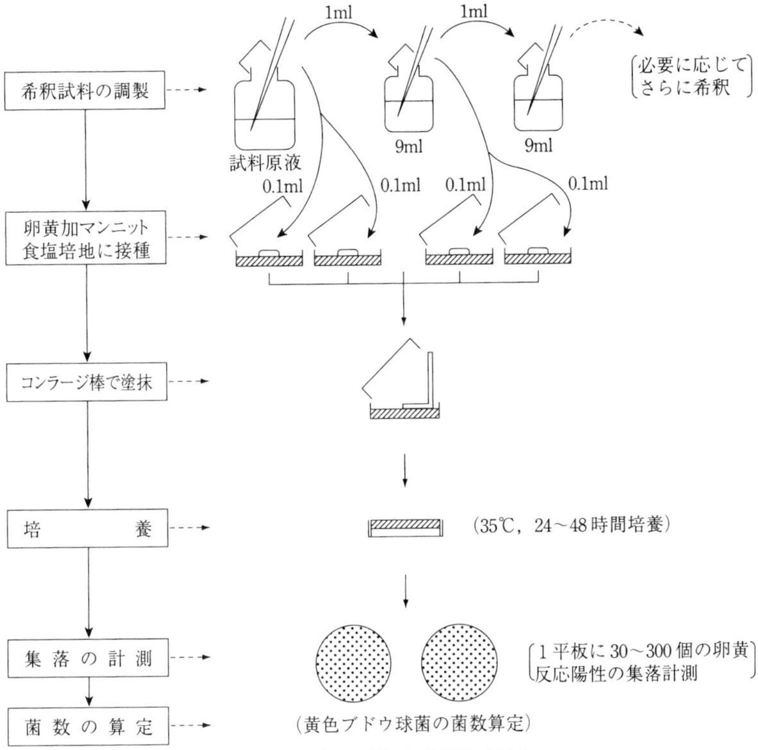

図 10.5　黄色ブドウ球菌検査法[7)]

階希釈液0.1 mlずつを卵黄加マンニット食塩寒天培地に滴下して，コンラージ棒で全面に塗抹する．培養条件は35℃，24～48時間とする．卵黄加マンニット食塩寒天培地は，黄色ブドウ球菌の食塩耐性の性質を利用し選択性を持たせ，マンニットの分解や卵黄反応を同時に観察できるので黄色ブドウ球菌の選択分離培地として使用される．ちなみに加熱食肉製品に対し公定法があり，それぞれの希釈液に卵黄加マンニット食塩寒天培地2枚を使用し，培養条件は35±1.0℃，48±3時間と規定されている．

黄色ブドウ球菌は，卵黄加マンニット食塩寒天培地上2～3mmの正円集落で，その周囲に卵黄反応により培地表面側には真珠様リングを，深部側にはやや乳黄色の白濁リングを形成する．また，マンニット分解を示す指示薬により集落やその周囲が黄変する．これらの特徴ある集落を数えて食品中の菌数を算出する．日常検査では，卵黄加マンニット食塩寒天培地で卵黄反応のある特徴的な集落を黄色ブドウ球菌と考えて支障はない．しかし，卵黄反応陽性の他菌属や卵黄反応陰性の黄色ブドウ球菌が存在するので注意が必要である．この場合，集落のグラム染色やコアグラーゼ試験を行うことで鑑別できる．コアグラーゼの有無を簡便に迅速に判定できる試薬が市販されているので利用できる[1,7]．

10.3.2 サ ル モ ネ ラ

サルモネラは，生化学的性状により 6 亜種に大別され，約 2 000 種の血清型が知られている．サルモネラ属菌は，ウシ，ブタ，トリなど各種の家畜や家禽（かきん）の腸管内に保菌され，カメやカエル，淡水魚など魚類から哺乳類まで広く分布している．特徴として，熱に弱いが乾燥には意外と強い菌で，環境が本菌で長く汚染されることがある．

サルモネラ食中毒は，サルモネラが 10^4～10^6/g 以上に増殖した食品を摂取することで起きる感染型食中毒である．また食中毒の潜在的要因として，調理従事者の保菌が問題になることもある．この場合，永久保菌はないといわれるが，長期的な排菌がまれではなく，除菌は比較的むずかしい．法的に加熱食肉製品についてはサルモネラの規格基準が定められている．しかし，どのような原材料でもサルモネラで汚染されていることは極めて危険であり，完全な熱処理や加工を行うとともに，調理や加工場の環境汚染に注意を要する．また，調理品や製品からサルモネラが検出された場合は，サルモネラ食中毒の発症に，ある程度の摂取菌量が必要といっても廃棄すべきである．

図 10.6 にサルモネラの測定手順を示す．試験法には定性試験と定量試験がある．

定性試験は通常，試料 25 g を前増菌培地である EEM ブイヨン 225 ml に接種し，35℃，18～20 時間培養後，培養液 0.1 ml をセレナイト培地に入れ，43℃，18～24 時間増菌培養する．次いで DHL 寒天培地に 1 白金耳塗抹し，35℃，18～24 時間で分離培養する．定量試験は，試料原液および 10 倍段階希釈液 1ml を EEM ブイヨン 3 本にそれぞれ接種し，35℃，18～20 時間培養後，セレナイト培地に 0.1 ml 入れ，43℃，18～24 時間培養した後，DHL

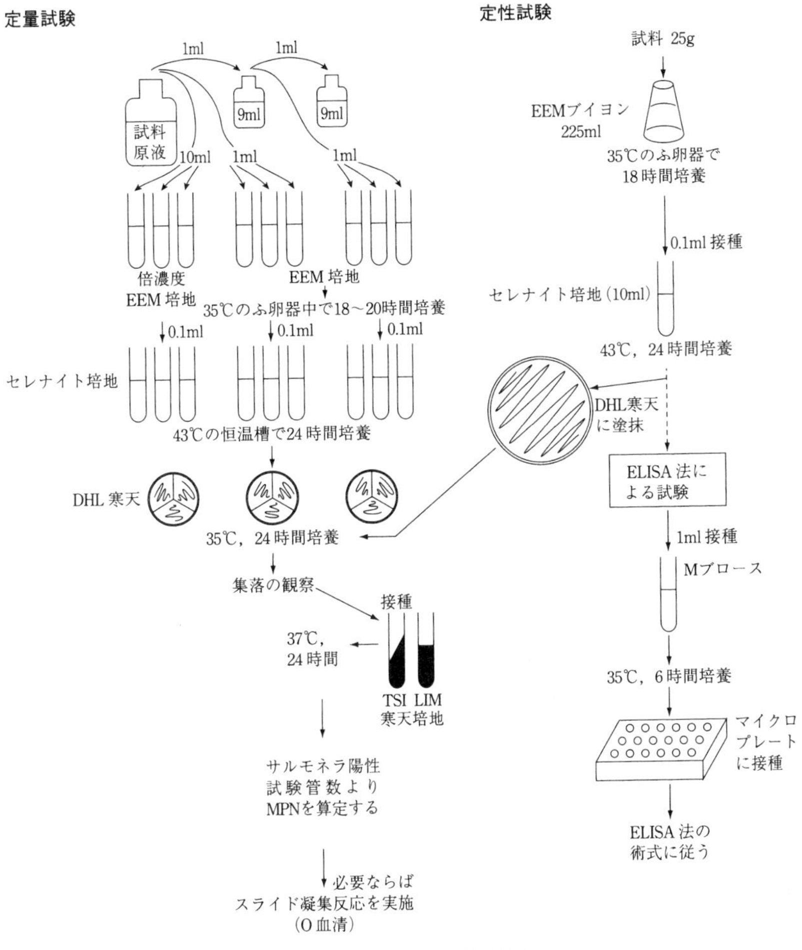

図 10.6　サルモネラ検査法[7]

寒天培地に1白金耳塗抹し分離培養する．

一般に食品中のサルモネラは損傷されているか，休眠状態にあるためEEMブイヨンによる前増菌培養が必要である．EEMブイヨンのブリリアントグリーンおよび胆汁末，増菌用のセレナイト培地の亜セレン酸塩がサルモネラ以外の菌を選択的に抑制する．また，セレナイト培地の培養条件を43°C，嫌気状態にすることで選択性が高まる．そこで43°Cの恒温水槽中で増菌培養し，しかも培地層の高さが7cm以上になるようにする．ただし，培養時間が24時間を越えると雑菌が旺盛に発育するので注意する．

DHL寒天培地上のサルモネラは比較的大きな円形の灰白色(乳糖非分解)で，硫化水素の産生により中心部が黒変する集落をつくることが特徴である．他属菌にも黒変集落をつくるものがあるので，乳糖非分解の黒変集落をTSI寒天とLIM寒天の確認培地に接種する必要がある．TSI寒天で乳糖・白糖非分解，ブドウ糖分解，硫化水素の産生性を，LIM寒天でリジン脱炭酸反応陽性，インドール反応陰性，運動性陽性を確認できたらサルモネラを疑う．確認のためサルモネラ診断用抗血清での凝集反応が陽性の場合，サルモネラと判定する．

定量試験の場合，サルモネラ陽性の試験管数よりMPNを算定する．上述したように，サルモネラの生化学性状からの同定は，煩雑で迅速性に欠ける．また，非定型な生化学的性状をもつサルモネラも存在する．そこで，モノクローナル多価鞭毛抗体を使用したELISA法(エリザ法)が開発され，サルモネラ同定用に市販されているので利用できる．また，サルモネラの特異的な遺伝子を標的としたDNAプローブ法も実用化されている[1,7]．

10.3.3 腸炎ビブリオ

腸炎ビブリオは海水や海泥に常在する好塩性細菌で，魚類，甲殻類，貝類などの沿岸海水域で漁獲された海産物は高度に汚染されている．ただし，わが国では5～10月の海水温が17℃以上に上昇する時期に限られる．本菌の特徴は増殖するスピードが速いことにある．大腸菌のおよそ2倍のスピードで増殖するといわれるが，10℃以下では発育できない．

腸炎ビブリオ食中毒は，菌数が10^4～10^6/g以上に増殖した食品を摂取することで感染，発症する代表的な感染型食中毒である．海産物はもちろんのこと，調理器具や手指からの2次汚染も問題となる．腸炎ビブリオは，現在わが国の医療機関で糞便より検出される主要な病原菌の1つである．また，腸炎ビブリオの一部には耐熱性溶血毒を産生するものがあり，病原性と関連している．一般に耐熱性溶血毒を産生しない菌株は病原性がほとんどないといわれる．しかし，耐熱性溶血毒産生菌株のみを検出する方法がないので，

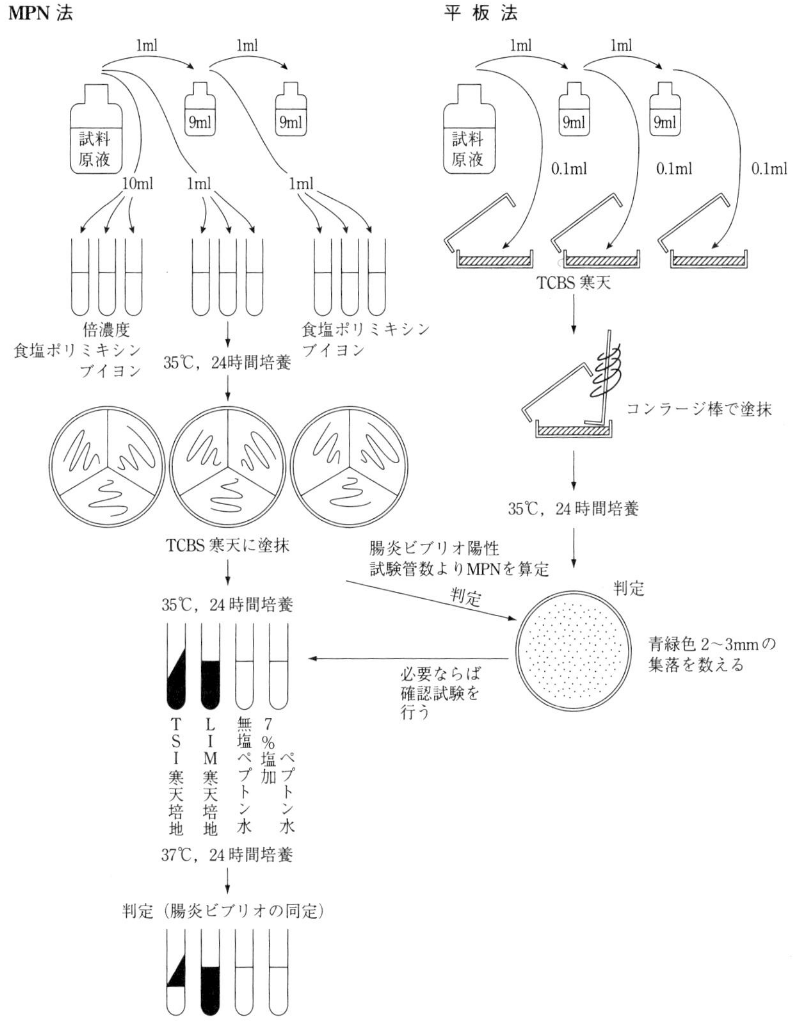

図 10.7　腸炎ビブリオ検査法[7)]

非産生菌株を含めた腸炎ビブリオの定量的検査を実施して，本菌数が多いか少ないかをもって食品の品質管理を行う．つまり，本菌が多量に検出された場合は，調理器具も含め食品の粗雑な取扱いや低温保持が守られていないことなどが推察され，食中毒の発生に結び付く危険性を考慮する．

腸炎ビブリオの測定手順を図 10.7 に示す．定量試験には，寒天塗抹法と

MPN 法がある．寒天塗抹法は試料原液および 10 倍段階希釈液の 0.1 ml をそれぞれ 2 枚の TCBS 寒天培地に滴下し，コンラージ棒で全面に塗抹する．35℃，18～24 時間培養する．

MPN 法は試料原液を 10 ml，1ml および 10 倍段階希釈液の 1ml をそれぞれの希釈段階で，2％食塩ポリミキシンブイヨン 3 本に接種し，35℃，18～24 時間培養する．次いで TCBS 寒天培地に塗抹し分離培養する．そして，腸炎ビブリオ陽性試験管数から MPN を算定する．TCBS 寒天培地はチオ硫酸ナトリウム，クエン酸ナトリウム，コール酸ナトリウムおよびアルカリの pH によりビブリオ属菌以外の菌の増殖を抑制した培地である．また，ポリミキシンブイヨンは，抗生剤であるポリミキシンと塩化ナトリウムおよびアルカリの pH によりビブリオ属菌を選択的に増菌する培地である．TCBS 寒天培地上の腸炎ビブリオは，比較的大きな白糖非分解を示す青緑色の集落として観察できる．まぎらわしい集落については確認試験を行う．すなわち，無塩ペプトン水では発育せず，7％食塩ペプトン水で発育する好塩性菌で，TSI 寒天（3％食塩添加）で乳糖・白糖非分解，ブドウ糖分解，ガス産生陰性，硫化水素産生陰性，また LIM 寒天（3％食塩添加）でリジン脱炭酸反応，インドール反応，運動性ともに陽性の生化学的性状をもつ菌を腸炎ビブリオとする[1,7]．

10.4　環境微生物検査

自然界の至る所に微生物が存在するため，食品は原材料，製造施設，製造設備，従業員などの環境を介して，絶えず微生物の汚染を受けている．環境微生物検査は，このような食品製造環境の微生物の有無や菌量の測定を行い，環境の微生物汚染の現状を把握したり，清浄度のモニタリングとして目標レベルに達しているか否かを日常的に評価したり，また問題があった場合の汚染源の究明などを目的としている．一般的な検査法として空中浮遊菌，表面付着菌を対象とする培養法がある．このとき使用する培地の性能によって，特定菌の有無あるいは菌数を把握することができる．

検査する場所は，衛生規範・注釈[9]に見られるように，微生物清浄度のランクに応じて，施設作業スペースが汚染作業区域，清浄作業区域，準清浄作業区域というように区分けされた区域を代表する点とする．この検査点について，その区域の施設や設備，従業員数などを考慮して何か所か設定する必要がある．

環境微生物検査の評価法は，検査前後の結果の差異で行う方法(例えばサニテーションなどの衛生業務の前後での清浄度の比較など)と，環境微生物の汚染度の目標レベル(管理基準)をあらかじめ設定し，その適否で行う方法がある．目標レベルは，要求される汚染レベルが施設や作業工程により異なるため，個々の目的に応じて自主的に設定する．このとき，公的機関が出している規範や基準を参考にするとよい[2,11,12]．

10.4.1　空中浮遊菌

空中浮遊菌の測定法として落下法と衝突法がある．

落下法は公定法に記載された方法で，空中浮遊菌を寒天平板上に自然落下させ，一定時間内に落下した細菌を培養し，発育した集落を計測する方法である．本法は安価に実施でき測定も容易であるが，落下沈降しない空中浮遊菌がいたり，気流の影響を受けやすいなど空中浮遊菌数を定量的にとらえることができないといわれる．使用する培地として標準寒天培地やポテトデキストロース寒天培地を使用し，生菌数と真菌数を測定するのが一般的である．具体的には，生菌数では標準寒天培地 2 ～ 3 枚を床面から 80 cm の高さの台の上に置き，5 分間開放して 35±1.0℃，48± 3 時間培養する．発育した集落数を計測し，シャーレ枚数から算術平均した値を 5 分間当りの落下細菌数とする．真菌数では，ポテトデキストロース寒天培地 2 ～ 3 枚を 20 分間開放し，23.0±2.0℃，7 日間培養後，生菌数と同様に真菌数を算出し 20 分間当りの落下真菌数とする．なお，清浄度の高い場所では感度を上げるため，開放時間を 30～60 分間にするのがよいとされている[10]．

衝突法は，エアサンプラーにて空中浮遊菌を一定時間吸引し，寒天平板表面に吹き付けて，一定空気量当りの菌数を測定するものである．使用する培地は落下法と同様な培地を使用し，培養条件も変わらない．測定点の高さは床上 50 cm 以上，150 cm 以下で行う．エアサンプラーはいろいろな種類があり，前もって予備試験を行い，捕集性能を検討しておくとよい[10]．

10.4.2 表面付着菌

表面付着菌の測定法には，ふき取り法とスタンプ法がある．

ふき取り法は公定法に記載された方法で，物体表面に付着した菌を綿棒やガーゼなどでふき取り採取する方法である．滅菌した生理食塩水などの一定量で湿らせた滅菌ガーゼや滅菌綿棒で，検査したい調理器具，機器，調理台などの一定面積をよくふき取る．これに一定量の希釈水を加えて試料原液とする．この試料原液は必要に応じて10倍段階希釈し，各種培地を使用し，混釈法や平板塗抹法を用いて生菌数をはじめ目的とする菌の菌数を測定する．これをふき取った面積で除し，$1cm^2$当りの表面付着菌数として算出する．ふき取り法は広い面積以外に手指や曲部，隙間でも行うことができるが，操作が煩雑であり，特にふき取り時の角度や圧力が測定結果に影響する．このため，ふき取り操作は強く丹念に行う必要がある[10]．

スタンプ法は平坦な物体表面に寒天培地を直接接触させて付着菌を移し取り，培養後に発育した集落を一定面積当りの菌数として計測する方法である．本法はふき取り法に比べて，非常に簡便で手軽に測定できる利点がある．また，使用目的により衛生指標菌や食中毒起因菌検出用に各種培地が市販されている．しかし，平坦な物体表面の付着菌の測定に限られ，凹凸のある表面を測定するには不向きである[10]．

10.5 自動化機器の現状

微生物検査の基本は寒天平板培養法であり，ある程度以上の熟練と労力を要する．このことが日常の自主検査として，微生物検査を導入する際の障害となっている．この問題に対応するために，試料の調製や培養，菌数計測などの作業を自動化した各種機器や器材が開発・市販されている[13,14]．

10.5.1 ストマッカー

試料と希釈液の均一分散化は，再現性のよい結果を得るためにも重要な過程である．以前はプロペラ状のカッターのついたブレンダーを用いていたが，洗浄・乾燥・組立て・滅菌などの操作が必要であり，しかもカッターの高速回転などで試料内の微生物の物理的な損傷が避けられないという問題点があった．そこで，Sharpeら(1972)[15]によりストマッカーといわれるホモジナイザーが開発された．これは専用使い捨てのポリ袋に試料と希釈液を入れセットすることで，２枚のパドルが交互にポリ袋を押し付け，試料を粉砕しホモジナイズする機器である．ブレンダーと比較すると，細菌の機械的な損傷はほとんどなく，なによりも洗浄や滅菌といった手間がかからず，固形食品を含め多数の試料を迅速に処理することが可能となった．

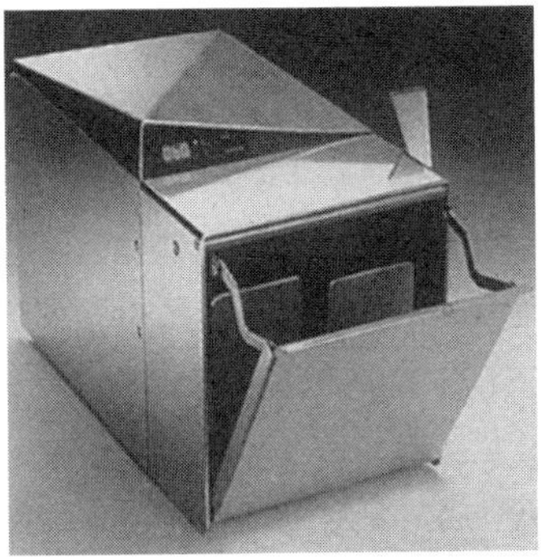

写真 10.1　ストマッカー(グンゼ・マスティケーター D)

10.5.2　スパイラルプレーター

試料をホモジナイズした後は，一定量をピペットで採取し，10 倍段階希釈液を作製し，それぞれ培地と混釈するか，寒天平板に滴下塗抹することが常法である．しかし現在では，自動試料液塗抹装置を使用したスパイラルプレーティング法が実用化されている[1,13,16]．本法は AOAC(Association of

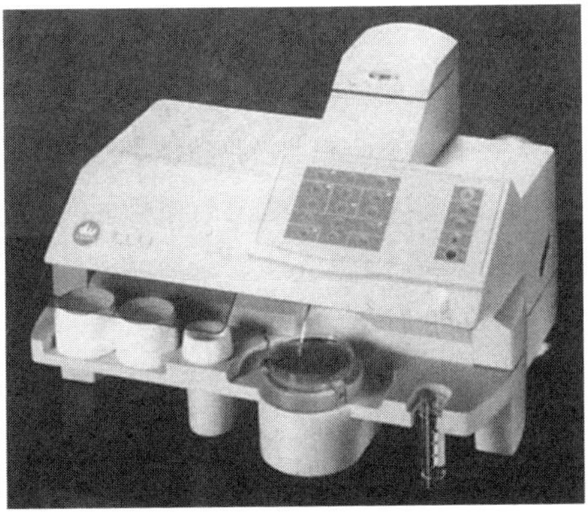

写真 10.2　自動スパイラルプレーター(GSI Creos・WASP)

Official Analytical Chemists)の公定法として採用され，わが国でも食品衛生検査指針に記載された完成度の高い方法である．ピペッティングも希釈操作も行わずに，1枚の寒天平板で試料1ml当り500～10^6個の細菌数が測定でき，処理検体数は機種により異なるが，1時間当り60～120検体を処理することができる．なお，各種選択寒天培地で対応できる菌種ならば，すべて測定可能である．

自動試料液塗抹装置であるスパイラルプレーターを使用し，試料を寒天平板上の中心部から周辺部に向かって連続的にアルキメデスのらせん状に塗布する．この場合，寒天平板全体に均一に塗抹するのではなく，中心部では多量に，周辺部で等比級数的に減少するようになっている．寒天平板表面には集落数算定用格子が設定され，その格子内の一定区画に塗布される試料量が常に一定になるようにスパイラルプレーターは設計されている．したがって，一定区画の試料量とその分画に発育した集落数から試料1ml中の細菌数が算定できる．また，自動コロニーカウンターを組み合わせることにより，試料塗抹から菌数計測までほぼ自動化することができる．

10.6　新しい原理の微生物検査

前述したように，微生物検査に伴う操作を簡素化したり，自動化することで処理検査数量を大幅に増やすことができるようになった．しかし，従来の微生物検査は，試料を培養し肉眼的に確認可能な発育集落を得ることが必要なため，培養時間の短縮ができず，日常の微生物のモニター検査としてなじみにくい面があった．そこで，最近では生化学的原理あるいは生物物理学的原理などを応用し，結果が得られるまでの時間を短縮した新しい手法が開発され商品化されるようになった．ここでは，いくつかの新しい原理を利用した微生物検査を紹介する[13)]．

10.6.1　ATP法

ATP(アデノシン三リン酸)は，すべての細胞にエネルギー源として一定に保たれているが，細胞が死滅すると自己分解により，ごく短時間で消失する．またATPは，ホタルの蛍光で知られるルシフェラーゼを接触させると，ルシフェリンが酸化過程で発光する．この発光量はATP量と比例関係にあり，このATP量からもともとの生菌数が推察できるわけである．したがってATP法は，基本的には培養を必要とせず，リアルタイムでの菌数測定が可能であるので，迅速性の求められるHACCPシステムでの衛生管理に最適な方法といえる．しかし，試料自体に含まれるATPによる妨害や発光阻害，低レベルでの測定限界，細菌と酵母でのATP量の違いなど注意すべきことがある．最近では機器の感度も向上し，前処理による妨害物質の除去や自動補正機能が付いた自動機器や試薬が開発されている．また，メンブランフィルターを組み合わせて，菌数の少ない試料でも測定可能となっている．

10.6.2　蛍　光　法

ウンベリフェリル化合物は，微生物のもつ酵素活性が加わると，強い蛍光を発する性質をもつ．この蛍光量は試料中の細菌数に比例することから，ウンベリフェリル化合物をプローブとして，蛍光量を蛍光分析器で測定することで細菌数を算出する方法である．最近では，本法にメンブランフィルター上に細菌を捕捉するフィルター法やシースフロー機構でレーザー光線により１つ１つの細菌をカウントするフローサイトメトリー法を組み合わせて検出感度を向上させたり，作業時間を短縮させた自動機器が発売されている．

10.6.3　PCR法

PCR法は，微生物の毒素遺伝子など特定の遺伝子の一部を増幅・検出する方法である．培養液などからDNAを取り出し，各種の細菌の病原性因子検出用のプライマーを用いてPCRを行うことで，迅速に病原性細菌を検出できる．従来の微生物検査では，病原菌の証明に相当の時間や労力を要したが，PCR法では直接的に試料中の病原性因子が検出でき，迅速性，特異性，検出感度ともに優れている．しかも最近では，比較的簡易に低コストで検査できるようになった．また，食中毒発生時の汚染源や汚染経路を究明する疫学解析の遺伝子工学的手法の１つとして大いに利用されている．ただし，標準化の問題，試料中のPCR阻害物質の問題，PCR産物のコンタミネーションの問題，定量性の問題などが残されている．しかし，食中毒起因菌の迅速検出や疫学解析には非常に有効で用途のひろい検査法であることから，今後日常の食品衛生検査の1つとなるよう期待するものである[17]．

文　献

1) 厚生省生活衛生局：“食品衛生検査指針 微生物編”，日本食品衛生協会(1990)
2) 厚生省：“食品衛生小六法”，新日本法規出版(1996)
3) “改訂・食品衛生における微生物制御の基本的考え方”，日本食品衛生協会(1994)
4) 内部博泰：日本食品微生物学会誌，**14**(2)，91(1997)
5) 梅田浩史：第19回日本食品微生物学会学術総会講演要旨集，p. 10(1998)
6) 河端俊治他：“HACCP—これからの食品工場の自主衛生管理—”，中央法規出版(1992)
7) 春田三佐夫他：“目で見る食品衛生検査法”，中央法規出版(1989)
8) 厚生省：乳及び乳製品の成分規格に関する省令，厚生省令第52号，昭和26年12月27日，改正厚生省令第5号，平成7年2月27日．
9) 厚生省：食品，添加物等の規格基準，厚生省告示第370号，昭和34年12月28日，改正厚生省告示第161号，平成7年8月14日．
10) 日本薬学会編：“衛生検査法・注釈”，金原出版(1990)
11) *Pharmacopeial Forum*, **21**(2)，440(1995)
12) 野口　豪他：防菌防黴，**23**(11)，687(1995)
13) 小沼博隆：ジャパンフードサイエンス，**34**(4)，25(1996)
14) 矢野信禮他：“食品への予測微生物学の適用”，サイエンスフォーラム(1997)
15) Sharpe, A. N. *et. al.*：*Appl. Environ. Microbiol.*, **36**, 76(1978)
16) 五十嵐英夫：メディアサークル，**27**，98(1982)
17) 武士甲一他：日本食品微生物学会誌，**14**(2)，75(1997)

（古賀久敬・河村常作）

■特別寄稿 1

安全な食品や原材料の調達と消費
―世界とともに食べて行く―

1. 科学技術が進んでも人間は従属栄養生物

人間は，自分だけでは生きていけない従属栄養生物であり，他の生き物やその代謝物を食べ続けて命をつないでいる．食塩や一部の食品添加物以外の食品は，生物である．不都合な成分を含んでいたり，病原体を媒介したりする場合もある．清潔な食物も汚染を受け，あるいは放置されれば腐敗や変敗を起こして食用不適となる．

我々の祖先は，未経験の物も口にして，食べ物についての知識を増やしてきた．初めての物を口にした動機には，好奇心もあったであろうが，空腹に耐えかねた場合もあったと思われる．現在では，世界中から集められた多種多様な食材が日本にあふれ，各種の料理が楽しまれている．わが国の食品安全事情は良好であるが，不安を感じる人が多いのも事実である．

科学技術が進んだとしても，食中毒などは存在し，無くなることもないと思われる．大昔から食べ続け，失敗も経験し，その知恵は蓄積されて子孫に受け継がれ，食品衛生学あるいは食品安全学として体系化されている．安全な食料を質・量ともに確保することで人類は65億人にも増えた．

原種と呼ばれる生物を選抜・改良し，不都合な成分を減らし，可食部位や味の良い部位を増やしてきた．そのまま食べれば体調を崩すものは，煮たり，焼いたり，さらには油で揚げたりして，より安全で美味しいものに変えて食べてきた．調理や加工は美味しくするためだけではなく，食べられない物も食べられるようにし，より安全にするために行われてきた．間違った目利きや不適切な処理では，危険性が高まる場合があることも経験してきた[1)]．

2. 分業で忘れられるフードチェーンへの感謝

人間は農業や漁業を始め，次第に食料の調達を分業で行うようになった．分業であっても全員，食料の消費者であることには変わりはない．生物としての人間と，その食べ物との関係が，次第に分かりにくくなった．国民は，生物である食料の生産から消費までの実態の理解が難しくなっている．食料自給率が39％(カロリーベース)に過ぎず，多くの食料を輸入に頼っているわが国の食料が，いつまでも豊富であり続ける保証はない．国民全員による食料の生産から消費までの理解と，家庭も含むフードチェーン全過程(図1)における食品としての衛生的な取扱いが必要である．

情報伝達の手段としての表示を偽装し，利益を得る行為は犯罪である．分業化されたフードチェーンへの信頼には，相互理解が必要であり，消費者も積極的にフードチェーンを理解するための努力を行うことが必要である．

家庭内で受け継がれてきた食べ物の知恵を次世代へ受け渡すことが，難しくなっている．食料自給率の低いわが国は，次世代の食教育に努め，自給率

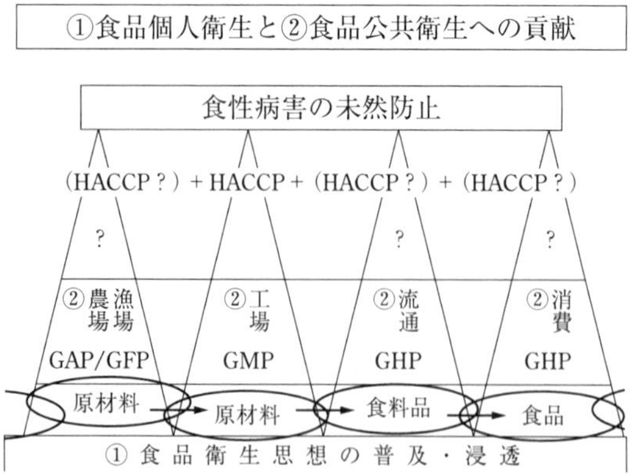

図1　安全な食品調達の概念図

HACCP：危害分析重要管理点方式(危害要因分析・必須管理点監視方式とも訳される)

GAP：適正農業規範，GFP：適正漁業規範，GMP：適正製造規範，GHP：適正衛生規範

鎖：フードチェーン(食品供給行程)

を向上させるとともに，食料輸入国の代表として，食品衛生の普及啓蒙と研究開発に力を入れる必要がある．

食料自給率が低いわが国は，特に世界保健機関（WHO）の食品衛生（food hygiene）の概念を，尊重すべきである．**「食品衛生とは生育，生産あるいは製造時から最終的に人に摂取されるまでの全ての段階において，食品の安全性，健全性（有益性），健常性（完全性）を確保するために必要なあらゆる手段である．」**

飽食の時代のうちに，不測の事態をも乗り越えられるフードチェーンの信頼感を確保する準備が必要である．不確定要素の多い食料生産・調達の実態を，国民に正直に知らせる必要がある．消費者も実態をよく見つめ，「いただきます」の意味をよく考え，フードチェーンへ感謝する必要がある．

3. わが国の食品安全事情

日本国民は食品について，量的不足を心配するよりも，質的な問題に疑いを持つことが多くなっている．近年，日本国民の食品による健康被害は，ノロウイルスによる感染被害問題を別にすると，少ない状態で推移している[2)]．その一方で，多くの人々は，表示の偽装などの食品安全に関連する問題によって，食品安全への不信を再度，膨らませている．

わが国では，10 年前までは，水産物を主な原因食品とする腸炎ビブリオ中毒が多発していた．関係者の努力もあって現在では少なくなり，産地から遠く離れた所でも当然のように刺身などで生食されている[3)]．1996 年に，かいわれ大根が原因食品とされる腸管出血性大腸菌 O 157：H 7 や，2000 年には，低脂肪乳による大きな食中毒を経験した．その後の衛生管理の強化，特に食品関係事業者の自主的な衛生管理によって，細菌性の食中毒は少なくなっているが，油断はできない．ノロウイルス食中毒は増加し，生鮮食品だけではなく，加熱食品も原因食品となっている．感染症としての総合的な対策も必要である．

ノロウイルス食中毒が増加したのは，「食品安全をコールドチェーンに頼り過ぎないように」との警告であるとも思われる．ノロウイルスは，コールドチェーンでむしろ保護される存在ではないのだろうか．電力の安定供給を背景としたわが国のコールドチェーンは高度に発達し，生食を始めとする食文化を発達させ，細菌性食中毒などの防止に貢献している．しかし，何らかの理由で電力の供給が止まれば，コールドチェーンは食生活に大混乱をもたらす．電力供給停止の理由の1つとして，わが国の経済力が低下する可能性もあげられる．食品関連事業者は，停電対策を含めコールドチェーンの利用法について再検討が必要ではないだろうか．

食事由来の化学物質による健康被害の報告例はほとんどないが，化学物質を心配する人は多い．わが国の食中毒の特徴は，フグ毒や毒キノコによる自然毒食中毒が多いことであり，商品として売られたものではなく自ら採取して中毒を起こす例が多ことである．

わが国の食品安全問題の背景には，以下のような事柄がある．

① この20年間ほどの間に生活や情報環境が変わり，食生活も影響を受けている．

② 食料の1次生産から消費までのフードチェーンの理解が困難になっている．

③ 食料自給率は39％に過ぎないが[3]，経済力を背景に世界中から食品を輸入して，多様な食生活を楽しんでいる．

④ 遺伝子組換えやクローン化などの新しい技術などを利用した食品が開発されている．

⑤ 次のような食品安全に関係する不幸な出来事を経験した．BSE問題，O 157：H 7感染症，農薬問題，食品添加物問題，ダイオキシン報道問題，偽装表示問題，他．

4．1996年を忘れずに

腸管出血性大腸菌O 157：H 7が，日本のみならず世界中を恐怖に陥れた年を忘れてしまった人もいる．わが国にはいないとされていたBSE感染牛が発見された年は2001年である．食品に対する不信や不安は極めて大きくなった．わが国は，作為不作為を問わず人為的なミスを反省し，食品安全基本法を制定して食品安全を重視する決意を2003年に国の内外に表明した．

わが国だけではなく先進国を中心に，国家としての食品安全の合意形成をいかに行うべきか，議論が起こっていた．次のような困難な状況での対策も決定する手法が検討されていた[4]．① 原因が特定されていない中での対策，② 発生確率が小さい場合や潜伏期間の長い健康不安への対策，③ 不安情報がある外国産食品への対策などである．

「リスク分析」と「フードチェーン・アプローチ」両手法の併用に，国際的にも高い評価が与えられた．リスク評価が食品安全委員会により独立して科学的に行われるようになり，リスク管理もリスク評価も，リスクコミュニケーションを必ず実施することとなった[5]．

わが国では，生食を含む多様な食べ方が受け継がれている．魚介類や野菜，果物，卵，場合によっては肉も生食されている．生食食文化を受け継ぐためにも，食品の安全性確保には，国民全員が参加しなければならない[3]．2003年当時の食品の安全性確保の考え方をまとめると以下のようになる．① 科学を重視し，リスク分析手法を導入する，② 各種プロセスを透明化する，③ 国際的にも通用する合理性を持つ，④ フードチェーンの信頼性を高める，⑤ 国内ならびに国際的な協力者を増やし，貢献する．

現在，食品安全に関連する不安情報が大量に流れているが，ますます生食が盛んな日本の食品安全事情は，世界一であると思われる．2003年の反省とリスク分析導入の決意が喉元を過ぎてしまったのであろうか，リスクが小さく，十分食べられる食品も廃棄されたり，危険視されたりしている場合がある．食品安全は，食べられる物まで食べられなくすることではない．「空腹は最高の調味料」と言われるように，食べ物がなくなれば，人間はさらに理性的ではなくなる．食料自給率の低いわが国は，食料を自ら増やす努力を続け，発展途上国などにその技術を普及させることが必要である．国際貿易機関(WTO)に加盟しているわが国は，WTOの参照規格とされるCodex規格(国際食品規格委員会)についての理解を進める必要がある．2003年の食品安全基本法制定時に採用された科学的なリスク分析手法の重要性を忘れてはならない．輸入食品などで国際的な論争が起きた時には，科学的な根拠で国内の食品安全規制が行われているか否かが問われることになる．食品安全に対する商取引上の圧力にも，科学的根拠を持って合理的に抵抗をする時代になっている．特に，情報の正確性に疑問の多い外国産食品については，国としてのリスク管理の担当は厚生労働省であるが，食品安全委員会においても常時情報収集を行って臨時あるいは定期の検討会を開いて対応している．検討結果は，食品安全関係情報としてホームページで公表されている．厚生労働省も，食品安全情報としてホームページに公表している．緊急事態にも，国としての対応ができる体制が整備されている[5]．

5．食品安全に関連する懸念事項

現在の日本には，解決すべき食品安全に関連する問題がある[6-8]．第 1 は，サイエンス・リテラシー(科学的眼力，理解力)に弱い人が多いことである．フード・ファディズム(食品の過小・過大評価)が，容易に多くの人々に感染してしまうことがあり，特にマスコミの人たちは感染しやすいようである．テレビ番組や出版物などが，科学的な根拠を持っているように見せかける場合もある．マスコミは，特に嘘をつくべきではないし，娯楽や宣伝とニュース(事実)を峻別すべきである．

第 2 は，食品関係取扱者のコンプライアンス(順法精神)の問題である．偽装表示が，しばしば発覚し，純正で安全な食品までも，不正な食品ではないかと多くの国民に疑われている．有名な菓子メーカーは，日付を付け替え，不適切な衛生管理を適切であるとしていた．ある食肉加工業者は牛肉ではないものを牛肉と表示し，輸入鶏肉を国産鶏肉として販売していた．これらの不正の影には，商品の納入先である大型小売業者などによる値引き要求などの圧力もあると思われる．利益を優先させ，リスクを納入業者に押し付ける組織や商売人には，食品を取り扱う資格はない．食品を取り扱うには，顧客を含めたフードチェーンへの貢献が最低条件である．企業の社会的責任が問われる時代でもある．「利益は取るが，リスクは立場の弱い者に押し付ける経営」は，フードチェーンから駆逐すべきである．

第 3 の問題点は，政治や行政への不信感である．民間でも起こることであるが，科学を尊重しているふりをする場合もあり，注意が必要である．前述のサイエンス・リテラシーの強化を心がける必要がある．食品取扱者への監視や指導において，中央政府と地方自治体の連絡・調整が悪いままになっていることがある[9]．牛肉偽装事件では，長年にわたり不正に牛肉と表示され，衛生管理も杜撰（ずさん）であったことが明らかになっている．

第4には，良好な人間関係の維持の重要性の問題がある．人間関係が良い職場であれば，不正や不行き届きの芽は，早めに対策が取られ，大きくはならない．疑問や苦しい心持ちを誰にも話せない職場であれば，切磋琢磨ではなく，長いものに巻かれざるを得なくなり不満が残ることになる．内部告発制度などの自主的な改善や検討と，その背景としての人間関係について考えることが必要である．

6. 「自立」と「自律」

食品安全を確かなものにするためには，農場・漁場から食卓までのフードチェーン・アプローチが必要である．食中毒などを防ぐためには，GAP，GMP，HACCPなどの予防的な衛生管理が有効である[10,11]．自主衛生管理がこれらの真髄であると思われる．食品取扱関係者の向上心に基づく自主性がなければ，予防的な衛生管理は変化に弱い，脆弱なものになってしまう．他からの要求に従属するのではなく，衛生管理に関連する技術を使いこなすためにも，向上心を持った人材の育成が必要である．技術は使い方次第で，すばらしい結果をもたらすこともあれば，悲劇をもたらすこともある．

「記憶よりも記録」の時代になった．疑いをかけられた時の反論のためにも，自ら記録を取り，保管することが必要である．また，記録やバッチ・ロット管理のできていないトレーサビリティは他人に迷惑をかけることになる．いざという時に合理的な必要十分量をリコール(製品回収)できるように準備すべきである．食材などを誰から受け取ったのか，製品などを誰に渡したのかが分からないトレーサビリティは，リスク管理上問題であり，顧客をはじめ多くの関係者に迷惑をかけてしまう．

いずれの場合も，嘘をついては，全てが崩壊してしまう．食品安全においても「正直」が基本中の基本である．食品安全は，食べられる物まで廃棄することではない．許容できるリスクを受け入れる努力である．この努力を無駄にしないためにも，嘘は避けなければならない．「性悪説」をなるべく取らない食品安全となるよう，国民各自の「自立」と「自律」が望まれる．

2003年の食品安全に関する制度改正以来，少し努力すれば多くの情報が入手できるようになった．食品関係の用語の解釈にも共通性を求める努力がされるようになった[5]．一方，根拠のない質の悪い情報もたくさん流されている[7,8]．それを淘汰するためには，国民一人一人が吟味する力を養って，賢く選択する努力が必要である．食品取扱いを業とする者は，食品のプロ(専門家)としての研鑽と情報収集に努めることが義務である．顧客やフードチェーンに関係する全ての人々とのリスクコミュニケーションを実施することが必要である．一人一人が「自立」して自分で考える努力をし，それぞれの立場において他人に迷惑をかけないよう「自律」する努力が必要である．

雨にも負けず，風にも負けず，食料を調達して食生活を続けて行く努力が，一人一人に求められている．次の世代も，世界中から食材を集めて食べ繋いで行かざるをえない．食料不足に備え，不足した時にも，世界中の人々と助け合える国民性を持つ次世代を育てて欲しいと願っている．

文　献

1) 一色賢司編：“食品衛生学”，第2版，東京化学同人(2005)
2) 厚生労働省：食品衛生研究，**57**(9)，66(2007)
3) 一色賢司：*FFI* ジャーナル，**212**(8)，619(2007)
4) FAO/WHO食品安全リスク分析(内閣府食品安全委員会事務局訳) http://www.fsc.go.jp/sonota/riskanalysis.html
5) 食品安全委員会ホームページ　http://www.fsc.go.jp/
6) 小林傳司：“トランスサイエンスの時代”，NTT出版(2007)
7) 小島正美：“リスク眼力”，北斗出版(2005)
8) 松永和紀：“食卓の安全学”，家の光協会(2005)
9) 東京都他：月刊 *HACCP*，**23**(7)，20(2007)
10) 小久保彌太郎編：“HACCPシステム実施のための資料集”，㈳日本食品衛生協会(2007)
11) 池戸重信編：“よくわかるISO 22000の取り方・活かし方”，p. 6，日刊工業新聞社(2006)

(一色賢司)

■特別寄稿 2

食品表示を巡る諸問題

このところ食品の不適切な表示が問題になり，新聞紙面やテレビを賑わせている．

ミンチ肉に豚肉などを混ぜながら牛肉100％と虚偽表示したもの，自社で設定した賞味期限を遵守せずにより長く表示したもの，回収した期限切れの製品を再出荷(出荷時に期限表示を改ざん)するなど，さまざまである．意図的に，また組織的に行われていたケースも多く，単なる不適切な表示ということでは済まされない．

このような犯罪行為に近いものは別として，期限表示に関してはまだまだ不透明な領域も残されているように思える．例えば需要が一時期に集中するような食品では，どうしても作りだめせざるを得ないものもある．作りだめしたものは，一定期間，保存されるが，このような場合の期限表示は製造日を基準にするか，あるいは出荷日を基準にするのか，判断が分かれることもあろう．冷凍，あるいは0℃近辺で保存すれば一定期間，品質保持が可能な食品も多い．そのことが科学的に検証されたものであれば，特に製造日にこだわる必要はないのかもしれない．ただ，あくまで表示に係わる責任は製造業者などにある．このことをよく自覚し，消費者に対しても不透明な部分があってはならない．「期限表示の設定根拠に関する資料等については，消費者から求められたときには積極的に情報提供する」のは当然であるが，消費者から求められる以前に，日頃から積極的な情報の公開に努める必要があろう．

表示の不備で新聞広告欄を賑わせているもう1つの問題がアレルギー物質に関するものである．これは期限表示と異なり，意図的に行われるというものではなく，使用している原料にわずかに混入していたことに気づかなかったというケースが多く，委託加工品や輸入品などでは特に注意が必要である．輸入品では，わが国で許可されていない食品添加物が使用されていて問題になるケースも多い．

以下に食品の表示に関して，主なものをいくつか解説する．

食品表示に関する法律

食品表示に関する法律の主要なものを表1に示す．このほかにも「不正競争防止法」（公正取引委員会）や地方自治体で定める条例，国で定めるガイドライン，業界の自主基準などがある．ミンチ肉の偽装表示事件では，取引が業者間であったために「不正競争防止法」の対象になった．業界の自主基準には「公正競争規約」がある．これは景品表示法の規定により，公正取引委員会の認定を受けて，事業者または事業者団体が表示または景品類に関する事項について自主的に設定する業界のルールである．

1．表示義務事項と表示禁止事項

食品衛生法とJAS法で定めている表示義務事項を表2に，表示禁止時事項を表3に示した．これらは厳守しなければならない．以下に表示義務事項のうちの期限表示とアレルギー食品の表示について解説する．

2．食品の期限表示

2.1 消費期限と賞味期限

食品の期限表示に関しては，「食品衛生法(昭和22年法律第223号)」および「農林物質の規格化及び品質表示の適正化に関する法律(昭和22年法律第175号)(JAS法)」に基づき，「消費期限」または「賞味期限」を表示することを製造業者等に義務づけている．「消費期限」と「賞味期限」の概略を表4に示す．

期限表示の設定については，食品の情報を把握する立場にあり，当該製品に責任を負う製造業者等が，科学的かつ合理的根拠をもって適切に設定すべきものとされている．

2.2 食品期限表示の設定のためのガイドライン

上記のように期限設定は製造業者等が適切に行うことになっているが，厚生労働省と農林水産省は製造業者等が期限表示を設定する際や業界団体等のガイドライン作成に資するよう，食品全般に共通した期限表示の設定に関するガイドラインを公表している．これに従って各業界団体が業界としてのガイドラインやマニュアルを作成し，さらに個々の製造業者がそれらに従って

表1　食品表示に関する法律（概要）

法律等の名称	表示等の主旨	表示対象食品	表示すべき事項
食品衛生法 **（厚生労働省）**	飲食による衛生上の危害発生の防止	容器包装に入れられた加工食品（一部生鮮品を含む），鶏卵	・名称，食品添加物，保存方法，消費期限または賞味期限，製造者氏名，製造所所在地等 ・遺伝子組換え食品，アレルギー食品，保健機能食品に関する事項
農林物資の規格化及び品質表示の適正化に関する法律（JAS法） **（農林水産省）**	品質に関する適正な表示 消費者の商品選択に資するための情報表示	一般消費者向けに販売されるすべての生鮮食品，加工食品及び玄米精米	・名称，原材料名，食品添加物，原料原産地名，内容量，消費期限または賞味期限，保存方法，原産地（輸入品の場合は原産国）名，製造者または販売者（輸入品にあっては輸入者）の氏名または名称及び住所 ・遺伝子組換え食品，有機食品に関する事項 その他食品分類毎に品質表示基準が定められている場合は，その項目
不当景品類及び不当表示防止法（景品表示法） **（公正取引委員会）**	虚偽，誇大な表示の禁止	—	—
計量法 **（経済産業省）**	内容量等の表示	第13条に規定する特定商品（容器包装されたもの）	内容量，表記者の氏名又は名称及び住所
健康増進法 **（厚生労働省）**	栄養の改善及び健康の増進のため	販売されている加工食品等で，日本語により栄養表示する場合，鶏卵（いわゆる特殊卵）	栄養成分の量，熱量
		特別用途食品	商品名，許可を受けた表示の内容，許可証票，栄養成分量，熱量及び原材料の名称等
	健康の保持増進の効果等について虚偽誇大広告等の禁止	食品として販売に供する物	—
薬事法 **（厚生労働省）**	食品に対する医薬品的な効能効果の表示を禁止	容器包装に入れられた加工食品及びその広告	—

全国食品安全自治ネットワーク食品表示ハンドブック作成委員会：“くらしに役立つ食品表示ハンドブック”，第2版(2007)より．

表 2　義務表示事項

	食品衛生法	JAS 法	
		加工食品	生鮮食品
名　　称 （品　　名）	●	●	●
原 材 料 名		●	
添　加　物	●	● (2)	
原　産　地 又は 原　産　国		▲ (3)	●
内　容　量		●	▲ (4)
期限表示（消費期限・賞味期限）(1)	●	●	
保 存 方 法	●	●	
製造者等（輸入業者）の氏名又は名称及び製造所等（輸入業者）の所在地	●	●	▲ (5)
遺伝子組換え食品である旨	●	●	●
アレルギー物質を含む旨	●		

注 (1) 消費期限は，期限が製造又は加工日を含めておおむね 5 日以内のもの．
賞味期限は，消費期限を規定する食品以外の食品へ表示するもの．
(2) 原材料の一環として，添加物の表示を求めている．
(3) 輸入品に限る．
(4) 特定商品（食肉，野菜及び果実等）であって，容器に入れ，又は包装されたものに限る．
(5) 特定商品（食肉，野菜及び果実等）であって容器に入れ，又は包装されたものについては，販売業者の氏名又は名称及び住所を表示する．

※食品によっては，これらの事項に加えて，幾つかの事項の表示が義務づけられる．

表3　表示禁止事項

食品衛生法	JAS法
○食品，添加物，器具又は容器包装に関して，公衆衛生に危害を及ぼすおそれがある虚偽又は誇大な表示又は広告 ○保健機能食品以外の食品につき，保健機能食品と紛らわしい名称，栄養成分の機能及び特定の保健の目的が期待できる旨の表示 ○栄養機能食品であって特定保健用食品でない食品にあっては，特定の保健の目的が期待できる旨の表示	○表示事項の内容と矛盾する用語 ○その他内容物を誤認させるような文字，絵，写真その他の表示 ○組換えDNA技術を用いて生産された農産物の属する作目以外の作目及びこれを原材料とする加工食品において，遺伝子組換えでないことを示す用語 ○産地名を示す表示であって，産地名の意味を誤認させるような表示 ○実際のものより，著しく優良または有利であると誤認させる用語

表4　消費期限と賞味期限

消　費　期　限	賞　味　期　限
定められた方法により保存した場合，腐敗，変敗その他の品質の劣化に伴い安全性を欠くこととなるおそれがないと認められる期限を示す年月日.	定められた方法により保存した場合，期待される全ての品質の保持が十分に可能であると認められる期限を示す年月日．ただし，当該期限を超えた場合でも，これらの品質が保持されていることがあるものとする.
製造日を含めて概ね5日以内で品質が急速に劣化する食品	製造日を含めて概ね5日を超え，品質が比較的劣化しにくい食品
「年月日」で表示．(弁当，惣菜は年月日に加えて時間まで表示することが望ましい)	3か月を超えるものについては「年月」で，それ以外のものは「年月日」を表示.
弁当，サンドイッチ，惣菜，生菓子類，食肉，生めん類，生カキなど	牛乳，乳製品，ハム，ソーセージ，冷凍食品，即席めん類，清涼飲料水など
必ず期限内に消費する必要があります.	期限を過ぎても直ちに「食べられなくなる」ということではありません．およその目安として下さい.

期限表示を設定しているケースが多数である.

以下に厚生労働省，農林水産省が公表(平成17年2月)した「食品期限表示の設定のためのガイドライン」を示す.

食品期限表示の設定のためのガイドライン

平成17年2月
厚生労働省
農林水産省

1. 背景・目的

(1) 食品の日付表示に関しては，平成7年4月から製造年月日等の表示に代えて，消費期限又は賞味期限(品質保持期限)の期限表示を行ってきている．また，平成15年7月には，「食品衛生法」及び「農林物資の規格化及び品質表示の適正化に関する法律」に基づく表示基準を改正することにより，「賞味期限」と「品質保持期限」の2つの用語が「賞味期限」に統一されるとともに，「賞味期限」及び「消費期限」のいずれについても，それらの定義の統一が行われた．

(2) 期限の設定については，厚生労働省(「期限表示の設定は，食品の特性等に応じて，微生物試験や理化学試験及び官能検査の結果等に基づき，科学的・合理的に行うものであること」等)及び農林水産省(「食品に表示される「賞味期限」等の期限は，その食品の品質保持に関する情報を把握する立場にあり，当該製品に責任を負う製造業者等が科学的，合理的根拠をもって適正に設定すべきものである」等)において示されているほか，一部の業界団体等において自主的にガイドライン等が作成されているところである．しかし，食品全般に共通した期限表示の設定に関する科学的なガイドラインを示す必要性が指摘されてきた．

(3) このため，平成16年2月，厚生労働省と農林水産省が共同で設置した「食品期限表示の設定のためのガイドライン」策定検討会(食品衛生学，化学，微生物学の専門家，期限表示の設定経験を有する者(業界関係者)等から構成)において計5回の検討(平成16年3月～16年11月)を行い，食品全般に共通する客観的なガイドライン(案)を作成した．

(4) 当該ガイドライン(案)は，これまでの研究結果，業界団体等が作成した既存の自主基準やガイドライン，業界団体等へのヒアリング及び諸外国における期限表示の設定根拠等を基に，本検討会において検討した結果を取りまとめたものである．

(5) その後，「食品の表示に関する共同会議」(厚生労働省薬事・食品衛生審議会食品衛生分科会表示部会食品表示調査会及び農林水産省農林物資規格調査会表示小委員会の共同開催)において検討していただき，その結果を踏まえて，厚生労働省と農林水産省が共同でガイドラインとして取りまとめたものである．

(6) 当ガイドライン自体が期限設定の際に役立つことはもとより，業界団体等が自主的に個別食品に係る期限設定のガイドライン等を作成する際の基礎となることを期待する．

2．期限表示設定の基本的な考え方

(1)　食品の特性に配慮した客観的な項目(指標)の設定

ア．期限表示が必要な食品は，生鮮食品から加工食品までその対象が多岐にわたるため，個々の食品の特性に十分配慮した上で，食品の安全性や品質等を的確に評価するための客観的な項目(指標)に基づき，期限を設定する必要がある．

イ．客観的な項目(指標)とは，「理化学試験」，「微生物試験」等において数値化することが可能な項目(指標)のことである．ただし，一般に主観的な項目(指標)と考えられる「官能検査」における「色」，「風味」等であっても，その項目(指標)が適切にコントロールされた条件下で，適切な被験者により的確な手法によって実施され数値化された場合は，主観の積み重ねである「経験(値)」とは異なり，客観的な項目とすることが可能と判断される．

ウ．これらの項目(指標)に基づいて設定する場合であっても，結果の信頼性と妥当性が確保される条件に基づいて実施されなければ，客観性は担保されない．

エ．各々の試験及び項目(指標)の特性を知り，それらを総合的に判断し，期限設定を行わなければならない．

オ．なお，食品の特性として，例えば１年を越えるなど長期間にわたり品質が保持される食品については，品質が保持されなくなるまで試験(検査)を強いることは現実的でないことから，設定する期限内での品質が保持されていることを確認することにより，その範囲内であれば合理的な根拠とすることが可能であると考えられる．

(2)　食品の特性に応じた「安全係数」の設定

ア．食品の特性に応じ，設定された期限に対して１未満の係数(安全係数)をかけて，客観的な項目(指標)において得られた期限よりも短い期間を設定することが基本である．

なお，設定された期間については，時間単位で設定することも可能であると考えられることから，結果として安全係数をかける前と後の期限が同一日になることもある．

イ．例えば，品質が急速に劣化しやすい「消費期限」が表記される食品については，特性の一つとして品質が急速に劣化しやすいことを考慮し期限が設定されるべきである．

ウ．また，個々の包装単位まで検査を実施すること等については，現実的に困難な状況が想定されることから，そういった観点からも「安全係数」を考慮した期限を設定することが現実的であると考えられる．

(3) 特性が類似している食品に関する期限の設定

本来，個々の食品ごとに試験・検査を行い，科学的・合理的に期限を設定すべきであるが，商品アイテムが膨大であること，商品サイクルが早いといった食品を取り巻く現状を考慮すると，個々の食品ごとに試験・検査をすることは現実的でないと考えられる．食品の特性等を十分に考慮した上で，その特性が類似している食品の試験・検査結果等を参考にすることにより，期限を設定することも可能であると考えられる．

(4) 情報の提供

期限表示を行う製造者等は，期限設定の設定根拠に関する資料等を整備・保管し，消費者等から求められたときには情報提供するよう努めるべきである．

(参考1) 代表的な試験について

理化学試験

食品の製造日からの品質劣化を理化学的分析法により評価するものである．食品の特性に応じて各食品の性状を反映する指標を選択し，その指標を測定することにより，賞味期限の設定を判断するものである．

一般的な指標としては，「粘度」，「濁度」，「比重」，「過酸化物価」，「酸価」，「pH」，「酸度」，「栄養成分」，「糖度」等が挙げられる．これらの指標は客観的な指標(数値)として表現することが可能であり，食品の特性に応じて，合理的・科学的な根拠として有用となると捉えられる．これらの指標を利用して，製造日の測定値と製造日以後の測定値とを比較検討することで，普遍的に品質劣化を判断することが可能である．

微生物試験

食品の製造日からの品質劣化を微生物学的に評価するものである．その際，食品の種類，製造方法，また，温度，時間，包装などの保存条件に応じて，効果的な評価の期待できる微生物学的指標を選択する必要がある．

一般的指標としては，「一般生菌数」，「大腸菌群数」，「大腸菌数」，「低温細菌残存の有無」，「芽胞菌の残存の有無」等が挙げられる．これらの指標は客観的な指標(数値)として表現されることが可能であり，合理的・科学的な根拠として有用であると捉えられる．

しかしながら，この場合には，食品の種類等により許容可能な数値は異なることを考慮する必要がある．

官能検査

食品の性質を人間の視覚・味覚・嗅覚などの感覚を通して，それぞれの手法にのっとった一定の条件下で評価するものである．測定機器を利用した試験と比べて，誤差が生じる可能性が高く，また，結果の再現性も体調，時間帯などの多くの要因により影響を受ける．しかし，指標に対して適当な機器測定法が開発されていない場合や，測定機器よりも人間の方が感度が高い場合等に，有効利用され得る．得られたデータの信頼性と妥当性を高くするためには，適切にコントロールされた条件下で，適切な被験者による的確な手法により実施され，統計学的手法を用いた解析により結果を導くように留意しなければならない．

(参考2)　業界団体等が取りまとめたガイドライン及びヒアリング結果の例示

例示1　冷凍食品(比較的期限が長い製品)

I．冷凍食品を製造販売している企業が参加している㈳日本冷凍食品協会により，ガイドライン「冷凍食品の期限表示の実施要領」が作成されている．指標としては微生物学的基準，理化学的基準及び官能的基準の3つからなり，それぞれ微生物試験，理化学試験及び官能試験により評価を行うとしている．期限設定の際には，流通実態に応じた保存試験を行い，試験期間(区間)を設定している．また，基準に見合った検査方法，各試験の評価方法，期限設定を行う者や期限表示の方法が決められている．さらに，協会が得た試験結果や海外事例も，参考までに例示している．

II．「冷凍食品」を製造販売している企業にヒアリングを行ったところ，製品の種類やタイプに応じて，指標や検査方法，評価方法が上記ガイドラインとは異なっている部分もあった．指標としては，全体として微生物学的基準，理化学的基準及び官能的基準の3つを設定していた．微生物学的基準の指標としては，一般生菌数や大腸菌群数など，化学的基準の指標としては，脂肪の変質やビタミン類の分解等を挙げていた．官能的基準の指標としては，香味や色調等であった．また，保存・流通上の環境因子を考慮し，想定される流通・保管温度での試験に加えて，保存温度を設定温度より高めに設定する加速試験も実施していた．安全係数は，商品価値限界に至る期間の7/10で設定されていた．さらに，期限設定については適宜見直しを実施していた．

例示2　パン(比較的期限が短い製品)

I．「パン」製造業では，① 品質の保持される期限が製造日を含めておおむね5日前後以内の劣化速度が速い製品と，② 品質の保持される期限が製造日を含め5日を十分に超える製品の，両方を製造しているのが特徴であった．① は消費期限の，② は賞味期限の表示対象となる．㈳日本パン工業会では「日付(期限等)表示管理マニュアル」を作成し，この消費期限と賞味期限の表示対象製品事例を提示していた．消費期限表示対象製品は，食パン，菓子パン，パン，ドーナツ，その他の，5つの製品群に分けられていた．期限表示の指標としては，主として微生物学的基準と官能的基準が使われていた．微生物学的基準の指標では，生菌数，大腸菌群，黄色ブドウ球菌が，官能的基準の指標では，味，色，香り，形状，触感，カビ・酵母が設定されていた．また，期限設定のための検査については具体的な商品を例示しつつ，① 品質の保持される期間が製造日を含めておおむね 5 日前後以内の劣化速度が速い製品では，毎日実施することとしていた．この場合，安全係数として，消費期限設定対象製品については「保存可能期限－ 1 日」等の設定が例示されていた．さらに，検査結果のデータについて，当該製品の販売期間中保存することとしていた．

II．「パン」を製造販売している企業にヒアリングを行ったところ，消費期限については，期限の期間が 3 ～ 4 日であるため，安全係数が結果として日付まで影響を及ぼす事例は少なく，また，調理パンのように製品によっては製造時刻の影響も考慮する必要があるものもあることから，製造時刻の表示も同時記載しているとのことであった．

3．アレルギー食品の表示

表 5 に示す品目を原材料に使う食品については，食品衛生法によって，品目名を表示することが義務づけられている．

対象食品は表記した原材料を含む包装容器に入れられた加工食品・食品添

表 5　アレルギー物質を含む食品の表示

表示が義務づけられたもの	卵，乳，小麦，そば，落花生(特定原材料)
表示を奨励するもの	あわび，いか，いくら，えび，オレンジ，かに，キウイフルーツ，牛肉，くるみ，さけ，さば，大豆，鶏肉，バナナ，豚肉，まつたけ，もも，やまいも，りんご，ゼラチンの計 20 品目(特定原材料に準ずるもの)

現在，「えび」と「かに」を表示義務対象とすることが検討されている．

表 6　食品衛生法と JAS 法の監視体制，是正措置

法律名	食品衛生法	農林物資の規格化及び品質表示の適正化に関する法律
監視体制	【収去検査・立入検査】 国及び自治体に配置された食品衛生監視員(医師・獣医師・薬剤師等)	【立入検査】 県内業者：都道府県中心 広域業者：農林水産省，(独)農林水産消費技術センター中心
是正措置	(1) 営業許可の取消し，営業の禁止又は停止 (2) 食品等の廃棄命令等 (3) 6 か月以下の懲役又は 30 万円以下の罰金	指示 →命令 → 1 年以下の懲役又は 100 万円以下の罰金，法人については 1 億円以下の罰金

加物である．

表示が必要な範囲は，原材料の含有量が，総タンパク量として，数 μg/ml 濃度レベルまたは数 μg/g 含有レベルに満たない場合は，表示の必要はない．（すなわち，加工食品 1 kg 当り，原材料等の総タンパク量が数 mg 未満であれば，省略できる．）

4．法律の監視体制

表 6 に食品衛生法と JAS 法の監視体制，是正措置について示した．残念なことに多くの不適正な表示が意図的に，経営者も係わって行われている．このようなケースでは経営者の意識改革なくしては，いかんともしがたい．法令遵守なくして経営はない．監視体制の強化の必要性も指摘されているが，「食べ物」を製造，販売する業者は，その経営に携わる者として責任の重要性を今一度認識してほしいものである．

（里見弘治）

索　　引

ア　行

カ　行

サ 行

タ 行

改訂 HACCP 必須技術—殺菌からモニタリングまで—

1999年 4 月30日　初版第 1 刷発行
2008年 8 月 1 日　改訂第 1 刷発行

編　者　横　山　理　雄
　　　　里　見　弘　治
　　　　矢　野　俊　博

発行者　桑　野　知　章

発行所　株式会社　幸（さいわい）　書　房

〒101-0051 東京都千代田区神田神保町 3—17
Tel 03-3512-0165　Fax 03-3512-0166
URL : http://www.saiwaishobo.co.jp

平文社

ISBN978-4-7821-0164-3 C 3058